U0317513

健康教育丛书

丛书主编：杨玉春

老年
健康教育导论

LAONIAN

JIANKANG JIAOYU DAOLUN

张文生　杨玉春　张文彬 /主编

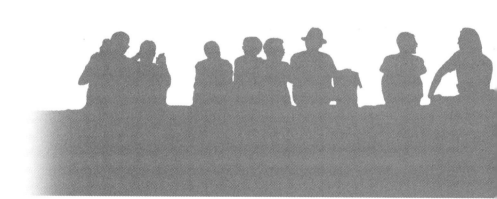

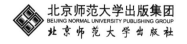

北京师范大学出版集团

BEIJING NORMAL UNIVERSITY PUBLISHING GROUP

北京师范大学出版社

图书在版编目(CIP)数据

老年健康教育导论 / 张文生，杨玉春，张文彬主编 . —北京：
北京师范大学出版社，2023.12

（健康教育丛书）

ISBN 978-7-303-29439-8

Ⅰ. ①老… Ⅱ. ①张… ②杨… ③张… Ⅲ. ①老年人－健
康教育 Ⅳ. ①R161.7

中国国家版本馆 CIP 数据核字(2023)第 211561 号

图书意见反馈　　gaozhifk@bnupg.com　　010-58805079
营销中心电话　　010-58802755　　58800035
北京师范大学出版社教师教育分社微信公众号　京师教师教育

LAONIAN JIANKANG JIAOYU DAOLUN

出版发行：北京师范大学出版社　www.bnupg.com
　　　　　北京市西城区新街口外大街 12-3 号
　　　　　邮政编码：100088
印　　刷：保定市中画美凯印刷有限公司
经　　销：全国新华书店
开　　本：787 mm×1092 mm　1/16
印　　张：14.75
字　　数：283 千字
版　　次：2023 年 12 月第 1 版
印　　次：2023 年 12 月第 1 次印刷
定　　价：46.00 元

策划编辑：王剑虹　　　　　责任编辑：申立莹
美术编辑：焦　丽　　　　　装帧设计：李尘工作室
责任校对：陈　荟　　　　　责任印制：陈　涛　赵　龙

健康是国民教育的起点，教育是保持健康的手段

——"健康教育导论"丛书序言

一个人到底拥有怎样的能力，才能在这个社会上立足？这个问题，有太多的答案。2002 年的 SARS 和 2019 年的新冠疫情，两次震惊世界的公共卫生事件给出了直白的回答：健康是一切的基础，保持健康的能力是一个人最基础的能力。对于个体，健康是人的基本权利之一，保持自身健康也是每个人的责任。健康是生活质量的第一基础，是人们追求幸福生活的资源。个体的健康是组织健康、社会健康的元素性保障，"没有全民健康，就没有全面小康"。对于国家，为每位公民提供基本公共卫生服务与健康保障是国家的使命，国民健康意识与健康水平日益成为社会发展和进步的重要标志。早在 2016 年的全国卫生与健康大会上，习近平总书记从实现民族复兴、增进人民福祉的高度，把人民健康放在优先发展的战略地位，深刻论述了推进健康中国建设的重大意义、工作方针和重点任务。

每个人从出生到死亡的整个生命过程无时无刻不在面临健康问题，对健康的教育和管理也每时每刻都在影响着每个人的生活。悠悠民生，健康最大，保障人民健康一直是各级政府的重要目标。学校健康教育政策实施将是深化教育体制机制改革的重要环节，建立学校健康教育推进机制是对"健康中国"国家战略的具体落实，把健康教育纳入国民教育政策体系是将"健康融入所有政策"的实践体现，建立从幼儿园到老年的终身健康教育体系已经是迫在眉睫的现实。

1978 年，在世界卫生组织（WHO）和联合国儿童基金会（UNICEF）通过的《阿拉木图宣言》中，健康教育被列在"初级卫生保健"八项任务的首位。世界上很多国家都十分重视学校健康教育。法国教育部与卫生部共同承担学生身体与心理健康教育的职责，其目标是将学生培养成对个人与社会都具有健康责任感的国民。除了健康科学课以外，健康在国民教育等课程中都有所涉及。从幼儿园到高中，法国的健康教育有三大目标：确保学生受到健康教育，保护学生的身体健康以及预防学生的成瘾行为。美国一项调查（SHPPS 2000）显示：要求在小学、初中、高中进行健康教育教学的比例都在 80％以

上，各州分别制定相关法律与规定，给出关于学校健康教育的要求，明确规定了家长、学校管理人员与教师在健康教育中的共同职责。日本政府早在 1958 年就出台了《学校健康法》，为日本学校健康教育提供了完善的组织框架。这部法律标志着日本的健康教育从提高健康照顾转向开展健康教育，健康教育被纳入学校教育法的权限。澳大利亚各州政府都十分重视健康教育，在中学把健康教育作为必修课。课程内容多涉及跨学科领域，澳大利亚中小学健康教育也采用多部门协作的方式开展，就在新冠疫情出现后不久，澳大利亚教育、技能与就业部就发布了由澳大利亚卫生部与澳大利亚传染病网络制定的《新型冠状病毒的国家公共卫生机构行动指南》，内容包括病例定义、实验室检测、病例管理、环境评估和接触管理，对有关学校的应对也做了说明。

《2022 年全国教育事业发展统计公报》显示，中国有各级各类学历教育在校生 2.93 亿人，他们处在人生的准备阶段，其身心发育和群体学习生活特点，决定了他们是健康教育、健康促进的最佳目标人群，任何忽视青少年群体的公共健康政策都是不严谨、不负责任的。学生近视率的持续攀升、学生营养状况的不均衡发展、部分地区学校体育流于形式、学生龋齿与肥胖及对常见病、传染病的低预防能力等问题在当前教育领域中有蔓延之势，学生过重的课业负担、部分应试导向下狭隘化的分数导向培养模式加重了上述问题。我们认为，"健康第一"必须成为教育改革与发展的方向。面向国民健康需求，宣传普及健康教育的理念和常识，将健康教育融入国民教育政策体系是适时之举。

拥有健康是每个人的基本权利之一。未成年人拥有健康，还需要通过健康教育来进行干预和促进，需要全社会的共同努力。我们最近出版的《学生健康素养评估指标体系研究》也特别强调需要营造良好的政策环境，进一步改良学校健康教育的教学内容和教学形式，发展多元的教育方法来提升学生的健康素养。而健康第一的教育理念需要以教育为媒介、以教育内容为载体，针对生理常识教育、营养科学教育、常见病预防及管理教育、积极心理教育、科学体育运动、健康行为促进等内容进行体系化的教学和课程资源搭建。

结合国际经验和中国国情，北京师范大学中国教育政策研究院杨玉春副教授的研究团队尝试从教育学的角度研判学校健康教育的主题、框架、要素，他担纲中央财政预算单位交叉学科建设课题"健康教育交叉学科建设与政策研究"，以教育学研究者为基础，联合预防医学、体育科学、心理学、中医药学等不同学科的教师协同开展研究。2015 年，杨玉春已经领衔出版"健康教育"丛书（义务教育阶段 1~9 年级），从生理、营养、疾病（包括常见疾病和传染病）、心理、运动五大方面，面向各个年级学生初步完成了健康教育科普的体系架构。在其前期著作基础上，研究团队从专题调研、选题论证和专家讨论，在北京师范大学教育学部的支持下，结合复旦大学公共卫生学院、北京大学医学部公共卫生学院等相关领域的专家指导，组织多领域、跨学科专家团队对幼儿、小学、中学、中职、大学健康教育导论以及老年健康教育导论，进行分学段、分模块编写。这套跨学科、纵贯生命周期的"健康教育导论"丛书的目标定位是服务于培养将来志在从事教育工作的高校学生、服务于基础教育阶段的教师职后培训，以健康教育理论与技能夯实为国家进行下一代人才培养打好基础；也定位于服务不同年龄阶段人群的健康素养提升、健康行为促进。

丛书将会推动教育学科与其他健康相关学科的深度融合，推动国家健康战略落地；从教育学角度研发健康教育专业丛书对于健康教育二级学科建设至关重要，涵盖大部分学段的"健康教育导论"丛书不但是高校开展健康教育人才培养的基础素材和重要载体，而且能从新的角度推动我国基础教育领域的健康教育课程标准制定。编者从人的认知发展规律和基本教育规律出发，准确定位不同年龄段人群的生理、心理、常见病与传染病、营养水平和生活方式等特征，结合当下各教育阶段的学生面临的健康问题，介绍各个年龄阶段健康教育的核心内容及概念；分别从哲学、教育学、预防医学、社会学、心理学等不同学科进行理论基础的建构，在内容上呈现出递进性。常见病预防及管理、传染病预防、营养科学、心理健康等板块更是抓住年龄规律和疾病图谱特征，在丛书中进行合理的知识点布局，运用教育学语言进行症状描述、病例（病理）讲解、预防要义等知识呈现。

在丛书编写过程中，编者注重政策理论与实践的结合，注重健康教育的评价，更注重案例的应用。核心内容用符合教育教学规律的文本进行引导，使读者掌握健康知识，实现健康觉醒，形成健康素养。特别是这套丛书的编辑团队在课题研究过程中严格按照北京师范大学双一流学科建设标准，具有国际和国内视角，在丛书、教法、评价体系上体现一流大学水平，形成教育学视角下的健康教育教学体系、课程体系和评价体系。

傅华

前　言

　　1982 年，维也纳老龄问题世界大会，标志着人类社会已经意识到人要解决面临的全球老龄化问题带来的挑战与承担的责任。2021 年第七次全国人口普查数据显示，我国 65 岁及以上人口占 13.5％，是全球唯一老年人口过亿的国家。站在全面小康社会的新起点，2016 年，习近平总书记明确指出："没有全民健康，就没有全面小康。"①2019年，中共中央、国务院出台《国家积极应对人口老龄化中长期规划》，"十四五"期间，应重点关注健康养老服务、老年健康、医疗和养老负担、老年人健康养老意愿和行为变化等。此外，《"健康中国 2030"规划纲要》《健康中国行动(2019—2030 年)》《老年健康蓝皮书——中国健康老龄化研究与施策(2020)》等的部署都是我国应对老年健康问题的重要举措。

　　老年是完整人生过程中不可或缺的一个阶段，老年人群的健康促进是建设健康中国的重要组成部分。本书密切结合国家导向、社会发展和老年人的需求，将现代医学、中医学、心理学、社会学以及教育学等学科融合为一体，具有知识性、科普性和专业性的特点，以新的视角阐述老年人健康教育知识体系。本书由六章组成，内容包括老年健康教育绪论、老年健康教育的理论基础、老年心理健康教育、老年生理健康教育、老年个人行为健康教育、老年社会行为健康教育。本书旨在让读者对老年人健康教育有全面理解的基础上，能深入了解老年人健康教育的四个方面，即心理健康、生理健康、个人行为、社会行为的内容及其重要性，树立正确的老年健康教育理念，并积极地开展老年健康教育实践。

　　本书由北京师范大学自然资源学院张文生、杨玉春担任主编并负责全书的提纲确定、文稿撰写和定稿统稿。参加编写的人员有杨玉春、刘春迎(第一章、第二章)，张文生、张文彬、句高艳、李凤、段娟娟、汪钰、高爱、王帆、张丽慧(第三章、第四章、第五章、第六章)；审校人员有杨玉春(第一章、第二章)，张文生、张文彬(第三章、第四章、第五章、第六章)。由于编者水平和能力有限，经验不足，本书难免有疏漏和不足之处，敬请广大读者谅解！

　　最后，本书的出版得到了北京师范大学教育学部特立项交叉学科建设课题"健康教育交叉学科建设和政策研究"课题的资助，得到了来自教育学、医学、体育学、心理

---

① 中共中央文献研究室：《习近平关于社会主义社会建设论述摘编》，99 页，北京，中央文献出版社，2017。

学、社会学和中医药学等领域的专家、教授的指导和支持，在此一并感谢！同时，感谢本书编写团队的每一位成员的辛苦付出和大力帮助。最后，还要感谢本书参考文献中的所有从事健康教育的工作者。

编者

2023 年 1 月 20 日

目　录

第一章

老年健康教育绪论

本章导读

本章为全书的绪论部分，主要介绍了老年健康教育的相关概念与历史发展。通过对老年健康教育的追根溯源和概念剖析，能够帮助学习者更好地把握老年健康教育的相关知识。本章的学习目标是了解老年健康教育的历史发展，掌握老年健康教育的主要内容和组织实施。本章的重点是学习老年健康教育的相关概念，掌握老年健康教育的实施与评价。

第一节
老年健康教育的相关概念

每一门学科在进行学习和研究之前，学习者都应全面地认识研究对象和主体，只有这样，才能有效地进行对象性的认识实践活动、把握实践活动问题、揭示研究对象的本质和规律、探讨学科实践价值。本节主要从三个方面来帮助学习者了解老年健康教育的相关概念。

一、健康的概念

在日常生活中，人们常用健康来表达自己身体或生活所处的积极良好状态。例如，一个注重养生的人会说："我的生活方式很健康。"医生在看完个体的体检报告后，会对个体说："你的身体很健康。""健康"的日常用法其实代表了大众对于"健康"概念的最广泛认知，即对于大多数人而言，健康就是机体处于良好状态。这种对"健康"的常识性理解尽管适用于日常交流，但是缺乏系统性、专门性，难以支撑建立在此概念基础之上的一系列活动。那么，何为健康？

"健康"是对英文"health"一词的直译，"health"一词源于古英语中的"hælth"，有"强壮、结实、良好和完整"等意。[1] "health"作为名词，其常见的含义包含四种：人的身体或精神状况，健康状况，医疗、保健、卫生，状况、牢靠性。[2] 从中文词源来看，

---

[1] 宋婷、沈红艺、倪红梅等：《健康的词源学考释》，《中华中医药学刊》，2014(6)。
[2] ［英］霍恩比：《牛津高阶英汉双解词典》第 6 版，石孝殊、王玉章、赵翠莲等译，813～814 页，北京，商务印书馆，2007。

"健"字在秦代就已出现，可做形容词、动词、副词等，作"强有力的、使精力充沛、善于擅长"等意，后逐渐发展出"身体健康、健壮"之意。例如，杜甫《兵车行》中有"纵有健妇把锄犁，禾生陇亩无东西"的诗句。"康"字可做名词、形容词、动词，有"糠、安乐安定、丰足富裕、使安定"等含义，"康"同样有"身体健康"之意。例如，"命如南山石，四体康且直。"（《玉台新咏·古诗为焦仲卿妻作》）从以上含义可以看出，在医学欠发达的年代，传染病等疾病是人类面临的最大健康威胁，身体健康成为当时人们的基础追求，因此。早期的"健康"概念局限于身体生理方面的完整。

关于"健康"的专业释义随着医学的发展而逐渐完善。早期的《辞海》指出，健康的人体首先要各器官各系统发育良好、功能正常、体格健壮、精力充沛，其次要具有良好劳动效能。人们通常用人体测量、体格检查和各种生理指标来衡量。这种提法要比"健康就是没有病"完善些，但仍然是把人作为生物有机体来对待的。因为它虽然提出了"劳动效能"这一概念，但是仍未把人当作社会人来对待。这些对于对健康的认识，在生物医学模式时代被公认是正确的。随着实验医学的发展和医疗水平的不断提高，健康的相关含义也发生了转变。《辞海（第7版）》指出，人的精神状态、自我调节和社会适应能力是健康的基础。相比传统的健康观，现代人的健康观是整体健康。世界卫生组织（WHO）提出，健康不仅是人的躯体没有疾病，而且要具备健康的心理和良好的社会适应能力。当前国际上较为认可世界卫生组织1948年对健康的定义：健康不仅仅是身体没有疾病或不虚弱，而且是身体的、精神的健康和社会适应良好的总称。在此基础上，1990年，世界卫生组织又将道德健康加入其中。我国社会医学学者根据世界卫生组织的定义将健康分为"生物—心理—社会"三个层次，并提出"三维健康观"。[①] 近年来，也有学者认为健康应包含身体、心理、情绪、道德和社交五个方面，无论"三维健康观"还是"五维健康观"，都体现了健康已经从传统的"生物"健康观模式向"生物—心理—社会"的新健康观模式转变。

二、健康教育的概念

随着人们对健康概念的深入理解和对健康需求的不断增加，人类社会逐渐发展出许多与健康有关的认知和实践活动。健康教育不是凭空产生的，而是人们对健康的认识发展到一定阶段后产生的结果，健康教育寄托着人类对于种族延续和生命健康的珍视，是人类社会所特有的产物。当前国际上关于健康教育的定义有多种，仁者见仁、智者见智。一般而言，主要从教育活动和个体两个角度对健康教育下定义。

---

① 杨文轩：《论中国当代学校体育改革价值取向的转换——从增强体质到全面发展》，《体育学刊》，2016(6)。

世界卫生组织 1969 年对健康教育下的定义是：健康教育工作的着眼点在于人民群众和他们的行动，总的来说，在于引导并鼓励人们养成并保持有益于健康的生活习惯，合理而明智地利用已有的保健设施，自觉地实行改善个人和集体健康状况或环境的活动。1981 年该组织再次定义健康教育为："通过宣传教育，让人们重视健康，并自己知道怎样维护健康，以及在必要时如何寻求适当的帮助"。世界卫生组织健康教育处前任处长茂阿勒菲博士认为，健康教育就是帮助个体做好四件事：一是鼓励人们达到健康境地的要求；二是知道怎么做才能达到健康的境地；三是为维护健康，尽力做到个人与集体所应做的一切；四是知道在必要时如何寻求适当的帮助。

从学科角度来看，健康教育实际上就是一种有目的、有计划、有组织、有系统的教育活动，不同于简单的卫生宣传，也不是简单的健康传播。从宏观角度来看，它涉及社会上的各个层面，需要争取领导层力量和社会力量的支持，是一项需要动员各级各方力量的基础工程。同时，它也要调动群众力量，需要群众积极地参与其中，使人们自发地与不健康的行为做斗争，并借助于社区、家庭、学校、公共场所等多种渠道，广泛地对教育对象实施反复的教育干预，使受教育群体最终达到行为的改变。

从个体角度来看，健康教育的目的就是帮助人们通过知、信、行，自觉采取积极促进健康的模式，实行自我保健和建立有利于健康的生活方式。所谓知，是指通过健康教育，使人们知道健康的相关知识，掌握养成健康行为的方法。所谓信，是指人们对健康持有积极的态度，有欲望想要改变不良行为，获得积极的健康生活方式。所谓行，是指将所学到的健康相关知识，想要获得的健康行为付诸实践行动，最终达到促进健康的目的。

根据以上理解，结合我国国情，可以对我国健康教育做这样的表述：健康教育是一种有目的、有计划、有组织的教育活动，其目的在于促使人们自愿采用更加健康、积极的行为和生活方式，摒弃和改正不利于自身健康发展的不健康、消极的行为和生活方式，从而达到降低或消除影响个体健康的危险因素，降低发病率、死亡率，提高人们生活质量的目的。为了有效地实现这一教育目的，健康教育需要进行合理的教育设计，选择行之有效的教育干预手段，实施多种多样的反复教育，并对教育的实施过程、结果进行评价。

健康教育的计划性、目的性和评价性，使它不同于一般的卫生宣教，它具有更鲜明的特点。卫生宣教属于健康教育的手段之一，全称为"卫生宣传教育"，是我国 20 世纪 80 年代以前普及和宣传卫生知识的重要手段。卫生宣传教育是以宣传理论为指导，向大众普及和宣传卫生预防知识，是增加国民健康知识，提高国民健康素质的一项有效手段。卫生宣传教育的方法单一，受众广泛，通常以单向灌输知识的形式为主。而健康教育扎根于教育学的相关理论和方法之中，采取教育手段，教学设计根据个体的需求制定，有目的地培养个体健康意识，改变个体不良行为，具有明显的双向互动性。

两者的区别见表 1-1。

表 1-1　卫生宣教与健康教育的区别①

	卫生宣教	健康教育
目的	普及卫生知识	自愿改变不良行为，建立健康行为
教育方法	单向的信息灌输	评估、计划、实施、评价的双向信息交流
效果评价	知识的获得	知识的获得、态度的转变、行为的改变、健康状况的改变
相关知识	医学、预防学	医学、预防学、教育学、行为学、社会学、心理学等

在健康教育的发展过程中，人们对于健康的关注逐渐从个体或群体的健康发展为广袤的宏观视角，越来越多的国家将健康教育转变为健康促进。国际上对于健康促进的定义来源于《渥太华宪章》中的解释，即"健康促进是促使人们提高维护和改善他们自身健康的过程"②。劳伦斯·格林(Lawrence W. Green)认为健康促进包括健康教育，以及对健康教育产生有效支持的人类物质社会环境与其健康息息相关的自然环境，包括政府承诺、政策、环境支持和群众参与等，对健康教育强有力的加强。③ 健康教育包含在健康促进中，并在其中起到了主导作用，健康教育的实施离不开外界环境、政府组织等行政手段的支持。

三、老年健康教育

随着全球老龄化问题的日益突出，人口老龄化成为当今世界面临的一个巨大挑战。世界卫生组织于 1990 年提出"健康老龄化"的口号，指老年人群的健康长寿，使群体达到身体、心理和社会功能的完美状态。为应对老龄化给社会带来的问题，老年教育应运而生。作为提高老年人个人素质的有效手段，老年教育从老年人的体力和智力两方面入手，通过教育干预的手段，使老年人获得身体、文化和技能等方面的提高。老年教育是教育的组成部分，其性质、目标、功能和目的符合教育理论和概念，但不同于其他阶段的教育。老年教育由于其受众群体为老年人，因此其首要任务就是关心老年人的健康保健问题。老年人在接受老年教育的过程中，通过获得相关的医学健康知识，不断增强自身的医护保健能力，从而使自身健康长寿。

老年健康教育作为老年教育的重要组成部分，是健康教育在老年教育系统中的一

---

① 吕海琴：《健康教育与健康促进》，载《中国社区医师》，2003(7)。

② 中华人民共和国卫生部卫生监督司、中华人民共和国卫生部国际合作司、中国健康教育协会工矿企业健康教育委员会：《健康教育 健康促进重要文献选编——庆祝世界卫生组织成立 50 周年》，25 页，北京，中国人口出版社，1998。

③ 黄敬亨、邢育健：《健康教育学》第 5 版，4 页，上海，复旦大学出版社，2011。

个体现，其本质符合老年教育和健康教育的规律和要求。结合老年教育与健康教育的特点，老年健康教育指的是：根据一定的法律法规和社会需求，有目的、有计划、有组织、有系统地帮助老年人掌握养生保健等相关健康知识，提高老年人的健康素养，促进老年人改变不利于健康的行为习惯，以降低老年性疾病的发病率和患病率，提高老年人健康水平与生活质量的社会和教育活动。老年健康教育的核心是用积极有效的手段，不仅要教给老年人相关的健康知识，而且要促使他们养成健康意识，改变不健康的行为和生活方式，减少和消除有害于健康的不良因素。值得注意的是，老龄是每个个体都要经历的动态发展过程，因此，老年健康教育的首要任务就是让老年人正确认知衰老，帮助他们积极面对。

我国老年健康教育发展于 20 世纪 80 年代，之后不断发展，这都得益于我国传统美德、法律和国情。

其一，我国传统美德为老年健康教育的发展提供道德依据。我国有着尊老爱幼的优秀传统。早在古代，就有"六十曰耆，指使"（《礼记·曲礼上》），即 60 岁的老人就有资格支使别人干活。"孝"是传统社会中"尊老"的最常见的表现之一，儒家在复兴周礼的过程中，推崇孝道，孔子、曾子、孟子等人都对"孝"有一番见解。对于老年人的尊敬也进一步加强了子女对他们生命健康的爱护，除日常对父母的毕恭毕敬外，还要做到"冬温而夏凊"（《礼记·曲礼上》），对父母的健康悉心照料。古代社会中的管理者还制定了一系列尊老养老的制度和法律，建立养老机构，保障老年人的健康和生命安全。例如，梁武帝在京师建康（今江苏南京）置"孤独园"，使"孤幼有归，华发不匮"（《梁书·武帝下》）。

其二，我国宪法和相关法律为老年健康教育的发展提供法律保障。根据《中华人民共和国老年人权益保障法》第二条规定，老年人是指 60 周岁以上的公民。随着老龄化的深入，老年人作为我国公民的重要组成部分在人口结构中的占比会逐渐增大，应对老龄化问题已经上升到国家战略高度。让老年人"老有所学""老有所为""老有所养""老有所医""老有所乐"有着积极的意义。[①]

其三，我国国情和国际形势需要老年健康教育的发展。人口老龄化是当今世界面临的一个巨大挑战，世界卫生组织的统计显示，预计到 2050 年，世界人口 60 岁及以上的人口预计将达到 20 亿人。联合国人口司发布的《世界人口展望（2019 年）》指出，2018 年，中国 60 岁及以上的老年人口规模为 2.49 亿人，占总人口比重达到 17.9%；65 岁及以上的老年人口规模为 1.67 亿人，占比达到 11.9%，中国已经进入老龄社会。全国老龄办、教育部等 14 部门联合颁布的《关于开展人口老龄化国情教育的通知》指出："人口老龄化是贯穿我国 21 世纪的基本国情，积极应对人口老龄化是国家的一项

---

① 黄敬亨：《健康教育学》第 2 版，195 页，上海，上海医科大学出版社，1997。

长期战略任务。""要对老年人进行自尊、自立、自强教育，引导广大老年人增强自爱意识。"为提高老年人的身心健康和社会适应能力，老年健康教育成为老年教育中不可缺少的一环。

第二节
老年健康教育的历史渊源

中国老年健康教育的历史渊源可以追溯到上古时期，由于自古以来的养生保健传统，人们对健康的追求已然与中华文明的发展融为一体。在历史的发展长河中，我国有关于老年健康教育的发展主要分为三个阶段：第一阶段从远古到1912年中华民国成立，这一阶段的老年健康教育主要融于古代养生保健和中医的发展中；第二阶段从1912年到1949年新中国成立前夕，由于特殊的历史背景，这一阶段的老年健康教育包含于民众卫生教育中；第三阶段从1949年至今，在此阶段中，老年健康教育逐渐以单独的形式出现。

一、从远古到1912年中华民国成立的老年健康教育

(一)保健手段的出现

卫生知识的传播是人类特有的一种社会现象，它随着人类社会的产生而产生，随着社会的发展而发展。早在上古时期，人类社会就出现了各种有关维护生活安定和祛病保健经验及知识的传播活动。先民通过自己的智慧，模仿一些飞禽走兽的不同姿态，以及人们劳动时的不同动作，经过美化加工后，形成最早的舞蹈动作。随着时间的推移，先民逐渐发现舞蹈中的一些动作有消肿解痛和强筋壮骨的良好作用，因此，取材于一些舞蹈动作的导引保健治疗法便逐渐出现。导引是我国早期的一种舞蹈式的医疗保健体操，《南华真经注疏》注《庄子·刻意》中的导引时说："导引神气，以养形魄，延年之道，驻形之术"，即导引术具有保健养生延年的功能。先民开始逐渐懂得"教人引舞以利导之"(《路史·阴康氏》)，即教育人们利用导引法来防治一些疾病。

(二)健康长寿观念的形成

自古以来，健康长寿一直是人类追求的共同目标。夏商时期，随着生产发展和

生活实践的丰富，人们对生命的价值更加关注。《尚书·洪范》载："五福：一曰寿，二曰富，三曰康宁，四曰攸好德，五曰考终命。六极：一曰凶、短、折，二曰疾，三曰忧，四曰贫，五曰恶，六曰弱。"殷人思想"五福"中的寿、康宁、考终命与"六极"中的凶短折、疾、弱均与健康长寿有关。到西周以后，有关健康长寿的记载更多，铭文中出现万年眉寿、眉寿永年、眉寿无疆等词。《诗经》也有"为此春酒，以介眉寿"，"东之君子，万寿无期"之句。"知者动，仁者静；知者乐，仁者寿"（《论语·雍也》），"大德必得其寿"（《礼记·中庸》），这些均表明当时的人们已确立了追求健康长寿的观念。

（三）老年医学和养生学的快速发展

老年医学在我国战国时期初生萌芽，成熟于秦汉的《黄帝内经》，首先确定了古代老年人年龄分限和"七七八八"肾气渐衰的生理规律，将养生学引入医学之中。秦汉以后，随着医学的发展，历史上出现了如嵇康、葛洪、陶弘景、孙思邈、李时珍等人，他们总结了养生保健方面的理论与实践，编写了许多养生专著，为传播卫生保健知识做出了很大的贡献。1773年，清代著名文学家、养生家曹庭栋著《老老恒言》，这是一部作者根据自己长寿的经验，针对老年人的特点，集经、史、子、集诸书中有关养生的论述，介绍了一套简单易行的养生方法的著作。其内容之广，从日常生活中之琐碎至饮食起居、医疗保健、作息休养等尽皆囊括，具有较高的实用价值。[①]

随着16世纪中期西方医学的传入，西医知识逐渐融入我国卫生保健的传播和学习当中。英国东印度公司医生皮尔逊（Pearson A.）是向我国民众传播现代医学知识的第一人，1805年，他在广州进行牛痘接种。1876年，英国学者傅兰雅（Fryer J.）与赵元益合作翻译出版《儒门医学》，该书介绍了西医的养生之道，医理浅显易懂，是一部卫生科普读物。20世纪初期，我国学者丁福保精通中西医，在其著作《丁氏医学丛书》中，除了介绍西医药知识外，还强调中西医结合，普及卫生防病、健康长寿的知识。随着西医的传播，我国出现了一些关于西医的学术团体，如来华传教医师发起的"在华医学传教会"（Medical Missionary Society in China）、"中国教会医学会"（China Medical Missionary Association），国人创办的"上海医学会"等，尽管这些学术团体不属于专门的健康教育学会，但是它们也做了许多健康卫生知识的普及工作，为近代健康教育的兴起做出了贡献。

（四）卫生宣传的萌芽

太平天国时期，洪秀全亲自部署健康教育活动，他在颁发的《太平诏书》中劝诫军民戒赌、戒酒、戒鸦片，其手下石达开、韦昌辉还联合发布会议，要求革除一切陋习。

---

① 陆江、李浴峰：《中国健康教育史略》，14页，北京，人民军医出版社，2009。

此外，太平天国也明令禁止巫术等封建迷信、陋习。

尽管这一时期没有出现正规的老年健康教育，但是与老年健康、保健、养生有关的医学发展却从未间断，尤其是中医养生学的发展，为后世老年健康教育的发展保留了无价的财富。

二、1912—1949 年新中国成立前夕的老年健康教育

(一)民国时期

由于西方"health education"的直译，民国初期的"健康教育"也称"卫生教育"，到20 世纪 30 年代才逐渐改用"健康教育"，其指导理论和观点主要受到美国、日本等国家的影响。老年健康教育主要包含在民众卫生教育当中。

1. 建立学术组织

国民政府尽管设立卫生署，但是并未形成一个自上而下的完整的卫生教育体系。因此，在民国早期，相应的卫生教育任务主要是由相关的学术团体负责的。1915 年，"中华医学会"成立，学会的宗旨之一即向民众普及现代医学知识。1916 年，中华博医会卫生部、中华医学会公共卫生部等共同组织成立了中华教育卫生联合会，并于1922 年改名为中华卫生教育会，其主要活动为进行公共卫生教育，举办卫生演讲、展览等。

2. 创办卫生实验区

1923 年，中华平民教育促进总会在北京成立，在该总会设立的定县实验区中，总干事晏阳初针对农村的"愚、穷、弱、私"提出"四大教育"，其中就包括利用健康教育救其弱。1929 年，卫生部与陶行知创办的南京晓庄试验乡村师范学校合作，试办晓庄卫生实验区，陈志潜担任该实验区主任，编写了《农民卫生知识讲义》，帮助农民通过上夜校学习卫生知识。

3. 完善健康教育体系

20 世纪三四十年代，全国初步形成了从中央到地方的卫生教育行政体系，中央设卫生署和教育部，地方设省、市、县卫生(健康)教育委员负责民众卫生教育。1931 年，中央大学教育学院设卫生教育科，由卫生署与中央大学共同举办，这是我国最早创办的培养健康教育高级专业人才的机构。

4. 出版健康教育读物

民国时期出版了多种关于卫生保健和疾病防治的相关书籍，其中包含许多关于老年人卫生保健的书籍。具有代表性的是来自近代著名中西医学家丁福保译述、编著和出版的一系列丛书，如《长寿之条件》《卫生延年术》《不费钱最真确之健康长寿法》等。

此外，还有一些学者开始关注起住房与健康问题，如爱国华侨领袖陈嘉庚就撰写了《战后建国首要——住屋与卫生》，强调住屋对人体健康的影响。

(二)苏区、革命根据地时期

中国共产党作为与人民群众血肉相连的先进政党，从建立红色根据地开始，就十分重视保障人民和军队的健康，这一时期的老年健康教育主要融于群众卫生运动中。

1.苏区时期

20世纪30年代，随着中华苏维埃共和国临时中央政府和中央革命军事委员会成立，内务人民委员会设立卫生局，统管苏区卫生工作。苏区内的卫生防病和卫生宣传工作，开始走向统一全面发展的新阶段。1932年，《红色中华》报发表社论《大家起来做好防疫的卫生运动》，号召各级政府和各团体要积极领导群众开展卫生运动。1932年，红军总卫生部出版大众健康教育刊物《卫生讲话》。这一时期兴起了卫生晚会、卫生墙报、卫生标语等多种多样的卫生宣教方法，并创办了《健康》(后改名为《健康报》)、《医院小报》、《卫生常识》等多种卫生宣传报刊，为广大军民提供健康教育知识。

2.革命根据地时期

在革命根据地时期，尽管敌人对根据地人民的生活造成了极大的破坏，但是各个根据地仍然在极端艰苦的条件下积极开展相应的疾病防御和卫生宣教工作。党中央进驻延安后，当即指示卫生部门要加强卫生宣传，组织军民开展卫生运动，保障健康之目的。陕甘宁地区的卫生宣传形式多样，在民众中以口头宣传、卫生歌曲、卫生展览会等民众喜闻乐见的形式开展，并制定相应的卫生公约来保证卫生活动持续进行。1944年7月，毛泽东同志为延安市卫生展览会题词，"为全体军民服务"也成为党领导下的卫生事业所必须遵循的工作方向。与陕甘宁革命根据地类似，在中国共产党的领导下，晋察冀根据地的民众也积极开展了相应的卫生健康宣传运动。尽管这个时期的健康教育尚处于初创时期，但是为后来的健康教育发展提供了宝贵经验。

三、1949年至今的老年健康教育

新中国成立以来，我国老年健康教育的发展历程大致可以分为三个阶段：卫生宣传阶段，主要是单向输出知识，不考虑受众是否接受和行为是否改变；健康教育阶段，主要是双向型个体化教育，既考虑知识的输出，又考虑受众态度与行为的改变，即知信行模式；健康促进阶段，主要以大社会为背景，通过政府的主导与创新的手段，改变和维护健康环境，实现健康的社会、健康的人群和健康的环境。

(一)卫生宣传阶段(1949—1980年)

1. 传染病的防治

20世纪五六十年代,传染病是我国人群的主要死因之一。1983年《卫生统计年鉴》的数据显示,1957年我国部分城市死亡数据统计结果中,呼吸系统疾病、急性传染病、肺结核的死亡率之和占总死亡人数的32.30%。[①] 为有针对性地防治天花、鼠疫、霍乱等传染病,我国开展了以"除四害、讲卫生"为宣传教育重点的"爱国卫生运动",这一时期的卫生宣传教育紧密围绕政府经济发展的决策目标,因而具有鲜明的时代特征。随着全民卫生运动的发展,20世纪70年代,传染病已经得到一定的控制,心脏病等慢性非传染性疾病成为我国居民的主要死因之一,老年人的健康得到越来越多的关注。

2. 卫生宣传教育机构的建立

1951年,卫生部卫生宣传处正式成立,这标志着国家层面卫生宣教的管理机构的建立。卫生宣传处下设宣传科,主要负责研究和介绍卫生宣传工作的经验,指导全国开展卫生宣传工作,保证与各地宣传业务机构与行政管理部门的联系。另设编辑科,编印各种卫生宣传品,建立通信组织,开展采访、报道与宣传等工作。同时,全国爱国卫生运动委员会办公室设立宣传组,配合卫生宣传处开展爱国卫生运动的宣传教育工作。1954年,卫生部卫生教育所成立。该所在卫生部卫生宣传处的领导下,承担全国卫生宣传教育业务指导以及卫生宣传材料制作与发放工作。地方层面也设立相应的管理机构,在省(市)卫生局内设卫生宣传教育科、卫生教育所(馆),城市卫生防疫站、妇幼保健站也将卫生宣传工作作为主要业务之一。

3. 老年卫生督导队的出现

1950—1959年,爱国卫生运动涌现了许多群众性卫生宣传教育组织和团体,其中就包括老年卫生督导队。他们活跃在城乡居民中间,以家庭院落、田间地头等为宣传阵地,或走街串户、入村上门,以口头、文字、图片、表演等多种形式对老年群众开展卫生宣传教育活动,普及相关卫生防治的基本常识,动员老年群众讲卫生、保护环境,积极参与爱国卫生运动。

(二)健康教育阶段(1981—2000年)

1. 老年健康得到关注

随着老年慢性非传染病成为老年人的一大杀手,20世纪80年代,社会上对老年人健康和幸福生活的关注和研究加强,老年健康教育开始步入上升期。1981年10月,中华医学会老年医学会成立,作为中华医学会的分支机构,该机构积极从事防

---

① 张冉、秦奕、高东平等:《近70年我国居民主要死因变化情况分析》,载《医学信息学杂志》,2019(8)。

老抗衰和防治老年病的研究工作。1985 年 1 月 26 日，卫生部发出《关于加强我国老年医疗卫生工作的意见》，要求积极开展医学科普宣传，通过多种形式开展学术活动，推动老年病防治工作向前发展。1986 年 4 月，我国研究老年学的全国性的群众学术团体——中国老年学学会成立，该学会的研究领域包括老年医学、老年生物学、老年社会学等学科。

2. 老年大学的成立

我国第一所老年大学"山东红十字会老年大学"于 1983 年成立。1988 年，中国老年大学协会成立，明确把"促进健康"作为各地老年人非学历学校教育的宗旨，提出了"增长知识、丰富生活、陶冶情操、促进健康、服务社会"的 20 字办学方针。当时95％以上的老年大学或学校都开设了卫生保健类课程，其中包括：知识型课程，如老年心理、老年养生保健、常见病防治、营养和食疗、健康与长寿等；治疗型课程，如中医药按摩、推拿、针灸等；锻炼型课程，如太极拳（剑）、木兰拳（剑）、健身舞、健美操等。为提高老年人的生活质量，使老年健康教育工作更有针对性，中国老年大学协会还组织了全国卫生保健课程教学研讨会，进行了老年大学健康状况调查等活动。①

3. 老年健康报刊、书籍、节目增多

1988 年，《中国老年报》创刊，并把办报的方针确定为向老年读者宣传科学的健康观念，传播医药保健知识，介绍养生长寿方法，开展有益健康的活动。《中国老年报》长期开辟"祝您健康"专版，内设专家门诊、医学知识、就医指南、百岁图等栏目，向老年人宣传、普及健康保健知识。《中国老年报》还和有关部门合作出版了《健康教育手册》《中老年保健知识大全》等健康教育图书，《中国老年报选编本》连续出了三册，其中健康知识占了很大内容。

1988—1996 年，中国老年学学会把老年学研究与老龄科学知识宣传和普及结合起来，多次举办老龄工作者研修班和老年科学护理技能培训班，并在电视台上举办老龄科学知识讲座，普及老龄科学知识及老年人健康长寿和护理知识，积极组织医疗卫生、营养保健和心理等方面的专家开展老年健康保健咨询活动。各地老年学学会也积极推动老年健康教育工作。例如，北京市老年学学会与中央电视台《夕阳红》栏目合作录制了 21 集《漫话老年照料》的专题节目，向老年人普及自我照料知识，提高了老年人家庭照料者和老年机构工作人员的老年护理技能。②

4. 老年健康的研究增加

1988—1990 年，中国老龄科研中心开展了大量与老年人的健康和长寿有关的调查

---

① 陆江、李浴峰：《中国健康教育史略》，100 页，北京，人民军医出版社，2009。
② 陆江、李浴峰：《中国健康教育史略》，100～101 页，北京，人民军医出版社，2009。

研究，如广西巴马长寿老人调查研究、高龄老人健康长寿监测服务网、老年痴呆调查研究、老年人晚年生活及终生准备等。在这些调研工作中，研究者探讨并分析了影响老年人身心健康的因素，为老年健康教育的开展提供了基础性资料。另外，科研中心还编写了《老龄科学知识丛书》和《老龄生活知识备要》等科普书籍。[①]

此外，中国老年人体育协会、中国老年书画研究会等，都为老年人发展身心健康、享受美好幸福生活提供了支持。

（三）健康促进阶段（2001 年至今）

21 世纪以来，随着全世界对老年群体和老龄化问题的关注，关于老年健康教育的关注逐渐从个体转向群体、从个人转向社会、从健康教育转向健康促进、从传统健康观转向大健康观。为有针对性地提供老年人优质的健康保障服务，我国出台了多项关于老年健康教育的相关法规和政策文件。2016 年，在全国卫生与健康大会上，习近平总书记提出要树立"大健康"观念，把以治病为中心转变为以人民健康为中心。这是我国卫生健康事业的一次飞跃，从过去的"治病"向"治未病"的一次转变，大会同时提出，要为老年人提供连续的健康管理服务和医疗服务。同年，国务院印发的《"健康中国 2030"规划纲要》提出"健康老龄化"的观点。老年人个体健康，即老年人拥有良好的身心状态和社会适应能力；老年群体健康，即老年群体性疾病下降，寿命延长；人文社会环境健康，即老龄化社会健康、和谐、有序。2017 年 3 月 6 日，国务院印发的《"十三五"国家老龄事业发展和养老体系建设规划》提出，加强老年人健康促进和疾病预防，促进健康老龄化理念和医疗保健知识宣传普及进社区、进家庭，增强老年人自我保健意识和能力。2018 年，国家对《中华人民共和国老年人权益保障法》进行第 3 次修正，第五十条规定："各级人民政府和有关部门应当将老年医疗卫生服务纳入城乡医疗卫生服务规划……"第五十一条规定："国家和社会采取措施，开展各种形式的健康教育，普及老年保健知识，增强老年人自我保健意识。"2018 年，国家卫生健康委员会增设老龄健康司，其主要职责是建立和完善包括老年健康教育在内的老年健康服务体系。2019 年 10 月 28 日，国家卫生健康委等 8 个部门联合印发《关于建立完善老年健康服务体系的指导意见》，对加强老年健康教育的任务进行了明确指示，并组织国家卫生健康委员会、教育部、工业和信息化部、民政部、农业农村部、国家广播电视总局、体育总局、国家中医药管理局、中国老龄协会按职责分工负责。自此，对老年健康的关注已然融入更广阔的"大健康观"的视野之中，老年健康教育也成为一项需要全社会共同合作的卫生和教育事业。

---

① 陆江、李浴峰：《中国健康教育史略》，101 页，北京，人民军医出版社，2009。

第三节
老年健康教育的主要内容

正如黑格尔所言："一门学科首先要解决的问题是：这门学科是什么及其是否存在。"①面对这一本体论问题，学习者需要从老年健康教育的本体入手进行探讨，只有了解了老年健康教育的存在依据，才能进一步把握老年健康教育的本体性和价值意义。本节将从三个方面构建老年健康教育。

一、老年健康教育是什么

老年健康教育的本体是其发展的基点，决定了其发展规律与特征。老年健康教育不是单纯地灌输或传播健康知识，而是对老年人的不良行为进行矫正。从本质上来说，它是对老年人的一种认识与完善；从本体上来说，老年健康教育是一种针对老年人实施的教育，即老年教育。因此，想要把握老年健康教育的本体，学习者需要从老年人和教育两方面入手。

一方面，老年人是一个综合的概念，可以从生物学、法律学、心理学和社会学等方面进行探讨。

首先是年龄的划分。在生物学研究中，一般认为个体在接近 65 岁时开始老化，身体的各类器官达到成熟后期，渐渐损失其功能。这表明，老年人在年龄增长的同时，身体的各种器官与系统逐渐失去自我更新的能力。在法律上，通常通过规定一个固定的年龄来区分老年人和非老年人。例如，《中华人民共和国老年人权益保障法》第二条规定老年人是指 60 周岁以上的公民。除此之外，心理学、社会学等学科对老年人的年龄都有着不同的划分，年龄划分方法的不同也导致老年人的概念呈现出多样性。

其次是老年人的特点。老年是个体发育和人生的后期阶段，因此在生理、心理、行为、社会等方面都体现出其独有的特点。在生理和心理方面，衰老不仅会导致老年人的身高、毛发等外形发生变化，而且会导致老年人感知能力下降。随着年龄的增加，老年人的听力、视力、味觉和知觉都会比青壮年时期有所减弱，进而影响老年人的社会交往，阻碍老年人的社会适应，导致老年人在心理上出现孤独感、无助感、厌世感，

---

① 付轶男、饶从满：《比较教育学科本体论的前提性建构》，载《比较教育研究》，2005(10)。

甚至产生应激情绪等。感知能力的降低也会导致老年人反应迟钝，进而导致老年人记忆力和学习能力的衰退。在行为和社会方面，老年人不仅要接受个体机能下降的这一事实，而且随着自理能力、适应能力的降低，老年人也不得不面对社会地位下降、养老问题等来自家庭和社会各方面的压力。在日新月异的今天，社会正以高效的速度发展，老年人由于早年养成的行为习惯已经根深蒂固，很难与青年人的行为模式相适应，因此更加容易产生心理落差感。

从对老年人的理解来看，老年人的复杂性、特殊性决定了实施老年健康教育需要采用灵活、多样的手段，以及选择符合老年人发展和行为特点的内容。

另一方面，教育是老年健康教育的根本，那么何为教育？《学记》有言："教也者，长善而救其失者也。"教育作为一种与人有关的社会活动，从本质上来说，是人类自身再生产的现象。教育是人类特有的社会活动，维系着人类社会的延续和发展。老年健康教育从本质上来看，属于教育中的一类，是人类有意识地认识世界和追求种族健康发展的产物。对于老年健康教育的认识，我们需要从"教育"的质的特点加以理解。

教育的质的特点体现在三个方面。首先，教育具有目的性和自觉性。教育是人类自觉地促进个体和群体健康发展的社会活动，教育区别于其他的社会活动，其目的是专门针对人的促进和培养，发展个体的社会属性，使他们适应社会需要和发展。其次，教育具有互动性。教育不是一个人的独角戏，而是一个教学相长的互动过程，教育者将人类经验，以及实践心得等知识传达给受教育者，引导他们学习和思考，传承和发展人类经验，周而复始，推动人类社会不断向前发展。最后，教育的本质是自我教育。教育的主体是受教育者，受教育者学习的自主性是教育顺利进行的主要动力，教育可以提高受教育者的自我教育能力，激发他们的能动性，一切的教育都以激励受教育者自觉、主动的学习相关知识为基础。概言之，教育就是有目的地引导受教育者自觉学习和自我教育以促进其全面发展的社会活动。

根据教育的质的特点不难发现，任何教育活动都包括培养人这一目的。老年健康教育也不例外，老年健康教育是人类社会延续个体和种族生命，自觉地、有目的地促进老年人健康方面的发展，使老年人更好地适应社会的活动。老年健康教育同样具有互动性，它将老年健康相关的人类经验，按照社会的期望与要求，由专业的医师、教师、健康教育工作者等人员来引导老年人学习。在老年健康教育中，老年人只有掌握了自我学习、自我教育的能力，才能够时时学习、事事学习，将健康教育与学习融入日常生活中，提高自身的健康素养。

二、老年健康教育的构成

在了解了老年健康教育的本体后，需要进一步探索其构成，由于老年健康教育属于教育中的一类，因此，其构成符合教育的基本要素。

(一)教育者

教育者是老年健康教育中的领导者、引导者、设计者，需要具备专业的知识、一定的实践经验、高尚的品格和健康的习惯，能够把握老年人的特点和需求，真正关心和爱护老年人，具有一定的耐心，能够有计划地引导老年人提高自身健康素养。老年健康教育的教育者通常包括专业的教师、医护人员、卫生保健从业人员等。

(二)受教育者

老年健康教育针对的干预对象是老龄群体，因此其受教育者主要是老年人群，也包括护工、高校学生以及一切有意愿学习老年健康知识的人群。受教育者要有一定的学习能力，能够与教学互动，且有学习相关知识的欲望。

(三)教育内容

老年健康教育的内容要依照老年群体的共性需求和不同区域、个体、社会的特殊需要来进行选择。老年健康教育的内容不仅包括与老年人健康有关的日常卫生常识、心理健康知识、体育锻炼安全知识、常见病预防和合理用药等，而且包括促进健康生活方式和行为习惯养成的指导。老年健康教育的内容在设置过程中，需要纳入教育者和受教育者的实际经验，使受教育者在学习的过程中将理性知识和感性知识相结合，做到理论联系实践。

教育部并没有出台关于老年健康教育的具体指导纲要。2014年10月，国家卫生和计划生育委员会办公厅在发布的《国家卫生计生委办公厅关于印发老年健康核心信息的通知》中规定了老年健康的核心内容。2019年发布的《关于建立完善老年健康服务体系的指导意见》也对于老年健康教育进行了相关指示。根据政策规定和老年健康的核心内容，并结合我国老龄群体的一般状况，老年健康教育的主要内容应包含三个方面。

1. 知识和技能

老年健康教育首先要传授给老年人生理、心理和社会适应方面的知识与技能，让他们了解健康，知道如何达到健康的状态。该部分内容主要包括：生命教育，即老年人对老龄化和衰老的正确认知；营养膳食，即老年人饮食营养需求、时间和能量分配；运动健身，即适合老年人的轻、中度的运动项目，老年人健康锻炼的注意事项等；心理健康，即常见心理疾病的症状和表现，倾诉、运动等自我疏导的方法；伤害预防和疾病预防，即老年人常见疾病的症状、预防或减缓方式；合理用药，即用药的注意事项，如谨遵医嘱、适度适量、注意禁忌等；康复护理，即老年人在受伤或患病时应该做些什么；中医养生保健，即中医养生的常用知识等；康复医学相关知识；我国关于老龄群体的相关政策需要，老龄化国情等。

2. 态度和信念

在教授老年人相关的知识和技能后，还应培养老年人对健康的积极态度和维护健康的坚定信念。培养老年人保持积极乐观的情感态度，让他们掌握自我疏导的方法。老年人在出现失眠、耳鸣、坐立不安、胸闷烦躁、紧张恐惧等症状和消极情绪时，能够及时察觉，不恐慌、不信谣，积极通过运动、倾诉等方式学会自我疏导，并及早就诊，向专业医师寻求药物上的治疗或心理上的帮助。

3. 行为和生活方式

老年健康教育的最终目的是使老年人能够改正不良行为，拥有健康的生活方式。因此，在老年健康教育中，要使老年人真正掌握相关的健康知识，就要教授与老年人良好的生活方式和行为习惯相关的健康教育内容。例如，老年人定期测血压、血糖，在日常饮食中控制油脂、盐分的用量等；保持口腔卫生习惯；注意膝关节等相对脆弱部位的防寒；注意居住环境，注意防滑；关注阿尔茨海默病等老年常见疾病的早期症状，并及时就医；定期体检，外出随身携带健康应急卡；结合自身状况积极参与文化娱乐、体育健身等社会活动。

(四)教育活动方式

老年健康教育的教育活动方式是指引导老年人学习健康教育内容所采用的交互活动方式。教育活动方式的选用与实行需考虑老年人的接受程度、简便性、效果、经济性等方面的内容。老年健康教育的活动方式多种多样，有大众媒介、学习班、小组讨论、个别指导、行为矫正等，但每种方式都存在个体差异性和情境差异性。因此，在选用的过程中，要根据不同的场景和不同人的特点进行调整，单一的活动方式往往很难达到一蹴而就的效果，只有选用多样化的方式才能达到理想的效果。老年健康教育的具体活动方式如下。

1. 老年保健课

老年保健课的主要开设地点是老年大学，这是老年健康教育中系统性较强的一种方法。老年保健课往往根据某一地区的老年人的需求与特点，有计划、有目的、有组织地针对老年人开展健康知识、课程的讲解和相关的讲座，要求有一定的教学计划、专业的教职人员，有教材或学习材料。老年人通过有目的、有计划地学习，可以较为全面地掌握卫生保健知识。健康教育是老年大学的一门必修课，可以利用老干部活动日或与相关的社区居委会合作，为社区老年人提供相应的健康教育讲座，促进社区卫生服务建设，使老年人更好地掌握健康知识。[1]

---

[1] 刁利华、黄叶莉：《老年社区护理与自我管理》，62页，北京，人民军医出版社，2008。

2. 健康咨询

健康咨询是最常见的进行健康教育的方式之一，可分为口头咨询、通信咨询和广播咨询等。较常使用的是口头咨询，它是一种根据老年人的不同需求，有针对性地进行面对面的劝说、教育、指导的健康咨询方式，既能够满足老年人对卫生保健知识的需要，又能安抚老年人的心理焦虑，疏导老年人的情绪。口头咨询一般常见于医院咨询门诊、导诊服务等场所，相关的医生和工作者会根据老年人提出的问题，有针对性地进行答疑解惑。此外，在经济等因素允许的条件下，社区或集体单位可单独设立老年健康咨询门诊，专门为老年人服务；也可以通过约请专业的医疗卫生部门人员来为老年人进行健康教育咨询。

除口头咨询外，通信咨询也是一种有效的为老年人提供健康教育咨询的方式。常见的通信咨询包括电话、信息、语音提示等形式，满足老年人足不出户就可以进行相关健康教育咨询的需求。通信咨询由于依托于高科技产品，因此可以提高老年人掌握信息技术手段的能力，使老年人更好地融入当前的社会生活。广播咨询是另一种健康教育咨询方式，通常通过广播电台设置相应的健康广播咨询节目，有些还会设置热线咨询服务。广播咨询的优点在于老年人观看具有灵活性，可根据自己的需求选择性的观看相关健康教育专题节目。

3. 老年人卫生保健和健康教育宣传栏

在老年人比较集中的活动场所，如老年大学、居民社区等地方开辟针对老年人卫生保健和健康教育的宣传栏，针对老年人卫生保健的共性问题，利用文字、图片、绘画等形式向老年人宣传普及保健知识。宣传栏可定期或不定期进行更换，收集老年人提出的现实保健问题，根据老年人的实际需求有针对性地组织宣传健康教育的内容。由于宣传栏面向的是老年群体，因此文字、图片、绘画等的设置需符合老年人的审美要求，通俗易懂，带有趣味性。

4. 卫生报刊，老年保健展览和卫生科普电影、电视剧

老年健康教育不同于正式的学校教育，其方法更大众化和贴近生活。卫生报刊包含相关的老年健康知识，适合老年人茶余饭后自由选择阅读，既可以使老年人获得卫生知识，又能填补老年人的空余时间。其他报刊也可以开设老年健康咨询栏目，针对老年人共同关心的问题，进行解答和保健指导。社区、展览馆以及相应的场所可根据老年人的需求，用文字、图片、绘画等形式为老年人提供老年保健展览。在此基础上，辅以相对应的电影、电视剧形象，形象、生动地进行大范围的卫生科普。

三、老年健康教育的意义

（一）老年健康教育是人类延年益寿、提高生存质量的客观需要

1. 疾病是人类的"天敌"

即使是在原始社会，人们也十分重视健康，这是由于健康是个体进行一切社会活动的基础。"物竞天择，适者生存。"为了躲避黑夜中未知的危险，人类祖先逐渐形成在夜晚睡觉的生物钟。进化中形成面对危险事物的恐惧感，让人类降低丧生的危险。

在人类发展史上，对于未知领域的探索成为英雄胸口上耀眼的勋章，但随着新大陆的扩张，人类文明也成了滋养细菌和病毒的温床。两汉乐府诗《古步出夏门行》曾记载当时瘟疫肆虐下的民间惨状，"白骨不覆，疫疠流行。市朝易人，千载墓平"，瘟疫像一名沉默的死神，举手投足间带走了数万人的生命。尽管人类探索的脚步从未停止，但是疾病成为左右人类历史的推手，即使在宗教中，也有疾病的身影。疾病和死亡给人类带来的神秘和未知，促使先民创造出了信仰和宗教，在无法抗衡的疾病面前，古人只能将希冀寄托于神明。也正是这种传统，造成了当前仍然有部分老年群体受到迷信思想的影响。

为了消除或减少疾病对人类社会物质文明和精神文明的发展所造成的阻碍，在过去的数百年间，生物医学技术的发展造福了人类，使传染病得到有效的控制。导致人类死亡的主要疾病也从过去的传染性疾病转变为当前的慢性非传染性疾病，如恶性肿瘤、心脑血管疾病等。[①] 与急性传染疾病相比，目前许多慢性非传染性疾病缺少预防手段和治愈方法，这是由于这些疾病的发病原因复杂多样，并不像急性传染病那样，由单一的病原微生物所引发。尽管彻底弄清一些慢性疾病的影响机制和治疗手段还需假以时日，但是人类并非束手无策，也不会坐以待毙。

2. 人类疾病谱的转变

1974 年以来，布卢姆（Blum）、拉隆德（Lalonde）和德弗（Dever）等人将影响人群健康和疾病的因素分为四类。1991 年世界卫生组织的调查证明了这一分类的正确性，目前这一方法已被普遍接受。四类疾病影响因素为：环境因素、行为与生活方式因素、生物遗传因素和医疗卫生服务因素。这四类疾病影响因素之间的关系如图 1-1 所示。

---

① 马骁：《健康教育学》第 2 版，6 页，北京，人民卫生出版社，2012。

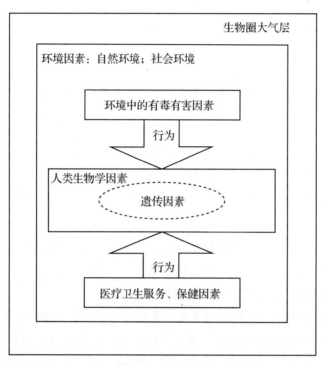

图 1-1　四类疾病影响因素之间的关系①

环境中的有毒有害因素和医疗卫生服务、保健因素都会不同程度的作用于人体,行为作为中介因素,可以影响人体在环境中的有毒有害因素的暴露,减少可能影响健康的不良因素。世界卫生组织于 1992 年估计,全球 60% 的死亡主要归因于不良行为和生活方式。《世卫组织 2018 年全球酒精与健康状况报告》显示,酒精消费每年导致全球300 多万人死亡,占全球疾病和伤害负担的 5% 以上,在全球范围内,饮酒是过早死亡和残疾的第七大危险因素。此外,吸烟、吸毒等不良的行为习惯也增加了慢性非传染性疾病的发病率。

行为与生活方式因素作为联结四类因素的交叉点,最活跃,也最容易发生变化。20 世纪 60 年代,美国、日本、英国等工业发达国家注意改善人们的不良生活方式与行为习惯,通过教育来规劝人们减少对烟草制品、高热量食物等的摄入量,到 20 世纪 80年代初,获得了显著的成效,其中美国的脑血管疾病和冠心病的死亡率都下降了 4% 左右。而与之相反的罗马尼亚,由于人民生活水平的提高,大块吃肉、大碗喝酒的生活习惯导致冠心病死亡率上升幅度达到 5%。②

3. 老年健康教育是预防疾病的有效手段之一

行为习惯不仅影响慢性非传染性疾病的发病率,而且对急性传染病的防治也有着

① 马骁:《健康教育学》第 2 版,7 页,北京,人民卫生出版社,2012。
② 宁柏棠:《现代文明背后的阴影——文化与健康》,36 页,沈阳,辽宁大学出版社,1991。

重要的意义。例如，在面对新冠疫情，我国通过卫生宣传教育、健康教育等方式为全民科普有效的防疫知识，通过规范国民防疫行为，使得疫情的蔓延得到有效遏制。老年人是受疫情影响较为严重的群体之一，一些老年人的健康行为问题也被暴露出来，老年人作为社会人力财富的一部分，对他们进行健康教育不但是他们与疾病做斗争的客观需要，而且是全人类延续健康与生命的需求。这就是老年健康教育所具有的社会意义。

(二)老年健康教育是满足人民健康愿景与节约社会资源的重要举措

1. 人类的长生愿望

"人生七十古来稀"，在古代，由于战乱、天灾与医疗水平的低下，老百姓几乎没有机会获得较长的寿命，追求长寿成为我国古代人民美好的向往和希冀。《山海经·大荒南经》就有关于不死国和不死药的记载。魏晋南北朝时期，"五石散"被视为一剂延年益寿的宝药，当时以竹林七贤为代表的名士们都以服用此药为风尚。除此之外，历代帝王寻仙问药，民间出现"辟谷"等多种追求长生不老的形式，无一不体现出当时个人对于"长生"的渴望与个体有限的生命时间的矛盾。而古人也逐渐发现，规律的养生习惯能够使老年人获得健康的体魄，也能延长人的寿命。因此，早期的老年健康教育就是以养生保健的形式发展起来的。

2. 疾病阻碍了国家社会和经济的发展

近代以来，医疗卫生水平的高速发展是人类文明发展的必然需求，但随着疾病谱的变化，非传染性慢性疾病逐渐增多，与之对应的治愈方法却相对匮乏，这使得病人在确诊后往往需要终生服药。各个国家在医疗卫生费用方面的投入呈现逐年递增的趋势。老年群体的非传染性慢性疾病发病率高于中青年，全球老龄化的加剧，造成世界各国在非传染性慢性疾病的治疗投入增加。此外，急性传染性疾病的蔓延也会给社会经济带来沉重打击。例如 2001 年，英国为处理疯牛病耗资高达 35 亿英镑。2002 年，我国一些地区出现的非典型肺炎 SARS，以及 2019 年年末暴发的新冠疫情，所造成的直接或间接的资源消耗，也对我国的经济发展造成了一定的负担。世界银行估算，2014 年在非洲大陆暴发的埃博拉病毒疫情，对几内亚、利比里亚、塞拉利昂造成经济损失约 28 亿美元。

3. 老年健康教育低投入、高产出

一方面，医疗卫生费用在国家财政投入中占比过大，会过分占用国家资源，给经济和社会发展造成诸多负面影响。另一方面，随着物质生活水平的不断提高和人民日益增长的健康期望，人们并不希望医疗卫生水平降低。然而，即使是世界上比较富庶的国家，其资源也是有限的，无法满足所有人的需求。人类追求长寿的脚步不会停止，随着医疗水平的提高，人的寿命将会继续延长，但人对健康和生命的无限需求和有限的资源之间

会始终存在矛盾。世界卫生组织和各国专家也越来越意识到，预防疾病是解决这一矛盾的良策，健康教育作为初级卫生保健工作的首要措施，是一项改变人们不良的生活方式和行为，减少疾病的发生发展，投入少、产出高、效益大的有效措施。[①] 因此，适当改变老年人的不良行为和生活习惯，将会大大降低有关疾病的发病率和死亡率。老龄不是疾病，而是个体发展必定经历的过程，人类所追求的"永生"应该是生命价值的延续。换言之，老年健康教育就是对个体生命的延续，让老年人对于生命和衰老有积极的认识，使人类可以将更长的寿命投入文明发展的长河之中。老年健康教育是人们提高健康水平的无限愿望与有限资源的矛盾产物，这也是老年健康教育的经济学意义。

(三)老年健康教育是医学与教育学的学科交叉与融合

1. 学科交叉可以填补新问题带来的空白

在古代知识体系中，由于人类直观地了解外部世界，因此多数科学的萌芽都包含于古代哲学之中。随着近代以来，人类对自然界的系统观察和精确实验，科学开始分化成为逻辑缜密、边界鲜明的专门学科，这种对学科界限的精细划分一方面使各个学科领域蓬勃发展，另一方面也导致脱离了自然界综合的抽象，不足以真正认识自然现象的全部内在联系。[②] 近代科学通过交叉学科的方式，再次将不同学科紧密联系起来，消除了学科之间的脱节，填补了空白。医学学科在不断发展的过程中，通过与其他学科的融合或吸取其他学科的"营养"，使自己外延不断扩大、内涵不断丰富、对人体的认知不断深入、防治疾病的方法不断完善。[③] 教育学在发展的过程中，也通过学科交叉发展，不断汲取其他学科的长处，壮大和完善自身的科学性。

2. 医学和教育学的共性

医学和教育学进行学科交叉的可行性，体现在两者的研究对象都是面向人这个群体，且都关注人的行为发展上。中国历代医家，均重视"治未病"的思想，并逐步形成独具特色的养生保健理论与方法。随着医疗水平的进步，人们的健康观念进一步发生变化。世界卫生组织在1947年提出的关于健康的定义得到广泛认可，也揭开了医学模式从生物学模式向生物、心理和社会模式转化的序幕。个体的健康与疾病不再像硬币的正反面，而是被视为坐标轴的两端，每个人每一刻的健康状况都散落在坐标轴之间，形成一个动态发展的过程。健康观念的转变，也促使医学从过去的以被动的治疗疾病为主，转变为预防医学、行为医学等多维度的发展。健康不再只是医学问题，而是一项基本人权，是社会发展的目标。促进健康是政府、卫生机构、学术机构等共同的责

---

① 黄敬亨：《健康教育学》第3版，8～9页，上海，复旦大学出版社，2003。

② 路甬祥：《学科交叉与交叉科学的意义》，载《中国科学院院刊》，2005(1)。

③ 马骁：《健康教育学》第2版，10页，北京，人民卫生出版社，2012。

任，教育作为一项有效的干预措施和策略，对于促进医学相关研究有重要意义。

从教育学的发展来看，老年健康教育是终身教育理念下发展出的必然结果。终身教育的宗旨是，人从出生到死亡的全生命过程都必须得到教育的帮助和支持，从这一意义上来说，老年教育是终身教育实施的最终阶段，也对构建和完善终身教育体系有着奠基性的意义。但当前的国民教育体系中，老年教育和老年健康教育并未受到足够的重视，甚至扮演着边缘化的角色，对于老年健康教育中的"老年健康"和"教育"分别所扮演的角色也没有明确说明。教育作为有目的的培养人的社会活动，需要促进人的全面发展，老年健康教育扎根于教育的土壤之中，首要目标就是促进老年人健康素养的提高。对于老年人而言，健康素养是他们进行其他社会活动的基础，也是他们老有所学的保障。在老龄化日益严重的中国，在广义的全纳教育理念中老年人群不应被排除在健康教育系统之外。[①] 将教育学与医学等相关学科相结合，发展老年健康教育，对于应对老龄化，提高老年人群综合素质有着积极意义。

3. 老年健康教育填补新的老年问题带来的空白

新的老年问题的出现促进老年健康教育的发展。随着社会的发展，出现了一些新的老年人的社会问题，如空巢老人、"老漂族"的增多等。这些社会问题，直接或间接造成了老年人新的生理、心理等方面问题的出现。此外，媒体等方面的负面报道，也导致社会上对于老年人和衰老产生很多误区。老年人身体、心理和社会方面新问题的出现，暴露出来相关知识领域存在的空白，也促进了相关学科理论的发展。老年健康教育不仅有助于老年人预防相关疾病，提高身体素质，而且有助于促进老年人群体健康生活，帮助每位老年人积极地融入社会，解决相应的社会问题，推进学科发展。

因此，老年健康教育拓宽了医学和教育学的研究领域，体现了老年健康教育是医学与教育学交叉发展的必然结果，这是老年健康教育的学科意义。

第四节
老年健康教育的实施与评价

老年健康教育作为一种实践活动，具有理论性的同时也具有可操作性。老年健康教育不仅是一种教育干预，在组织实施时要符合教育学中的相关原理，借鉴其他教育活动进行组织实施，而且是一种预防医学活动，组织实施的具体步骤在设计时，与医

---

① 常青：《健康促进理念下的老年健康教育》，载《体育科技文献通报》，2013(6)。

学领域的工作步骤有相同之处。本节将从老年健康教育的实施与评价两个方面展开介绍。

一、老年健康教育的实施

(一)老年健康教育的实施条件

1. 人的制约性

教育的作用是培养人、促进人的发展。老年健康教育的实施必须依据教育对象健康的发展特点和规律，教育者需了解教育对象的健康需求，明确老年健康教育对教育对象产生的作用和影响。与此同时，教育对象的认知水平、求知欲望、兴趣、爱好、识字率等个人因素，都会成为制约老年健康教育实施的因素。因此，老年健康教育的顺利实施，需要专业的教育工作者和有一定的学习能力与愿望的教育对象配合完成。

2. 环境的制约性

教育是一个潜移默化的过程，老年人记忆退化、行为固执难以改变等特点，使得老年健康教育具有长期性，必须通过长期反复地教育，才能达到预期的效果。在这个过程中，老年健康教育的实施受到两个方面的环境影响。一方面，家庭、社区环境。老年健康教育的实施不仅要依靠专业的团队建设和良好的老年人学习的氛围，而且要充分调动群众力量来促进老年健康教育的顺利进行。例如，社区、工会、妇联等单位或部门的人员，以及老年人的家庭成员和朋友，都要帮助老年人进行不断强化，只有这样才能够达到老年人行为的最终改变。另一方面，社会环境形势。社会上关心老年人和老年健康的风气，以及国内外关于老龄群体的健康理论和政策的提出，都是老年健康教育顺利实施的必要条件。

(二)老年健康教育的实施步骤

老年健康教育工作的目的包括：取得老年人群健康相关行为的实际改善，防治老年人群相关疾病，提高老年人的健康水平。人的行为与其他以生存发展的环境形成一个复杂的系统，想要促使这个系统向有利于健康的方向转化，老年健康教育就需要做多方面的深入细致的工作。老年健康教育工作以项目形式开展时，其过程一般可以分为几个步骤：调查研究与教育需求评估、教育诊断设计、制订健康教育干预计划、准备和实施健康教育、对教育进程和结果进行监测与评价。

1. 调查研究与老年人教育需求评估

在老年健康教育实践工作中，教育者如果没有提前对教育对象进行调查研究，就很难根据教育对象的需求有针对性地对教育对象实施进一步的教育干预。对老年人教育需求的评估主要包括两个方面。一方面，通过调查了解基本信息，包括老年人群疾病或健康问题的现状与历史，老年人群的相关行为特点和认知状况，教育活动实施地区的经济、文化、地理状况，传播媒体条件等。另一方面，要了解教育对象的需求，包括老年人需要的健康知识、需要获取的相关技能等。

在调查研究中，调查人员需综合运用行为医学、社会医学、心理学、文化人类学、统计学和流行病学等学科的知识与方法。由于老年健康教育的主要对象是老年群体及其家属，在调查过程中，所获得的数据量一般较大，通常采用计算机和统计软件来处理，因此就需要评估人员不仅要有专业的理论知识，而且要具有使用信息通信技术的能力。

老年健康教育需求评估所需的信息，一般通过社区调查获得，而社区调查的根本目的就是做出社区诊断，社区诊断可以帮助我们掌握该地区老年人的基本情况。随着健康教育的不断深入，老年人的健康教育需求在不断发生变化，因此，相关人员应不断评估他们的信息需求，调整健康教育的内容与方法。

2. 教育诊断设计

教育诊断设计属于针对老年人健康教育需求评估的最后阶段，在调查研究后，根据取得的资料，做出教育诊断。教育诊断的核心在于既要了解教育对象存在哪些与疾病和健康有关的问题，又要推断这些问题背后的关键行为和影响因素。例如，调查人员在调查研究中发现，某一社区的老年人高血压的发病率高于其他社区，原因可能是该社区缺乏为老年人设置的锻炼器材等。

3. 制订健康教育干预计划

老年健康教育干预计划的核心是确定教育目标，在教育目标的确定方面，要考虑到群体的共性和个体的差异性，运用教育学、应用行为科学、传播学和管理学等相关学科知识，借鉴国内外好的实践经验，根据教育教学条件，制订相应的干预计划。同时，要综合包括认知、技能和情感三个方面的学习目标，对老年人需要掌握的健康知识，需要掌握的保健技能，需要培养的健康意识等都要考虑其中。根据教育目标，确定相应的教学内容、方法和活动。

4. 准备和实施健康教育

老年健康教育的实施，需要健康教育专业人员和其他医疗卫生专业人员的指导，教育对象及其家属积极主动学习，以及政府部门、非政府组织、企事业单位、志愿者的共同参与。在专业指导的过程当中，相关人员需要掌握和运用基本的教学法和传播技巧。在与老年人双向沟通的过程中，相关人员要学会耐心听取老年人的需求和疑问，并就在沟通过程中老年人提出的新的疑惑进行解答。同时，根据老年人的个体特点，有针对性地适当重复重点内容，强化老年人的记忆。在这个过程当中，相关人员要采取适宜的教育辅导材料，增强教育的参与性、直观性和趣味性，鼓励老年人在学习过程中将动脑与动手相结合，提高老年人的学习兴趣。此外，相关人员还要动员广大群众积极参与，提高健康教育效果。

5. 对教育进程和结果进行监测与评价

为保证健康教育实施的有效性，相关人员需要建立反馈信息的系统，可采取定期抽样观察等形式来了解健康教育实施的效果，并及时进行行为危险因素评价、行为危险因素干预和干预效果评价。[①]

(三)老年健康教育的实施原则

老年健康教育属于教学实践活动，需要遵循一定的教学原则，老年健康教育也属于预防医学的实践活动，需要考虑预防医学的实践原则。

1. 引导原则

老年人由于生理功能的减退和神经系统的变化，在学习的过程中容易出现注意力不集中、健忘、精神疲劳等问题，这也容易使老年人的自信心受到打击，产生失望、悲观、消极等消极心理状态。因此，老年健康教育要采用启发、引导的方式，鼓励老年人克服悲观情绪，正确对待自身的衰老，保持乐观积极的心态，笑对人生，自觉选择健康的生活方式，提高生活质量。

2. 科学性和实用性统一原则

老年健康教育的目的是向老年人传播科学的卫生健康知识，因此，传播的知识必须是科学的、真实的、全面的。由于老年人存在身体和心理多方面的需求，健康教育的内容要具有实用性，能够满足老年人的这些需求，提高老年人的自我保健能力，使老年人通过学习，能够学以致用，把学到的东西运用到自己日常生活的保健中。

3. 巩固性原则

老年人适应能力慢，感官不敏锐，且做事慢，对新知识的记忆多为机械记忆和短期记忆，因此需要相关人员反复、多次向他们传播保健重点要求，细心、耐心解答老年人的困惑。为了达到较好的教育效果，相关人员应鼓励老年人将学到的卫生保健知识应用到日常生活实践中，同伴、朋友和家人的提醒和支持也很重要。

4. 因材施教原则

尽管老年健康教育主要针对老年群体常见生理、心理和行为等方面的共性问题，但是在实施过程中，个体的差异化也应考虑其中。对于离退休后感到空虚和失落的老人，相关人员要为他们指出新生活可能面临的困境和问题，引导他们在空闲时间发展自己的兴趣爱好，开展文化娱乐和体育锻炼活动新生活。对于孤寡老人而言，相关人员要关注他们的心境，使他们积极参与社会交际活动，在他们有需求的情况下，鼓励

---

① 马骁：《健康教育学》第 2 版，12～13 页，北京，人民卫生出版社，2012。

他们再婚。对于残疾或患病老人，相关人员重点关注他们的心理健康疏导，使他们能够积极地面对生活，并且在自己的努力下实现生活自理。

5. 直观性、通俗性和趣味性原则

年龄的增长使老年人智力衰退，理解能力和接受能力下降，而且多数老年人文化水平不高，因此，相关人员需借助实物、图片等教具，设置通俗易懂的内容，易于老年人接受和理解。此外，由于老年人具有对外界反应迟缓、注意力涣散、健忘等特点，因此，进行老年健康教育时，相关人员要运用各种活动方式，使内容富有趣味性，易吸引老年人的注意力，加深他们的印象，达到增强健康教育效果的目的。

二、老年健康教育的评价

评价是客观实际与预期目标进行的比较，老年健康教育评价是对老年人健康教育执行情况、实施质量所做的测量、分析、评定、表达资料的过程，旨在评估老年健康教育计划的效果，判断实施状况，为之后进一步实施和决策提供依据。评价贯穿整个教育设计实施的始终，是健康教育计划设计的重要组成部分，能够全面检测、控制，最大限度地保障计划的先进性和实施的完整性。

(一)老年健康教育评价的性质

老年健康教育评价具有以下几个方面特性。

1. 评价的实行贯穿老年健康教育的全过程

在计划制订前期，评价主要体现在针对教育对象进行的诊断评价上，即对老年个体和群体的身心特征、需求、认知能力等方面进行评估。在计划实施中，评价的主要形式为形成性评价，即在计划设计和实施阶段判定计划的科学性、经济性、可行性，并根据评定做出相应的调整和改变。在计划实施完成后，形成终结性评价，判断和评估健康教育干预实施后是否达到预期的目标效果，例如，老年人健康行为是否达到预期的变化。

2. 评价的基本原理是比较

老年健康教育评价的实质是对教育计划实施的客观结果与预期目标进行比较。对实际实施过程与原设定的计划进行比较，在这个比较的过程中，相关人员可以根据发现的问题与差异分析可能存在的原因和困难，并根据老年人出现的实际问题和新的需求修正计划、完善执行，以期达到最佳效果。

3. 评价的标准需提前制定

标准指标的制定可以保证评价的客观性，只有提前制定评价标准，才能规范评价的实施，确保评价的效果和质量。老年健康教育评价标准的制定可以借鉴相关的成功案例，也可以借鉴国际上对于老年健康公认的标准，还可以根据自己的经验。评价标准反映了评价者的价值取向，是评价者对一定事实与自己的价值标准的认识。为了不使个人情绪等因素影响评价的公允，评价者往往需要使用反复明确标注、复查等手段。

4. 评价的重要手段是测量

为保证收集信息的准确性和科学性，老年健康教育评价需要使用定性和定量相结合的方法，根据一定的标准，采用合适的工具，只有这样才能获得反映老年健康的可靠数据，得出相对准确的结论。

(二)老年健康教育评价的目的和意义

1. 评价的目的

在健康教育计划的实施前，评价有助于记录和发现老年群体的特征和需求，为老年健康教育计划提供依据。另外，此阶段的评价还有利于对健康教育计划进行复审，确定健康教育计划的合理性和可行性。在健康教育计划的实施中，评价有助于评估教育干预活动的实际情况，包括教育干预活动的数量和质量，与计划的预期效果对比，以确定这些干预活动是否适合老年人，老年人是否出现新的需求，计划是否顺利进行，资源是否得到合理利用。在健康教育计划实施的后期，评价主要的目的在于判断该计划的实施结果是否具有可持续性，判断实际结果与预期结果之间的差异性可能存在的原因。在健康教育计划实施结束后，根据评价结果，相关人员可以总结经验教训，为社区、医院等与老年健康教育相关的单位提供这些经验和结论，提高公众对老年健康教育的认识，促进多方进一步合作。

2. 评价的意义

对于老龄群体而言，干预前的评价有助于老年人对自身有一个更深入的认识，尤其是个人可能存在问题和需求，这有助于老年人在进一步的学习中，有针对性地培养兴趣，选择学习。评价更广泛的意义在于对教育计划实施本身的改善，可以说教育计划的评价是对计划取得成功的保障。评价不仅要为老年健康教育计划内容和方法的选择提供老年人的干预状况，而且要对计划的实施状况实时跟踪、监控，保证教育计划顺利执行。评价有助于记录计划对老年人的健康相关行为和状况的影响，以便及时完善干预计划。在健康教育实施完成后，评价还可以帮助公众了解此类干预的效果，给更多的教育计划提供灵感和帮助。

(三)老年健康教育评价的种类及其内容

老年健康教育评价的常见分类有以下几种。

1. 诊断评价

诊断评价始于健康教育计划实施之前，诊断评价的内容主要包括对老年人能力、身心状态、健康需求、行为与生活方式、影响行为与生活方式的因素、健康教育实施场所、相关政策、教育资源和物质资源等的评价。其目的在于对教育对象和教育环境做出相应的诊断结论，并在此基础上制订健康教育干预计划，以便更好地因材施教、因势利导。诊断评价方法常采用观察法、调查法、测验法和自我评价法等。

2. 形成评价

形成评价是在计划投入实施前再次对其回顾审视，目的在于使计划更科学、更完善，使它具有最大的成功机会，这种评价在控制理论中被称为"前馈控制"。形成评价的基本内容主要包括：健康教育干预计划的目标是否符合老龄群体的需求及其他特点，表述是否明确，程度是否适当；干预策略是否具有针对性、逻辑性、可行性、合理性，有无纰漏；人力、组织、工作机制、资源分配等是否足够支持健康教育干预计划；该计划对老年人是否便利有效；反馈渠道是否畅通。高质量的形成评价能最大限度降低项目失败的风险，增加成功的机会。常见的形成评价手段有量表、预实验、专家评估和计算机模拟等。

3. 过程评价

过程评价伴随着健康教育计划实施的始终，贯穿于计划执行的全过程。过程评价资料可以监测、评估计划的进行是否顺利，并在健康教育干预结束后，为健康教育的结果提供丰富的信息和合理的解释。过程评价的内容主要包括以下几个层面。其一，针对个体的评价内容，如老年人的参与情况、老年人群的满意度、干预活动有哪些、计划是否得到调整、反馈的问题有哪些、资源消耗情况等。其二，针对组织的评价内容，如有哪些组织参与实施、组织的参与度、组织间的合作程度、信息反馈机制的完整性等。其三，针对政策和环境的评价内容，如哪一层的政府和具体部门参与实施、政策环境有无变化、是否与决策者保持良好沟通等。过程评价在着重关注原定健康计划是否顺利执行的同时，还关注修正项目计划，使之更符合实际情况的功能。过程评价方法包括会议交流方法、目标人群调查法和现场观察法等。

4. 效果评价

老年健康教育的最终目的是改善老年人的健康状况、改变老年人的不良行为习惯、提高老年人的生活质量。因此，老年健康教育中的效果评价就是要评估健康教育项目导致的老年人健康相关行为及其影响因素的变化，进而评估此次健康教育干预的有效性和不足，为今后制订计划提供参考。根据评价实施的时间段，效果评价可分为近期效果评价、中期效果评价和远期效果评价。近期效果评价的内容包括对受教育的老年人倾向因素进行评估。例如，通过测验老年人健康知识的知晓率、合格率、平均分数，了解老年人对卫生保健知识、健康价值观、对健康相关行为态度的变化。中期效果评价的内容包括老年人群行为改变。例如，老年人相关的穿衣合理、食物选择、运动锻炼、出行健康、关系相处等健康行为的形成率等。远期效果评价的内容主要包括健康教育实施后可能产生的远期效应。例如，老年人健康状况、生活质量的改善，家人、朋友的支持，公众对于老年健康的舆论导向。

(四)老年健康教育评价的影响因素

为了确保老年健康教育项目实施后老年人的改变在最大限度上归因于项目的干预，需要注意防止干扰因素对评价结果的影响。常见的影响评价结果的因素主要为时间因素，又称历史因素，是指健康公共政策、社会经济文化、自然灾害等会在健康教育执行或评价期间，对老年人个体相关行为和计划的实施产生影响的因素。此外，评价者对于测量对象的选择、个人喜好等主观因素，以及目标对象的失访等，也可能会造成测量结果的偏差。

思考题

1. 老年健康教育的特点有哪些？
2. 老年健康教育包含哪些内容？
3. 老年健康教育如何开展？
4. 老年健康教育遵循哪些原则？
5. 老年健康教育评价的常见分类有哪些？

参考文献

1. 宋婷，沈红艺，倪红梅，等．健康的词源学考释[J]．中华中医药学刊，2014(6)．

2. 霍恩比．牛津高阶英汉双解词典[M]．石孝殊，王玉章，赵翠莲，等译．6版．北京：商务印书馆，2007．

3. 杨文轩．论中国当代学校体育改革价值取向的转换——从增强体质到全面发展[J]．体育学刊，2016(6)．

4. 吕海琴．健康教育与健康促进[J]．中国社区医师，2003(7)．

5. 黄敬亨，邢育健．健康教育学[M]．5版．上海：复旦大学出版社，2011．

6. 黄敬亨．健康教育学[M]．2版．上海：上海医科大学出版社，1997．

7. 张冉，秦奕，高东平，等．近70年我国居民主要死因变化情况分析[J]．医学信息学杂志，2019(8)．

8. 陆江，李浴峰．中国健康教育史略[M]．北京：人民军医出版社，2009.

9. 付轶男，饶从满. 比较教育学科本体论的前提性建构[J]. 比较教育研究，2005(10).

10. 刁利华，黄叶莉. 老年社区护理与自我管理[M]. 北京：人民军医出版社，2008.

11. 马骁. 健康教育学[M]. 2版. 北京：人民卫生出版社，2012.

12. 宁柏棠. 现代文明背后的阴影——文化与健康[M]. 沈阳：辽宁大学出版社，1991.

13. 黄敬亨. 健康教育学[M]. 3版. 上海：复旦大学出版社，2003.

14. 路甬祥. 学科交叉与交叉科学的意义[J]. 中国科学院院刊，2005(1).

15. 常青. 健康促进理念下的老年健康教育[J]. 体育科技文献通报，2013(6).

第二章

老年健康教育的
理论基础

本章导读

老年健康教育不仅实践性很强，而且极具理论性。老年健康教育是一门交叉学科，其发展建立在哲学、教育学、生物学、医学、心理学、行为学等多学科理论的基础之上。老年健康教育的实施需要运用医学、行为学、教育学、心理学、人类学、传播学、社会学等多学科领域的知识与方法，具有多学科特点。本章的学习目标是了解和掌握老年健康教育在哲学、教育学、医学、心理学和社会学五方面的理论基础，并能够在相关问题研究中使用。

第一节
老年健康教育的哲学基础

根据马克思主义哲学的见解，哲学是关于自然知识和社会知识的概括与总结，是我们了解事物的本质，把握规律的重要手段。无论在中国还是在国外，都诞生了丰富多彩的哲学理论和观点。本文选取中外与老年健康教育有关的代表性理论，针对老年人这一特殊对象与老年阶段这一特定领域的具体运用，探讨中国老年健康教育发展的哲学基础。

一、中国古代哲学基础

（一）天人合一

"天人合一"是中华传统文化中极其重要的一部分，在儒、道两家中都有不同的体现，在我国中医健康观中也有体现。儒家认为"天行健，君子以自强不息；地势坤，君子以厚德载物"。天道赋予人性本善，但在后天的利益、欲望影响下，人逐渐失去了本心，因此人要从天道中去寻找人道，在修行中发现天地自然运行的规律，得到启示，并将它作为自己的行动指南。在这个过程中，教育起到了引导的作用。《中庸》载"天命之谓性，率性之谓道，修道之谓教"，因此，老年健康教育被用来引导老年人，发现、巩固、发扬他们原本就有的美德、健康观念和行为，让他们学会保存和发扬这些优点。在教育干预的过程中，要引导老年人进行自我探索。道家认为"人法地、地法天、天法道、道法自然"(《道德经》)，人要符合自然之道，就要效仿自然，顺应自然，要用天道来决定人道，按人之本、人之性来生存和生活才是天道。因此，在老年健康教育中，要使老年人的健康符合自然发展的规律，干预的手段也要顺应老年人的自然特点，不可造作。中医"天人合一"的健康观，是对人体生命和人与自然关系的一种认识，体现在人与自然界是有机的统一体上。"人以天地之气生，四时之法成"(《素问·宝命全形论》)，自然万物的发展变化是"生长化收藏"，人的生命发展是"生长壮老矣"，两者的发展变化规律是相同的。自然界的运动变化直接或间接地影响着人体，使人体相应地发生生理和病理变化。因此，老年健康教育要使老年人了解并顺应自然规律，教学干预要因人、因时、因地制宜。

(二)阴阳学说

阴阳学说是我国周秦时期形成的一种哲学原理，它认为所有相互对立的事物在形态上总表现出两类特定的相反趋势：一类为阳，即趋向为明亮、活跃、向前、向上等；另一类为阴，即趋向为晦暗、沉静、向后、向下等。阴阳学说的基本内容包括两个方面。其一，阴阳的对立。一切阴阳双方相互克制、相互排除的趋势都属于阴阳对立，阳亢则阴虚，阴盛则阳虚。只有阴阳处于相对平衡时，人体才会呈现出健康状态。其二，阴阳的互根。阴阳所代表的一切性质与状态，如寒与热、虚与实、动与静等的每一方都以相对一方为自己存在的前提，阴和阳不仅相互依存，而且相互渗透，相互包含，相互滋生。无论是自然界中的天地还是人体，都有阴阳之分。在实行老年健康教育时，不仅要针对老年人个体的不同特点进行干预，而且要注意不可专注于老年人健康的一方面而完全忽视另一方面，尤其是对于多方面存在健康问题的老年人，要采用多次、多样化的干预手段达到教育效果。

(三)精气学说

精气学说是一种发源于我国哲学中的唯物主义哲学思想，它的创始人是齐国的稷下黄老学派。精气学说认为气是构成宇宙万物的最基本的物质，也是构成人体生命的最基本的物质。该学说指出，"气，道乃生，生乃思，思乃知，知乃止矣"(《管子·内业》)，即人的生命依赖于气，有了生命才有了思维，因此，气是第一性的，生命和精神、意识是第二性的。精气学说作为气一元论，被引入中医领域，并将气用来解释人的生命的全过程。在老年健康教育中，要培养老年人"正气为本"的健康观念，根据不同的时令为老年人选择不同的干预方式，使老年人"顺四时而适寒暑，和喜怒而安居处，节阴阳而调刚柔"(《黄帝内经·灵枢·本神》)。

二、国外哲学基础

(一)生命哲学

古希腊民族是一个造就"人"的民族,古希腊的哲学思想体现着对人的生命和生活的关注。哲学家普罗泰戈拉提出"人是万物的尺度",表达了人对自我的认识。苏格拉底认为,哲学应该关注到人的现实生活和真实生命。他强调人的身心发展和锻炼,认为人的一切活动都离不开强健的身体和精神。古希腊关于生命的哲学强调对人的尊重和发展,将人的发展等同于自然秩序。文艺复兴以人道反对神道,以人权反对神权,赞扬了人的伟大,歌颂了人的价值,尊重了人的尊严,提倡人的自然发展和自由发展,掀起了人本主义思想的高潮。以伊拉斯谟、蒙田、维多利诺等人为代表的人文主义者,倡导个人价值的充分自由,强调个人的兴趣、价值观,专注于个人的现实生活质量。这一时期的哲学观点多将身体与灵魂对立起来,并强调沉溺于肉体是罪恶的,灵魂高于肉体。

随着近代社会科学理性主义的发展,人的精神意义与人的生命价值相分离,身体成为科学研究的对象。达尔文进化论崇尚活力的思想观念,开始影响到哲学领域。尼采认为,身体是人的本质,人是通过身体而非理性来认识世界的,被附加在身体之上的种种罪行实则都是生命活力的体现,他不仅反对唯心的形而上学,还反对贬低感官享受的道德观和宗教教义,而这一切都以正视身体的存在为基础。[①] 到 20 世纪中叶,马斯洛和罗杰斯等人提出"人本主义",强调自我的重要性,倡导非理性的人,注重人的生命本性和人对生命的超越,指出教育的作用是帮助人们尽可能成为最好的人。

西方生命哲学的观点尽管不尽相同,但是都倡导人的生命的意义和价值,无论是教育还是任何社会活动,都建立在发挥人的生命最大价值的基础之上。老年人作为一个完整的个体,其生命与儿童、青年人一样都应受到珍视,对老年人的教育也应本着"以人为本"的原则,维护老年人的健康,重视老年人的发展需求,使他们能有更健康的身体和更长的寿命,实现生命的最大价值。

(二)马克思的健康观

马克思从一种宏观的视角看待健康,强调人的社会本质,认为个体的健康对于整个社会的健康水平具有重要影响。因此,健康从来不是只属于个人,而是会影响到整个族群的利益。在马克思看来,健康不仅是个体的一种需要,而且是劳动者的一种权

---

① 刘冬瑶:《重新定义健康——论尼采身体哲学中的疾病问题》,载《外国文学》,2020(1)。

利，维护健康是劳动者应有的基本权利，是每一位劳动者都应争取的权利。因此，要在社会关系中保障这种权利的正常运行。马克思所指的健康权，不仅包括衣、食、住、行等物质的权利，而且包括能够让劳动者恢复休息的必要时间和获得治疗的医疗权利。马克思认为，在社会健康事业的实践中，对人民、劳动者的健康保护必须由政府领导，将健康理念普及行政理念的方方面面，只有调动起社会各阶层的积极性，才能形成有效的保障能力。马克思从工人劳动和权利的角度将健康发展上升为一项社会健康事业，倡导从多方面影响工人健康。

根据马克思的健康观，老年健康教育应该从健康教育上升为健康促进，全社会、全人类应将老年健康教育作为共同的事业。老年人应树立健康权利意识，积极维护自身的健康权利。国家应以一个更加宏观的视角，广泛协调社会各相关部门以及社区、家庭和个人共同参与，各自履行各自的职责，共同维护和促进老年健康，将老年健康教育发展为一种社会战略。

第二节
老年健康教育的教育学基础

老年健康教育在本质上是一种教育过程，是一种有计划、有目的、有组织的运用恰当的教学手段对老年人施行的教学活动，意欲培养老年人掌握健康知识和技能，拥有积极乐观的生活态度。老年健康教育是老年教育的重要组成部分，也是终身教育理念的具体实施。本节从终身教育相关概念、老年教育与终身化老年教育相关概念两个方面介绍老年健康教育的教育学基础。

一、终身教育的相关概念

(一)终身教育

终身教育的思想由来已久，可以说，其实践伴随着人类历史而发展。早在中国古代，孔子就以"有教无类"（《论语·卫灵公》）来广收门徒，不以门第年龄为教授的标准，这可以算是我国早期终身教育的代表之一。在古希腊，以亚里士多德为代表的先哲非常注重教育的持续性，亚里士多德主张"儿童和需要教育的各种年龄的人都应受到训练"，这可以算是西方终身教育的早期萌芽。西方现代终身教育思想早在 1965 年以前就已产生，1789 年法国大革命胜利后不久，法国资产阶级向议会提交的关于发展公共教育的提案就已指出："若认为教育仅仅是限定于儿童和年轻人的活动，那绝对是社会的偏见。""就教育而言，人类必须通过年龄的各个阶段来获取知识的全体系，并且任何人都可以通过终身学习来确保知识的获得。"①20 世纪初，美国教育思想家、哲学家约翰·杜威，"以实用主义教育思想——教育即生长、教育即生活、教育即经验持续不断地改造，从另一个角度向人们阐述教育本质上是一个持续终身的过程。"②1965 年，法国成人教育家保罗·朗格朗在联合国教科文组织于巴黎召开的成人教育促进国际会议上，正式提出了终身教育提案，并做了报告，标志着终身教育作为一个术语和国际议题被正式提出。终身教育主要包括两部分的含义：一方面，每个人都应发展自己的可能性，实现自己的抱负，未来的教育并不止步于学校毕业，而是通过一生持续进行；另一方面，未来的教育不再封锁于学校之中，而是将整个社会中与教育和训练相关的部门加以统合，使人们根据需要方便地获得教育。③

终身教育的提出可以说是 20 世纪教育学领域的一个里程碑，在国际上引发了积极的反响。20 世纪七八十年代，许多教育学领域的学者纷纷著书立作，进一步发展了朗格朗的终身教育思想。在国际组织层面，联合国教科文组织于 1972 年发表报告《学会生存——教育世界的今天和明天》，明确建议各国将终身教育作为今后制定教育政策的主导思想。经济合作与发展组织在一年之后发表了研究报告《回归教育——终身学习的战略》，提出回归教育构想，并倡导打破"儿童期—教育期—劳动期—退休期"的传统人生周期，将不同时期根据需要灵活组合。在国家层面，各国积极响应终身教育的倡导，全世界终身教育呈现多样且不平衡的发展。例如，作为现代终身教育思想的发源地，法国于 1971 年以法律的形式颁布《继续职业教育法》，保障成人学习的需要。

受终身教育的影响，老年人的教育和学习受到了全世界的广泛关注。西方发达国家的高等院校一直以来均对老年人开放，甚至已经和老年教育融为一体。各国也积极颁布相关的法律，保障老年人受教育和学习的权利。例如，美国通过立法建立终身教育体系，并颁布了《美国老人法》和《禁止歧视老人法》，为一些社区学院提供老年教育补助。老年学习和老年教育是终身教育的最后阶段，老年人和年轻人一样，也有生存和发展的权利。对于老年人而言，他们已经积攒了大量的人生阅历，认知结构也已经完备成熟，仍可通过教育获得个体的发展与完善。老年健康教育有助于保障老年人老有所学、老有所为，增强个人素养，实现全面发展，充分挖掘自身的潜能，收获一个充实的晚年。对于社会而言，老年人是社会发展不可或缺的重要财富，老年健康教育使老

---

① 李旭初：《终身教育——21 世纪的生存概念》，载《华中师范大学学报（人文社会科学版）》，1998(6)。
② 朱敏：《国际终身学习政策推展模式研究》，22 页，上海，上海教育出版社，2017。
③ 高志敏：《关于终身教育、终身学习与学习化社会理念的思考》，载《教育研究》，2003(1)。

年人的健康得到保障，使个体实现最大价值，这也是社会积累人力资本的重要方式。

(二)终身学习

与终身教育类似，早在古代，就已有终身学习理念的存在。在我国古代，《颜氏家训》载"老而学者，如秉烛夜行，犹贤乎瞑目而无见者也"，强调人"活到老，学到老"，体现出对人终身学习的肯定。宋代欧阳修在《答李诩第二书》中写道"学之终身，有不能达者矣；于其所达，行之终身，有不能至者矣"，强调知识的深奥往往需要终其一生的学习才能参悟，鼓励人终身学习和勤勉上进。20世纪70年代后期，随着终身教育概念的提出，终身学习也被视为重要的教育思想，得到越来越多的重视。联合国教科文组织是现代终身学习概念的最早倡导者，由埃德加·富尔等人撰写的《学会生存——教育世界的今天和明天》研究报告明确指出，每个人必须终身不断地学习。1976年，联合国教科文组织给出的终身学习的定义为：终身教育和学习的术语是指，既致力于重建现存的教育体系，又致力于用成年男女都能决定他们自己的教育的方式来发展他的潜力的一个全面的计划。1994年，首届世界终身学习会议在罗马召开，会议提出"终身学习是21世纪的生存概念""是通过一个不断的支持过程来发挥人类的潜能，它激励并使人们有权利去获得他们终身所需要的全部知识、价值、技能与理解，并在任何任务、情况和环境中有信心、有创造地愉快地应用它们"。[1]

总的来说，终身学习与终身教育一样，都强调人发展的终身性和持续性，正是基于这种终身性的发展，人才有可能在老龄阶段依旧具有掌握知识和提升自我的能力。随着时代发展，越来越多的国际组织和国家将终身学习列为一项教育政策。20世纪，联合国教科文组织就在《学会生存——教育世界的今天和明天》(1972)、《成人教育发展建议》(1976)、《世界全民教育宣言》(1990)等多项报告中对终身学习的重要性、意义和具体实施层面进行了详细阐述，为各国政策制定提供借鉴。经过几十年的发展，终身学习思潮主要发展出了两大取向。一个取向是以联合国教科文组织为代表的人道主义取向，这一取向强调终身学习对个人的重要意义，强调人的主体作用，终身学习理念将学习提升到人类生存所需技能的高度，是个人想要适应日新月异的社会所必须掌握的能力。另一取向是以经济合作与发展组织和欧盟为代表的"社会—政治—经济"三位一体取向的终身学习观，强调终身学习对经济增长、经济竞争、社会融合、社会发展的影响。[2]

与终身教育相同，终身学习也强调老年人学习和发展的权利。老年健康教育符合终身教育的理念，通过教育的手段使老年人获得健康相关知识。正如世界卫生组织提出"健康老龄化"的观点，适度的学习能够促进老年人多动脑，促进老年人健康，延缓衰老。老

---

① 高志敏：《关于终身教育、终身学习与学习化社会理念的思考》，载《教育研究》，2003(1)。

② 谷贤林：《终身学习思潮的理论基础与价值取向》，载《比较教育研究》，2018(12)。

年人通过不断学习，能够提升自身的社会适应能力，不仅有助于"老有所为"，为社会再创效益，而且有助于提升自信心，保持健康良好的心理状态。

(三)学习型社会

与终身教育和终身学习相关的另一个重要概念是"学习型社会"，这一概念受西方乌托邦人文精神和进步人文主义教育运动的影响而产生。学习型社会这一概念最早是由美国学者罗伯特·哈钦斯在其 1968 年的著作《学习型社会》中提出来的。哈钦斯认为，学习型社会"是一个能为每一个处于不同成长阶段中的男女提供部分时间制的成人教育的社会，不仅如此，这个社会还成功地实现了价值转型，认为学习、自我实现、成为真正意义上的人是社会的目的，而且这个社会所有的制度都导向这个目的"。[1] 英国学者贾维斯表述道："学习社会曾是依附终身教育而来的一种理想。在此社会中，提供所有社会成员在一生中的任何时间，均有充分的学习机会。因此，每个人均得通过学习，充分发展自己的潜能，达成自我的实现"。[2] 我国学者综合相关定义，提出了学习型社会的基本要义：学习是每个人的基本权利；奉行终身教育制度；社会共同参与教育；以学习者为中心；要求个体和群体都加入学习；有利于个人与社会的共同发展。[3] 根据学者的阐述不难发现，学习型社会这一概念的内涵与终身教育、终身学习有相似之处，但更多的是超越后两者，以一种更宏观、更偏向社会组织和形态变革的视角，强调从个体到群体，从个人终身学习到社会价值转换的变化。

我国高度强调对于学习型社会的建设。《国家中长期教育改革和发展规划纲要(2010—2020 年)》中明确提出的三大战略目标之一为"到 2020 年，基本实现教育现代化，基本形成学习型社会，进入人力资源强国行列"。"加快发展继续教育……广泛开展城乡社区教育，加快各类学习型组织建设，基本形成全民学习、终身学习的学习型社会"。习近平总书记在联合国"教育第一"全球倡议行动一周年纪念活动上指出中国要"努力发展全民教育、终身教育，建设学习型社会，努力让每个孩子享有受教育的机会，努力让 13 亿人民享有更好更公平的教育"。[4]

在我国学习型社会的建设过程中，老年教育是不可或缺的一环。《国家中长期教育改革和发展规划纲要(2010—2020 年)》强调"重视老年教育"，这对于全民学习的实现有重要意义。《老年教育发展规划(2016—2020 年)》也指出"发展老年教育，是积极应对人口老龄化、实现教育现代化、建设学习型社会的重要举措"。学习型社会的形成是一个由量变到质变的过程，其实现具有终身性和全民性。只有所有年龄段的人都能够积极

---

① 朱敏：《国际终身学习政策推展模式研究》，33 页，上海，上海教育出版社，2017。
② 高志敏：《关于终身教育、终身学习与学习化社会理念的思考》，载《教育研究》，2003(1)。
③ 高志敏：《关于终身教育、终身学习与学习化社会理念的思考》，载《教育研究》，2003(1)。
④ 习近平：《习近平谈治国理政》第 1 卷，191 页，北京，外文出版社，2018。

投入学习，才能筑牢社会崇尚知识的风气，才能保障每一位公民受教育的需求。

二、老年教育与终身化老年教育的相关概念

老年健康教育是老年教育的重要组成部分，也是应对老龄化问题，提高国民素质的有效手段。终身教育和终身学习是从微观层面强调个体的发展的，而从宏观层面介绍老年教育学科发展和教育是应对社会老龄化问题。

（一）老年教育

从 20 世纪 80 年代开始，受到国际终身教育思潮和全球老龄化问题的影响，我国开始大力发展老年教育。1983 年，山东省红十字会成立了我国第一所老年大学，自此，老年大学在全国逐步推动建设。2010 年，由教育部发布的《国家中长期教育改革和发展规划纲要（2010—2020 年）》，将老年教育纳入国家终身教育体系，进而纳入国家教育体系。随着老龄化进程的加剧，2016 年以来，我国相继出台了一系列政策和措施促进老年教育发展，其中包括国务院印发的《国务院办公厅关于印发老年教育发展规划（2016—2020年）的通知》（2016），国务院印发的《国务院关于印发"十三五"国家老龄事业发展和养老体系建设规划的通知》（2017），全国老龄办印发的《关于开展人口老龄化国情教育的通知》（2018），国务院印发的《国务院办公厅关于推进养老服务发展的意见》（2019），中共中央、国务院印发的《国家积极应对人口老龄化中长期规划》（2019）等。这些文件不仅对老年教育、老年大学提出了相应的要求，而且指出了教育行政部门会同相关部门的职责分工。

老年教育学是教育学与老年学的交叉学科，是研究"老年教育的特点与规律，老年教育的方针、意义与目的，具体探讨老年教育的形式、内容与方法，解决对老年人进行身心健康的训练，知识更新和职业再培训等问题的一门学科"[①]。老年教育既贯彻各类教育的普遍本质规律，又呈现出独有的特点。这种特殊性首先体现在教育方法上，根据老年人的特点，要把学与为、学与乐结合起来，寓学于养、医、为、乐之中。老年教育活动与学习主要发生在老年人的休闲时间，不带有提高劳动能力的意义，属于老年人的一种"积极休闲"活动。其次，老年教育是一种完整意义上的以人为本的教育，老年教育为每一个自愿学习的老年人提供的服务不带有功利性，促进老年人在社会中自我完善，提升他们的个人素养和生活质量，顺应时代需求。

老年健康教育同样符合老年教育的规律性特点。从教育学的角度来说，老年健康教育是教育实施者与教育对象之间进行沟通、教学相长的学习过程，是运用健康教育

---

① 熊必俊、郑亚丽：《老年学与老龄问题》，75 页，北京，科学技术文献出版社，1989。

的原理和方法，有计划地开展健康教育活动的过程，在进行的过程中需要符合一定的教育规律。所谓教育规律，是指"不以人们意志为转移的教育内部诸因素之间、教育与其他事物之间具有本质性的联系，以及教育发展变化过程的规律性"[①]。对于老年健康教育而言，教学活动首先要符合老年人的身心发展特点，其次必须为社会经济、政治的发展与变革服务，这也是老年健康教育规律之一。教育是一个教与学相结合的过程，这也就意味着，老年健康教育是教师、医务工作者等相关人员和老年人进行的主体间的互动。在老年健康教育进行的过程中，教师等人作为教育者，在教育中起到引导的作用，教育者根据自己的阅历、体验和教学风格进行"教"。老年人作为受教育对象，是教育的主体，会根据自身丰富的阅历、认知特点和主观意志进行"学"。这就要求教育者在实施教育活动的过程中，根据老年人的不同特点、文化、习惯和需要调整教的方法，因材施教，并根据教学过程中出现的新问题及时改进课程设计和内容安排。

(二)终身化老年教育

20世纪70年代后期，西方国家出现了老年歧视主义，随着老龄化的发展，这类社会歧视问题并未得到有效解决。老年人被视为"无用之人"，尤其是受网络传播的不良影响，人们对老年人的负面刻板印象不减反增。在中国，许多年轻人和老年人相对缺乏对老龄知识的认识，对老龄化持有消极态度。为应对老龄化问题，西方学者从20世纪80年代开始提出了一系列针对老龄化的理论模式和观点，如健康老龄化、积极老龄化、年龄分层理论等，为老龄化带来了新的解决方案，也从侧面推动了老年教育的发展。但要想真正消除对老年人的社会歧视，就需要从群体观念入手，引导人们树立积极的社会心态。在这一背景下，终身化的老年教育就显得很重要。1961年，美国在第一次白宫老龄化会议(White House Conference on Aging)上提出，在公立学校、高等教育机构和图书馆开展终身化老年教育。此后的会议也明确要求生命周期教育要在所有公立教育中强制进行，把终身化老年教育纳入各级各类教育的课程中，开展训练教授终身化老年教育课程教师的项目。[②] 美国、英国、德国、荷兰、比利时、西班牙、土耳其、巴西等国家都设有"忘年大学"。"忘年大学"既招收青年人，也招收老年人，还要求师生员工都住在学校里，在同一个教室学习，朝夕相处。这类学习形式不仅增强了老年人和青年人的代际交流、代际理解，而且为老年人和青年人提供相互学习、优势互补的场所，形成和谐良好的氛围。不难看出，终身化老年教育是对于老龄化问题的新认知，一改传统意义上将老龄化视为消极的社会问题的看法，鼓励将对老年的认识教育与家庭、学校、社会多方结合，贯穿于人的一生。这是一种理想式的教育模式，

---

① 王道俊、郭文安：《教育学》第7版，1页，北京，人民教育出版社，2016。
② 俞国良、姜兆萍：《社会心理学视野下的终身化老年教育》，载《南京师大学报(社会科学版)》，2013(2)。

能够有效提高包括青少年在内的社会群体对老年化问题的正确了解和认识，消除老龄化偏见和老年歧视态度，促进年龄代际的理解，有助于个体在老龄阶段时做出正确的选择。

《第七次全国人口普查公报（第五号）》显示，2020 年 11 月 1 日，我国 60 岁及以上人口约为 26402 万人，占 18.7%，其中，65 岁及以上人口约为 19064 万人，占 13.5%，相对的，劳动年龄人口下降而老年人口增长。老龄化的加剧使得国家调整应对老龄化的态度和方法，2018 年，中国老龄办等多部门联合印发的《关于开展人口老龄化国情教育的通知》，提出"人口老龄化的国情意识明显增强，关爱老年人的意识和老年人的自爱意识大幅提升，积极应对人口老龄化的社会氛围更加浓厚"的总体目标，并强调"把人口老龄化国情教育纳入大、中、小学教育教学内容及党校、行政学院和各级领导班子理论学习中心组和干部培训教育内容"。对于老年健康教育而言，让老年人对社会老龄化、个体老龄化有正确的认识是获得健康生活态度和健康行为的前提。国外研究表明，对年龄的负面刻板印象或对衰老的负面看法会影响老年人参与特定健康促进活动的意愿，这些消极的刻板印象是在生命早期直接或间接地形成的，在成年期得到加强。当个体进入老年时，这些对老龄的刻板印象会内化导致自我刻板印象，进而导致个体对年老的消极期望和态度，对行为以及身体和情绪健康产生重大影响。[1] 因此，健康教育可以使老年人纠正自己对老年的态度，重拾自信，促进子女对老年人的理解，缓和年龄代际矛盾。

第三节
老年健康教育的医学基础

一、老年健康教育的医学理论

（一）解剖学

解剖学（anatomy）是研究人体正常形态结构的科学，是学习和研究医学的入门课程，是一门重要的基础医学课程。16 世纪，现代人体解剖学的奠基人维萨里（Vesalius）的

---

[1] Korkmaz A. G., Kartal A., Özen Çınar, et al., "The relationship between attitudes toward aging and health-promoting behaviours in older adults," *International Journal of Nursing Practice*, 2017(6).

著作《人体的构造》于 1543 年出版，意味着近代人体解剖学的诞生，为学习其他基础医学和临床医学奠定了必要的形态学基础。

(二)生理学

生理学(physiology)是生物科学的一个重要分支，是一门研究机体生命活动的各种现象及其功能活动规律的科学。生理学不仅研究正常的生命活动规律和功能活动的内在机制，而且研究这种活动与疾病发生发展和治疗干预的内在关系。生理学和医学关系密切，生理学的研究为现代医学提供了重要的科学理解的基础，而临床治疗和疾病过程的研究又有助于对正常生理功能的理解。

(三)病理学

病理学(pathology)是研究疾病的发生、发展规律的一门学科。病理学运用各种方法和手段来研究疾病的病因、发病机制、病理变化、转归以及患病机体在形态、结构、功能、代谢上的变化，从而了解和掌握疾病的本质以及发生和发展规律，为疾病的发生、预防提供理论基础，同时为疾病的临床诊断和治疗提供重要依据。病理学是一门重要的医学基础学科，它是沟通基础医学和临床医学的桥梁。

(四)诊断学

诊断学(diagnostics)是研究有关疾病诊断的基本理论、基本技能和临床思维方法的一门学科。诊断学的主要内容包括问诊、常见症状、体格检查、实验室检查和辅助检查，以及病历书写、临床常用诊断操作和临床诊断思维等。正确的诊断疾病是临床医学的最基本任务之一，是预防和治疗疾病的前提。诊断学总结获取疾病的各种临床征象的方法，结合基础医学理论阐明患者临床表现的病理基础，从而达到正确诊断疾病的目的。诊断学是连接基础医学和临床医学的桥梁，也是临床各学科的基础。

(五)临床医学

临床医学(clinical medicine)是研究疾病发生、发展规律及诊断、治疗和预防疾病的自然学科，在现代医学中具有重要地位。近代临床医学之父西德纳姆(T. Sydenham)于 17 世纪提出医生的首要任务是探究痛苦的本质，倡导医生应该回到患者身边，深入观察病人的情况来进行临床观察与研究。1977 年，美国恩格尔提出了"以患者为中心"，形成了生物—心理—社会的医学模式。20 世纪以来，逐渐形成以分科专业化、技术专业化、学科相互交叉的现代临床医学模式。

（六）预防医学

预防医学(preventive medicine)是从预防的观点出发，以人群为研究对象，研究环境对健康的影响，疾病在人群中的分布规律及其影响因素，探讨病因并制定预防疾病、增进健康、延长寿命、提高生命质量的对策和措施的综合性学科。预防医学是一门较为年轻的医学学科，但预防疾病的思想在我国古代《黄帝内经》中就已提出，"圣人不治已病，治未病"。预防医学的发展经历了个体预防、群体预防、整体预防三个阶段。

（七）中医学

中医学(traditional Chinese medicine)是研究人体的生理、病理，以及疾病的诊断和防治的一门医学学科，是以阴阳五行学说为指导思想，以脏腑经络的生理、病理为基础，以整体观念、辨证论治为基本特点的医学理论体系。中医学是富有中国文化特色的医学，是我国人民在长期的生产、生活实践、医疗实践中积累和总结出来的。中医的研究方法主要是直观察验和理性思辨。

（八）护理学

护理学(nursing)是一门以自然科学和社会科学为基础的研究维护、促进、恢复人类健康的护理理论、知识、技能及其发展规律的综合性应用学科。百余年来，护理学通过实践、研究并结合其他学科的知识，不断地充实、发展和完善，逐渐形成自己的理论和实践体系，成为一门有独特功能的专门学科。护理学的目标是在尊重人的需要和权利的基础上，提高人的生命质量，可通过"促进健康、预防疾病、恢复健康、减轻痛苦"来体现。

二、老年健康教育的医学理念

（一）中医学健康教育理念

中医学将中国古代哲学领域中的精气学说、阴阳学说、五行学说等引入中医学理论体系之中，以此来阐述中医学。中医学的一大特点是整体观念，强调人体自身的完整性，人与自然和社会环境具有统一性和协调性。整体观念要求在观察、分析和处理生命、健康和疾病等问题时，不仅要注重人体自身的有机性和完整性，而且要将人的健康和疾病放置于所生存的自然环境、生活环境和社会环境中予以全面考量。人体是一个复杂的有机体，各个脏腑组织器官，在结构和功能上相互协调、相互补充、相互为用。人的生、老、病、死过程，与自然环境、生活环境和社会环境密不可分。中医学的整体观念是中医理论和实践的基本指导思想。

预防是中医治疗的一个基本原则，即采取积极的措施或治疗手段，防治疾病的发生和发展，中医学称其为"治未病"。治未病包括未病先防和既病防变两个方面。未病先防，即在疾病发生之前，做好各种预防工作，以防止疾病的发生，旨在提高抗病能力，防止病邪侵袭。"正气存内，邪不可干"（《素问·刺法论》），人体的抗病能力与正气的强弱密切相关，通过调养身体，增强体质，提高人体的抗病能力，预防疾病发生。既病防变是指一旦发病，当注意早期诊断和早期治疗，注意防止疾病的迁延和变化。患病初期时，病情尚浅，正气未衰，比较容易治疗。

中医学整体观念和"治未病"的理念，与健康教育一脉相承。健康教育就是对疾病防患于未然，从整体角度调整自身行为，来达到保持健康、预防疾病的目的。

(二)西医学健康教育理念

西医学是指现代医学，与传统医学——中医相对应。西医学综合运用众多学科的理论知识和科学技术，采用实验、化验、诊断、分析、解剖、现场调查等方法，研究人类生命运动与外界环境的相互关系、相互影响。由于医学科学发展的社会化、人们对卫生保健需求的提高以及人类疾病谱和死因谱的变化，西医学逐步从生物医学模式转变为生物—心理—社会医学模式。老年健康教育提倡自我健康管理，关注各类影响健康的危险因素，围绕日常行为习惯的改变从而达到生理与心理共同健康的目的。

西医学的生物医学模式以系统科学的解剖、生理、病理、诊断、治疗以及预防等医学基本原理来研究人体结构与功能，以各种先进的仪器设备尽可能准确地测量人体器官的客观状况，从而实现人体疾病精准化、个性化的快速治疗。

初期的生物医学模式关注疾病的生物化学因素，而忽视社会、心理维度。为此，生物—心理—社会医学模式应运而生。该模式指出为理解疾病的决定因素，达到合理的治疗和卫生保健模式的目的，医学模式必须考虑病人、病人所生活的环境以及由社会设计来对付疾病的破坏作用的系统。因此，在对疾病诊断与治疗时，不能把生理和心理分开或对立起来，而要考虑生理的、心理的、社会的因素对人的影响。

(三)老年健康教育的医学常识

1. 老年人健康管理

65 岁及以上老年人，在社区居住半年以上，都能在居住地的乡镇卫生院、村卫生室或社区卫生服务中心(站)享受到老年人健康管理服务。健康管理服务包括以下内容。第一，生活方式和健康状况评估。通过询问，了解老年人基本健康状况、生活自理能力与饮食、体育锻炼等生活方式，以及既往所患疾病、目前慢性疾病常见症状与治疗情况等。第二，每年进行一次较全面的健康体检，包括一般体格检查与辅助检查。第三，告知本人或其家属健康体检结果并进行有针对性的健康指导。第四，告知下次体检时间。[①]

加强老年人健康教育，使他们对自己的身心健康进行科学管理，养成良好的生活方式，加强与社会的交流。

2. 老年人健康特征

（1）生理特征

人体的衰老过程是客观存在的，最主要的生理特点是人体的多种器官（如眼睛、心脏、肝脏、肾脏，尤其是大脑）及功能产生衰退现象，导致基础代谢下降。研究指出，人体的代谢率在 60 岁之后才真正开始缓慢下降，虽然每年以 0.7% 的速度缓慢下降，但是到 90 岁时，人每天需要消耗的卡路里只有中年人的 74%。[②]

（2）心理特征

①智力的老龄化。

对新事物的学习能力被称为流体智力，如近事记忆、运算速度、注意等，它在 20 岁以后随增龄而衰退；与文化知识和经验积累相关的语言能力、判断力及各种技能的习得被称为晶体智力，它在成年后仍有所增长，直到 70~80 岁才会有所衰退。

②记忆的老龄化。

20~90 岁成人的记忆老化呈现与记忆的作业内容和性质相关。就年龄差异而言，短时记忆好于长时记忆，再认好于回忆，有语义关联材料的记忆好于无语义关联材料的记忆，日常实验室记忆好于实验室测验记忆。

③反应速度随增龄变慢。

迅速反应能力在工作和生活情境中都是必要的。简单反应时度量人体对单一刺激的反应能力；选择反应时指有两种以上的刺激同时输入时，人体需要对不同的刺激做出不同的反应，或只对其中某些刺激做出反应。前者在很大程度上依赖感觉与运动能力，后者还需经过知觉加工。反应能力随增龄下降，在 60 岁以后更明显，而速度因素是认知老化过程中的重要调节因素。

④人格的发展。

人格的发展一方面具有相对稳定性，表现为跨时间的持续性和跨情境的一致性。另一方面，某些特征会随年龄增长出现变化，如特质焦虑；还会随重大环境或健康状况出现变化，如移民、瘫痪等而改变。

[①] 杨淑琪、鲁燕、姚文山：《国家基本公共卫生服务规范解读》第 3 版，53 页，北京，中国原子能出版社，2017。

[②] Pontzer H., Yosuke Y., Hiroyuki S., et al., "Daily energy expenditure through the human life course," *Science*, 2021(6556), pp. 808-812.

3. 老年人营养与运动

老年人的营养保障主要从健康饮食而来，2017 年，国家卫计委发布的《老年人膳食指导》，适用于对 65 岁及以上的老年人进行膳食指导。

①食物多样、搭配合理，符合平衡膳食要求。

②能量供给与机体需要相适应，吃动平衡，维持健康体重。

③保证优质蛋白质、矿物质、维生素的供给。

④烹制食物适合老人咀嚼、吞咽和消化。

⑤饮食清淡，注意食品卫生。

⑥食物摄入无法满足需要时，合理进行营养素补充。

老年人进行科学的运动健身，可有效提高身心健康，改善生活质量，延缓生理衰老。运动健身时应注意以下方面。

①适合自己，安全第一。

②循序渐进，持之以恒。

③建立良好的监督体系。

三、老年健康教育的医学建议

人体的衰老过程是客观存在的，老年人的生理、心理具有一定的特殊性，需要经过正确的健康教育，使老年人重视自身健康，养成合理的行为习惯，从而保持身心健康。

从中医角度来说，健康教育就是让老年人树立"治未病"的健康理念，通过预防和养生保健，从饮食、情志、起居、运动四个方面进行综合调理，达到扶正气、平阴阳、调脏腑之效，从而保持健康。

从西医的生物—心理—社会医学模式角度来说，老年人的健康教育要通过生理的、心理的、社会的以及与健康密切相关的知识教育。通过健康教育，老年人改变不利于健康的各种行为习惯，从衣、食、住、行等方面建立科学的生活方式，提高自我保健能力，进而达到在精神、身体、社会交往等方面的健康状态。

健康教育立足于医学，需要通过教育手段向老年人普及与健康密切相关的卫生科学知识。

第四节
老年健康教育的心理学基础

伴随着生理上的衰老，老年人的心理和行为等方面也会发生变化。"形恃神以立，神须形以存。"心理健康不仅关系到老年人的生活质量，而且对个体的生理方面也有着重要的意义。心理健康教育是健康教育中的重要组成部分之一，心理学的相关理论可以为老年人健康教育提供科学依据。

一、老年人存在的心理问题

在以往的研究中，学者指出老年人心理健康的理论框架应包括五个主要方面：性格健全，开朗乐观；情绪稳定，善于调适；社会适应良好，能应对应激事件；有一定的交往能力，人际关系和谐；认知功能基本正常。[①] 从上述理论框架中也可以看出，老年人常见的心理问题主要涉及三个方面。

(一)人格问题

人格是个体心理的全貌，是具有一定倾向性心理的总和。人格是一个多层次、复杂的概念，包括个体的能力、自我意识、性格、兴趣等多方面。受到生理、心理和生活变化的影响，老年阶段个体的人格呈现出与其他年龄阶段不同的特征，这一阶段的人格失去了中年期的稳定性，呈现一种失调的状态。我国学者依据中医阴阳学说，将老年人的人格分为五种类型：阴阳和平型，即老年人具有成就感，对人生抱有乐观的态度，对未来充满希望；阳型，即不服老、要强、归咎他人、办事急躁；偏阳型，即恐惧老年到来；阴型，即把自己的一生看成失败的，性格内向；偏阴型，即无奢望，希望得到他人的支持与帮助，性格安详。[②] 我国学者通过实证研究发现，有些老年人在老龄阶段自我控制能力减弱，脾气会比过去变得急躁。[③]

学者指出，老年人常见的人格问题主要包括四种类型。第一，抑郁型人格问题。

---

① 吴振云：《老年心理健康的内涵、评估和研究概况》，载《中国老年学杂志》，2003(12)。
② 崔桂英、韩桂芝：《老年人格与中风病因的临床探索(摘要)》，载《中医药信息》，1987(3)。
③ 库少雄：《人类行为与社会环境》，403页，武汉，华中科技大学出版社，2005。

产生抑郁型人格的原因有很多方面，包括神经系统和认知功能的变化，导致老年人容易从消极的方面看待问题，容易埋怨自己，认为自己不努力或没有才能，严重者可能会自怨自艾、情感抑郁、心灰意冷，还会对多方面问题过分挂念和忧虑。第二，偏执型人格问题。这种人格类型的老年人往往固执刻板，容易按照自己的固有模式看待问题。由于固执己见，往往会存在人际交往困难，导致他们在退休后难以适应晚年的生活。第三，被动攻击型人格问题。这种人格类型的老年人在退休后会产生一些矛盾的心理，对矛盾或社会问题持有自己的观点，由于解决起来力不从心，因此往往通过发牢骚的方式宣泄自己的不满情绪。第四，易怒型人格问题。这种人格类型的老人在年轻的时候可能碌碌无为，甚至有遭遇失败或者其他的巨大挫折的经历，因此到了晚年就容易伤悲，与抑郁型的老年人不同，此类型的老年人容易将自己的失败归咎于客观原因。面对退休生活，此类老年人缺乏心理准备，觉得现在许多事不如以往如意，于是常处于心境不佳的境地，容易对自己看不惯的人或事产生埋怨或不满情绪。[1] 老年健康教育在对老年人进行有针对性的健康干预时，要根据老年人的人格特点进行心理疏导，否则容易适得其反。

(二)情绪问题

老年人的情绪和情感代表了老年人对现实世界的态度和体验，这些情绪和情感可能是积极的，也可能是消极的。总体而言，由于个体生理上的老化，社会角色地位的变化以及心理机能的改变，进入老年期的个体相对更容易产生消极的情绪和情感，这些情感包括失落感、孤独感、疑虑感、抑郁感和恐惧感等。这些消极的情绪如果处理不好，就会对老年人的生活甚至是身体健康造成不良影响。中医学认为，"惟情志太过，内伤七情"，即过度的喜、怒、忧、思、悲、恐和惊易于致病。《素问·上古天真论》也指出"精神内守，病安从来"，说明情绪正常可以避免疾病发生，也是健康长寿的重要环节。

对于老年人而言，积极情绪有助于他们产生适应性的睡眠模式，缓和与衰老有关的压力事件，包括疼痛、炎症和残疾等。老年健康教育对老年人实施心理干预，可以有效地缓解他们的消极情绪。研究表明，健康教育支持能够有效缓解老年患者的疼痛，改变患者的行为，使患者树立积极的心态和面对疾病的自信心，提高他们的生活质量。[2]

---

[1] 栗继祖：《应当重视老年人格健康问题的研究》，载《山西高等学校社会科学学报》，1999(6)。
[2] 王彩丽、王春妃：《心理干预与健康教育支持对老年肺癌患者癌痛及生活质量的影响》，载《中国老年学杂志》，2015(17)。

(三)认知困难

对于老年人记忆力衰退的现象，心理学家认为很大程度上是由于老年人记忆过程中有干扰现象的存在，事件并没有从我们记忆中真正消失，而是受到了某种干扰，使得所需要的信息不能立刻取出来，从而产生遗忘，老年人的遗忘多属于这种类型。美国心理学家雷蒙德·卡特尔把智力分为流体智力和晶体智力两大类。对于老年人而言，经过长年累月的实践和学习，晶体智力呈现逐年累月的增长，老年人脑中储存的信息越来越多，在老年个体想要努力记忆某件事时，脑中前期储存的信息如同一种噪声，会导致老年人注意力涣散，干扰记忆过程。[①] 但同时也有研究表明，老年人的认知功能有相当大的可塑性和潜力，无论是国际还是国内都有相关研究证明，老年人(60～80岁)经过学习和训练，其某种记忆或智力测验成绩可达到未经训练的青年人的水平。[②]

随着个体的老化，记忆力下降是不可避免的。在对老年人进行健康教育的过程中，也会面临老年人记不住、不良行为难以改正的问题，因此，老年健康教育在实施过程中要采用适当的教学方法。通过促进老年人保持较好的认知功能来补偿较早衰退的认知功能，例如，针对老年人流体智力衰退，教育者要尽量避免使老年人采用机械法进行记忆，而应借鉴"支架式教学"，注意教授的新知识与老年人已有的旧知识之间产生联系，鼓励老年人采用联想法。同时鼓励老年人身边的家人、朋友以及社区志愿者对老年人进行及时、多次的提醒。对于步入老年阶段的个体而言，大多数人的心理比年轻时更加脆弱、敏感，因此教育者在教学中要关注老年人的情绪变化，避免老年人丧失信心或产生心理压力。

二、老年心理学的相关理论

老年心理学又名老人心理学，是20世纪20年代以来西方心理学中逐渐兴起的一个新的心理学分支学科，是个体发展心理学或年龄心理学的一个分支。老年心理学研究人在老年期的社会环境、角色、人际关系等方面的变化，以及这些变化对老年心理活动和状态产生的影响。其主要研究内容包括老年人的心理随着年龄的增长而发生变化，以及老年人的心理特点与规律。老年心理学的主要内容包括，老年期的认知与智力，老年期的情绪与情感，老年期的社会心理，老年期的性与婚姻家庭心理，老年期的心理卫生、长寿心理等。

老年心理学为老年健康教育的研究提供了行之有效的理论模型和方法，尤其是在

---

① 王军、赵洪：《老年心理问答》，19～20页，北京，中国友谊出版公司，1992。

② 许淑莲：《从心理学角度看老年人继续参与社会发展》，载《中国老年学杂志》，2000(4)。

老年心理健康教育方面，心理学不仅为老年人特殊的一些心理状态的揭示和研究提供了理论支撑，而且为健康教育的实施和老年人不良行为的矫正提供了启示。心理学中有许多与老年健康教育相关的理论，包括心理社会发展理论、毕生发展观、生命历程理论和健康信念模式等。

(一)心理社会发展理论

心理社会发展理论是由美国心理学家埃里克森在其《人类发展的心理——社会理论》一书中提出的，该理论可以帮助解释老年健康教育中老年人特殊的性格和一些不良行为形成的原因。埃里克森根据自身的临床诊断经验，按照个性发展在各时期的主要矛盾，指出人生共经历八个阶段，每个阶段都有不同的危机和冲突，能否顺利解决各个阶段的危机和冲突，将会影响后期人格的发展，个体的自我发展正是通过解决一个个危机而完成的。在该理论中，第八个阶段是人生的最终阶段，也是个体重新评价一生、思索人生意义和重要性的重要阶段。老年人正是处于这个阶段，在此期间老年人面对的主要心理危机是自我调整与绝望，如果自我调整大于绝望，将获得完善感，可以避免绝望和厌世，从而对自己的一生感到满足。按照埃里克森的观点，成人需要解决老年期的前两段危机，才能顺利进入老年期。

埃里克森的心理社会发展理论主要有以下特点：其一，埃里克森认为人的发展持续一生，即使在人生晚期，也要克服危机，追求完美幸福的晚年；其二，该理论注意到了主体的能动作用与社会文化的影响，个体想要获得自我完善与发展，就要有积极的态度，同时也要有合适的外界环境支持；其三，对人格发展的每一个阶段都提出了一个具体的心理社会问题，而每一个阶段的发展，又离不开上一个阶段的顺利完成。根据埃里克森的观点，对于老年健康教育而言，要想培养老年人健康积极的人格，就需要关注中年和壮年期的顺利发展，这也符合终身化的老年健康教育思想，对老年精神疾病的预防和治疗都有现实意义。

(二)毕生发展观

毕生发展观是发展心理学中的一种重要理论观点，对老年心理发展研究有着重要的意义，为老年健康教育的实施提供理论基础。在过去很长一段时间里，成年到老年的心理活动变化常被描述为消极的老化过程，个体随着年龄的增加，无论是机体还是心理，都被认为呈现出一种衰退的状态。20世纪60年代以来，在美国和联邦德国出现了一种与上述看法相反的发展心理学观点，被称为"毕生发展观"。该观点认为人的一生从始至终都包含生长和衰退两种互相联系的动力过程，人的发展受到大量因素的影响，不应只以年龄为依据分析人的发展。① 对于老年人而言，尽管老年人的各种生理机能开始衰退，但是并不说明老年人的心理发展停止了。相反，在生理机能衰退的情况下，大多数老年人仍能很好地适应正常的生活，这本身就说明老年人对身体衰弱的适应能力在发展。同时，老年期是个体经验最丰富、最成熟的时期。有研究表明，打字时，年老者打单个字的反应时间明显比年轻人长，但打整篇文章时却并不一定比年轻人慢，因为他们对词的知觉和广度要更大。② 老年人是社会的巨大宝藏，尽管对于单纯依靠记忆和逻辑的工作而言，老年人有时会力不从心，但是他们所具有的丰富的人生阅历和工作经验对很多经验性工作来说尤为重要。此外，老年人的创造力不会随年龄的增长而衰退，这也使得老年人的很多宝贵经验得以著书立作，为社会留下一笔宝贵的财富。

正是由于人的一生都在不断发展，因此老年人的教育显得尤为重要，老年人作为受教育者具有巨大的发展潜力，老年健康教育正是基于老年人的这种不断发展、完善的需要而设立的。

(三)生命历程理论

生命历程理论是由美国儿童心理学家和社会学家埃尔德提出的，他试图构筑一个不仅仅适用于某一学科的理论，而且适用于整个社会科学领域的基本理论。该理论强调个体、社会、历史三者结合可以为老年健康教育的发展提供整体视角。该理论得到了社会学、心理学、人类学、教育学和社会政策研究等领域的一致推崇。对于生命历程是什么，埃尔德将它解释为个体在一生中会不断扮演社会规定的角色或经历的社会事件，这些角色或事件的顺序是按年龄层级排列的。与毕生发展观类似，生命历程理论也强调人的发展具有终身性，要从一生去看待个体的发展，不同之处在于生命历程理论更加强调个体与社会的联系，强调年龄的社会意义，将个体意义与社会意义相联系。生命历程理论具有两个关键的特点。其一是社会规定性，即生命历程，无论是角色还是事件，它们都是由社会建构的，实际上都强调习俗力量的作用。所谓习俗力量，实际上代表了社会中的年龄期望，即在整个社会中个体发展需要符合的一种社会文化规定。其二是年龄层级性，即同一事件是否发生在关键期，对人的意义完全不同，强调的是个体生物意义与社会意义的结合，年龄在生命历程理论中扮演着重要的角色，它是个体生命、社会文化与历史背景的联结点。③ 例如，对于老年人而言，不仅个体的生命处于老龄阶段，个人在社会中也会对应特定角色，而且具有属于他这一代人的群

---

① 许淑莲：《老年心理学中的一种重要理论——毕生发展观》，载《老年学杂志》，1988(4)。

② 郭亨杰、宋月丽：《心理学教程》，265页，南京，南京师范大学出版社，1995。

③ 包蕾萍、桑标：《习俗还是发生？——生命历程理论视角下的毕生发展》，载《华东师范大学学报（教育科学版）》，2006(1)。

体特点。正是由于老年人拥有的特殊时代特点，使他们容易与其他年龄段的人产生代沟、隔阂。实际上，社会文化，乃至环境都会影响个体的生命及发展，老年健康教育在实施过程中要关注老年人在成长过程中遇到的特殊经历，这或许是造成他们不良行为的特殊原因。例如，在我国四川山区某些地方的村落中，由于山脉绵延，多阴雨天，因此老年人会通过抽烟、饮酒等方式来缓解风湿等疾病带来的疼痛。

老年人具有发展的潜力，这种潜力需要通过老年教育等社会服务工作来进行挖掘。我国学者穆光宗将老年期分为五个阶段，分别是退休过渡期、老年活跃期、失能障碍期、重病卧床期、生命临终期。其中，老年发展的重要时期处在第二个阶段——老年活跃期，这是第三年龄阶段最宝贵的年华，老年人基本健康，生活自理，参与社会。①在这一个阶段，老年人具有较多的空闲时间，如果充分利用这些时间参与锻炼、社交、学习等活动，可以使自身得到很大程度上的提升。对于老年健康教育而言，其根本上就是保障老年人的身体健康，维护老年人的健康机能，让他们有能力去实现各方面的发展，使他们即使在老年期也能够拥有充实的人生体验。

(四)健康信念模式

健康信念模式是一种诞生于20世纪五六十年代，由一些社会心理学家提出的理论模式。该模式可以帮助我们解释为何一些老年人拒绝采取一些有益的健康行为，如拒绝戒烟、戒酒等。健康信念模式依据认知理论的主要原则，强调个体的主观心理因素对行为的主导作用。健康信念模式认为，健康信念的形成是人们接受劝导、改变不良行为、采纳健康行为的关键。健康信念的形成涉及三个层面的影响因素。②首先，个体知觉因素，一方面包括知觉到易感性(perceived susceptibility)，即个体对自己是否易患某种疾病的估计，知觉到易感性越大，采取健康行为的可能性越大。另一方面包括知觉到严重性(perceived severity)，即个体对患病引起的临床后果和社会后果的知觉程度，临床后果包括疼痛、伤残、死亡等，社会后果包括家庭生活和社会关系受影响等。与知觉的易感性不同，过高或过低的知觉到严重性都会阻碍个体健康行为。其次，调节因素，包括年龄、性别、社会经济条件、对疾病的认识和环境等。例如，大众媒体对于某种健康行为的报道、他人的患病经历等，均会影响个体为防止身患某种疾病而采取的健康行为。最后，对行为效果的期望，即个体会比较知觉到益处(perceived benefits)和知觉到障碍(perceived barriers)，从而选择是否采取某种健康行为。

根据健康信念模式，若要培养老年人的健康信念，促使老年行为改变需要做到以下几点。首先，加强老年人对相应疾病或健康问题威胁的感知，让他们了解不良行为

---

① 穆光宗：《成功老龄化：中国老龄治理的战略构想》，载《国家行政学院学报》，2015(3)。
② 张海燕、张美芬：《应用健康信念模式　提高健康教育效果》，载《护理研究》，2001(6)。

会对个人、家庭和社会造成的严重后果。通过大众媒体报道、卫生宣传等方式让老年人了解常见老年疾病，并意识到不良行为可能造成的严重后果。在老年健康教育中，通过向个体分析不良行为可能会对个人、家庭以及社会造成的不良后果，增强个体的知觉到严重性，同时，凭借健康知识的传授，提高老年人对于自己患病的自评能力和敏感度。其次，对影响老年人不良行为的因素进行调节。例如，通过对亲友的教导，让他们为老年人树立榜样，如果老年人的亲人或朋友中有患某种疾病的个体，也可以通过他们的经历和体验来帮助老年人增强健康意识。最后，促进群体健康氛围，尤其是社区进行的老年健康教育，应鼓励老年人结对互帮互学、互相监督。以正强化的方式，对老年人行为上的进步予以适当鼓励，通过定期为老年人体检等手段，让他们意识到健康行为带来的身体机能的提升，促进老年人健康行为的培养。

第五节
老年健康教育的社会学基础

随着老龄化问题的日益突出，对于社会发展而言，研究群体老化比研究个体老化更加迫切。第二次世界大战以后，各国老龄化带来的经济和社会问题加剧，美国等国家逐渐兴起了新的针对老年人的研究领域——社会老年学，从某种意义上说，这不仅代表了世界各国对于老年群体的关注日益加剧，而且标志着老年学的研究由传统的生物学和医学领域扩展到人文社会科学领域。老年健康教育作为研究老年群体的学科，其目标不仅包含对于个体行为的改善，而且是促进老龄社会问题解决和社会发展的保障事业。因此，老年健康教育的研究和发展离不开社会学相关理论和方法的支撑。本节主要从两个方面介绍老年健康教育的社会学基础，分别是老年人的社会现象与问题和老年社会学科与老年社会学理论。

一、老年人的社会现象与问题

人到老年，随着体力和感知能力的下降，以及职业生涯的结束，很多老年人不得不面对老年社会保障、社会服务、社会参与、社会支持和老年社会化等方面的社会问题。这些老年社会问题如果得不到解决，不仅会造成老年人社会适应性减弱，无法顺利融入社会，而且会阻碍国家"健康老龄化"和"健康中国2030"的顺利实现。

(一)中国关于老年人的社会现象

1. 尊老敬老文化

在人类发展的过程中，生产方式以狩猎采集为主转变为以农耕种植业为主，社会生产方式的变化，使得年长者成为族群内部生产劳动经验的掌握者。由于人们对劳动经验的崇拜，老年人的地位变得越来越崇高。"孝"是中华文化的重要组成部分之一，儒家提出了孝道的要求——"以色事亲"，即每个子女需学会察言观色，和颜悦色地侍奉父母。孔子进一步将"孝"的观念政治化，从家庭当中的孝悌推广到社会、朝堂上的忠义等方面，"其为人也孝悌，而好犯上者，鲜矣"(《论语·学而》)，说的正是这个道理。曾子在《大戴礼记·曾子大孝》中将"孝"分为三个具体的层次，分别是"大孝尊亲，其次不辱，其下能养"，突出了孝道中的尊老和敬老。孟子更是将家庭中的尊老爱老推广至全社会，即"老吾老，以及人之老"。汉代以孝治天下，不仅将"孝"的理论政治化、纲常化，而且在社会政策制定方面褒奖孝子、举孝廉。这些思想和政策都在无形之中奠定了以孝为核心的家庭伦理秩序，也使得社会上尊老爱老的风气得到巩固。[①]

尊老敬老的文化使得老年人的养老问题得到解决。从家庭层面来看，受到"孝"的观念影响，尊老敬老的内涵中就包含子女要赡养自己的父母这一重要内容。此类家庭养老形式主要以父母为中心，以家庭为单位，以子女为主要力量，从衣、食、住、行等方面到父母的情感态度等精神层面都要顾及。从社会和国家层面来看，春秋以前，就有"凡五十养于乡，六十养于国，七十养于学，达于诸侯"的制度，唐太宗等皇帝更是通过赐予钱财等方式资助养老。新中国成立以来，我国制定了一系列相关的法律，将尊老敬老的传统美德法制化。例如，《中华人民共和国老年人权益保障法》第八条规定："全社会应当广泛开展敬老、养老、助老宣传教育活动，树立尊重、关心、帮助老年人的社会风尚。"

老年健康教育是尊重、关心老年人的具体社会活动之一，我国老年健康教育的实施要积极弘扬尊老、敬老的传统美德，本着以老年人为中心的准则，不仅满足老年人的社会需求，尊老爱老，而且要积极发挥老年人个人的能动性，给老年人与青年人合作的机会，促进青年人与老年人的互相理解与尊重。

2. 家庭养老传统

自古以来，中国就是一个以血缘宗亲为强力纽带的国家，受儒家思想的影响，人们历来都把"家庭养老"作为主要的养老方式，这种养老方式主要有两个方面的特点，即子女养老和居家养老。中国某些传统的养老观认为"养儿防老""多子多福"，人们大多将未来的养老问题寄托于家庭，寄托在子女身上。在中国，赡养父母不仅符合道德

[①]　李振纲、吕平红：《中国的尊老敬老文化与养老》，载《人口学刊》，2009(5)。

伦理方面的要求，而且是子女应尽的法律义务。随着时代的发展，以家庭为单位，自给自足的农业生产方式逐渐减少，尤其是随着现代化进程的深入，子女在外务工，使得家庭结构松散，家庭保障能力降低。20世纪80年代以来，随着国家计划生育政策的实施，我国传统的家庭养老机制迎来了挑战。这种挑战主要来源于两个方面。其一，"养儿防老"可能难以实现。受到父系家族传统的影响，我国的家庭主要为从夫居的形式，这使得负责赡养父母的一方普遍为男性，儿子与养老紧紧地捆绑在一起。其二，子女的负担加重。计划生育使每个家庭的平均子女数有所下降，而每个子女所赡养的老年人数上升，这使得子女不得不面临经济、人力等方面的压力，容易导致老年人的代际支持和生活质量的下降。

在家庭养老模式中，子女数量与老年人健康呈现复杂的相关性。研究发现，在家庭养老的模式中，不与子女同住的老年人心理孤独感较强；子女个数越少，老年人心理孤独感越强。[1] 但也有研究证明，农村老年人的健康状况与子女数量呈明显负相关。[2] 也就是说，以"多子多福"养老观存在时代局限性，是特定时代下人们的一种生存理念。随着我国社会保障制度的逐渐完善，家庭养老的单一模式几乎不复存在，即使在农村，社区养老、互助养老等多种社会化养老形式也逐渐与家庭养老结合，这种结合不仅降低了子女的压力，而且提高了老年人的生活质量。

随着老龄化的日益加剧，为解决孤寡老人等特殊老年群体可能面临的养老困境，以及提高老年人的生活质量，降低子女的压力，社区养老逐渐成为辅助家庭养老模式的重要形式之一。社区养老主要是由国家拨款，为农村和城镇地区的居家老人提供各项功能性服务，依托多种养老机构的辅助，整合社会资源应用的养老模式。社区养老模式的发展意味着我国传统家庭养老模式逐渐向社会化养老模式发展。

作为促进老年健康行为发展，让老年人能够安享晚年的有效社会举措，我国老年健康教育在实施过程中，需要弘扬我国敬老爱老的优秀文化传统。老年健康教育不仅要通过对老年人健康行为的促进，使他们积极融入社会，增强他们的适应能力；而且要担负起调和代际矛盾，促进家庭和谐的责任。回归家庭生活是老年人职业生涯结束后迈入的一个新的阶段，尤其是对于那些几代人生活在一起的家庭，处理好代际关系对子女和父母来说都是一种新的体验和挑战。老年健康教育要关注老年人在这方面的需求，把它作为老年人社会保障中的一环，保障老年人家庭的生活美满。

(二)世界范围内的老龄化问题

人口老龄化是影响老年健康教育的重要社会因素。所谓人口老龄化，是指"一个人

---

[1] 许建强、郑娟、卓朗等：《养老方式对城市老年人孤独感影响》，载《中国公共卫生》，2020(4)。

[2] 石智雷：《多子未必多福——生育决策、家庭养老与农村老年人生活质量》，载《社会学研究》，2015(5)。

口总体中的中老年人口所占的比例逐渐增加，或者青少年人口所占的比例逐渐降低这样一种渐进的过程，俗称'人口老化'"。① 老龄化在全世界，无论是发达国家还是发展中国家都日渐严重，它不仅在宏观层面上给国家带来财政压力，引起社会活力问题，而且会影响老年个体健康、幸福、有价值生活的获得。老龄化存在通观效应，即人口老龄化特别是高龄化会带来一个广义的生活照料问题，从宏观、中观、微观三个层面为社会、家庭、老年个体带来照料难题。② 我国老龄化始于 20 世纪末，一些学者指出，我国老龄化存在三个显著的特点：未富先老，即我国在尚未实现经济社会现代化、高水平的养老保障的情况下，面临着人均国民生产总值比自身高很多的国家会面临的老龄化问题；未备而老，即我国的老龄化出现较早，在此之前尚未做好人力、物力、财力和制度的完善准备，养老服务业缺口大；孤独终老，由于计划生育政策的实行，失独老人增加，加之子女在外务工，空巢老人成为社会上需要关怀的弱势群体。③

　　为应对老龄化问题，1990 年，世界卫生组织提出实现"健康老龄化"的目标，该目标为社会、家庭和个人都指明了方向，得到世界许多国家的响应。但人类应对老龄化的问题远不应止步于此，1999 年，世界卫生组织提出"积极老龄化"这一口号，不仅扩展了"健康老龄化"的含义，而且一改国际社会传统的老龄化危机论，将人口老龄化视为正常的社会现象。该主张倡导以一种更加积极的态度对待老年人，积极满足老年人的养老需求，积极促进老年人融入社会。积极老龄化不再将老年人视为弱势群体，而是更加积极地认为他们有着宝贵的价值，可以做出积极的贡献。该主张很快就得到了世界各国的广泛响应。例如，20 世纪末，欧盟提出了积极老龄化的政策框架。对于中国而言，该主张也为"积极应对人口老龄化"的战略部署提供了支持。在《中华人民共和国老年人权益保障法》中，积极应对人口老龄化被提升到法律高度。积极老龄化的战略取向就是通向健康老龄化、尊严老龄化、幸福老龄化、效益老龄化和成功老龄化的必由之路。④

　　老年健康教育要关注和关心孤寡老人、空巢老人等特殊老年群体的需求，将老龄化知识，尤其是"积极老龄化"的思想，传达给老年人，引导他们正确认识老龄化。此外，加强子女对于老年人的关心和爱护，引导人心，强化伦理，对促进积极老龄化社会的构建具有重要意义。

二、老年社会学科与老年社会学理论

　　老年健康教育对于老年人健康素养的增强有着重要的意义，它不仅担负着促进疾

---

　　① 范明林、张钟汝：《老年社会工作》，3 页，上海，上海大学出版社，2005。
　　② 穆光宗：《老年发展论——21 世纪成功老龄化战略的基本框架》，载《人口研究》，2002(6)。
　　③ 穆光宗、张团：《我国人口老龄化的发展趋势及其战略应对》，载《华中师范大学学报(人文社会科学版)》，2011(5)。
　　④ 穆光宗：《老年发展论——21 世纪成功老龄化战略的基本框架》，载《人口研究》，2002(6)。

病的预防和控制，增强全社会健康意识的使命，而且是促进老年继续社会化，增强老年人的社会作用的重要保障。老年社会学科和相关理论的提出，为老年健康教育提供社会学、人口学、经济学等领域的支持，有助于老年健康教育从社会、国家和全人类的宏观角度统筹实施，以促进老年人的社会方面的健康发展。

(一)老年社会学科

老年学是一门研究人的老化发展规律的学科，其研究对象是人类老化的现象和过程，人类个体老化和群体老化的规律，老化与生态环境、社会生活环境之间的本质联系，是一门包含许多交叉学科的群体型学科。例如，老年医学、老年生物学是从自然科学方面研究个体老化规律的，老年人口学、老年社会学、老年经济学等则是从社会科学方面研究群体老化规律的，即社会老年学。

社会老年学于 20 世纪 40 年代创立并发展，与老年学一样，它也属于一个学科集群。在社会老年学领域，老年人口学、老年经济学和老年社会学是其主要分支学科。其研究内容广泛，既要考虑老年人和社会的相互关系，又要从老年人口、社会心理和经济等方面研究人口群体老化的规律。社会老年学的创立标志着老年学从人类个体老化的研究，发展为群体老化的研究，更多地从社会经济、社会心理等角度进行研究。社会老年学具有重要的实用价值，有指导调试和提高认识的功能，能促进老年个体更好地认识老年期的社会生活，使他们对自身进行富有理性的心理调适，从而更自觉主动地适应老年社会角色的转变。有学者指出，社会老年学与老年社会学是老年学之下并列的分支学科，二者只存在研究视角的差异，前者的视角更宽泛、更综合，后者则主要采用社会学的视角。[①]

老年社会学是老年学的主要学科之一，属于社会科学的范畴。老年社会学坚持以辩证唯物主义和历史唯物主义为指导思想，运用社会学的理论方法，从微观和宏观角度，研究老年个体老化和群体老化与社会各要素之间关系的学科，它是具有跨学科，带有边缘性和交叉性的一门新兴学科。[②] 老年社会学研究的主要内容包括：经济、政治、社会文明、战争等社会因素对人体衰老的影响与作用，如何协调和改革人口老龄化带来的经济、政治、社会等领域的问题，老龄问题与生育的关系，老年人本身的特殊需要可能给社会各方面带来的影响及其原因等。

(二)老年社会学理论

社会科学家主要提出了两大老年社会理论，分别是活动理论和分离理论。

---

① 李晶、罗晓晖：《老龄社会学的基本议题》，载《老龄科学研究》，2014(4)。
② 魏太星、邱保国、吕维善：《现代老年学》，34 页，郑州，郑州大学出版社，2001。

1. 活动理论

活动理论是为人们所广泛接受的老年社会理论，是老年社会学的主要典范。[①] 活动理论是由芝加哥大学一群以象征互动论者著称的社会学家发展起来的。该理论主要认为，大多数老年人仍保持活动和社会参与，活动的水平、参与的次数或者疏远的情况受过去生活方式和社会经济力量的影响，是不可避免的、内在的必然过程。活动理论认为社会活动是生活的基础，对各个年龄段的人来说都很重要。对于一个迈入老龄的人而言，活动尤其重要，因为其健康和社会福利都有赖于继续参加活动。社会活动之所以重要，是因为个体只有在社会互动中才能够找到生活的意义，才能够明辨是非，知晓做事的动机，获得自我形象的认知。活动理论家认为，人们如果想顺利地进入老年，就必须保持足够程度的社会活动，并在其中寻求活动角色，如果能够获得一个积极的自我形象，生活的满足感也会更大。

欧内斯特·W. 伯吉斯是早期的活动理论家，他提出"非角色之角色"这一概念，即老年人只能履行无意义的社会职能的情景类似于涂尔干提出的"失范状态"。他指出，如果老年人能够向生命周期的其他阶段一样，积极地融入自己新的人生阶段获得的新角色中，就会使生活具有丰富的意义。另外一个活动理论家阿诺德·罗斯指出集体主义对老年角色的重要意义，他认为，老年人必须依靠自己的努力建立起新的角色，如果他们能够组织起来，共同追求自身的利益，那么就会使老年人的社会意义发生变化。他指出，为老年人提供有意义角色和活动的亚文化可以促进老年人活动。罗斯实际上从群体的角度让老年人自己追求在社会结构中的地位，鼓励他们自己变成一个有意识的群体，使他们的利益得到最大的保证。

老年健康教育是一项社会活动，根据活动理论的观点，老年健康教育为老年人提供一个平台，使老年人能够在参与的过程中完善自我认识。活动理论还倡导集体行为的需要，老年健康教育在实施的前、中、后期，都应广泛关注老年人的活动参与度、反馈的评价等，及时调整到最大化的符合老年群体的需求。活动理论也重视老年群体文化对于老年人健康行为习惯、意识的影响，只有构建积极、健康的老年群体风气，才能真正有效地提高老年人的健康水平。

2. 分离理论

分离理论是由 E. 库明和 W. E. 亨利提出的。国内有些学者将它翻译为"疏远理论""撤退理论"，该理论最开始主要针对活动理论所提出。与活动理论中认为老年人应该积极参与活动相对，分离理论强调老年人与社会相互疏远。该理论认为，伴随着衰老，社会和个人之间的往来关系减少，这是不可避免的。该理论不赞同老年人的活动参与是必须的，反而认为老年人正是通过疏远社会，来得到晚年生活的满足。老年人与社

---

① ［美］戴维·L. 德克尔：《老年社会学》，沈健译，162 页，天津，天津人民出版社，1986。

会相互疏远的过程，总体来讲是正常的，它保证了个人的满足感和社会制度的连续性都达到一个理想的水平。由于老年人和社会交往的机会不断减少，疏远成为一个自我循环的过程。老年人与社会的分离体现在两个方面。一方面，对于老年人而言，由于担心自己的能力下降，以及感受到自己的人生迈入后期，因此个体对于社会地位的追求和保持社会地位的动机逐渐减弱，而社会工作的撤退也导致社会关系减弱。另一方面，对于社会而言，分离理论家赞成社会通过实行退休制度等方式，使老年人进行减量的活动，他们认为社会之所以紧缩老年人的编制，是因为要把老年人占据的位置和承担的角色让给年轻人。

分离理论受到社会学理论学派、功能主义等的重大影响。社会功能主义的主要代表人物是塔尔科特·帕森斯，尽管他未曾提出"分离理论"一词，但是他是该理论应用于老年过程的第一人。帕森斯指出了当时美国社会所存在的特殊价值系统，并把它称为"有用的活动主义"，意思是说美国人喜欢行之有效的事，喜欢能看见的、物质方面的结果，使人们认为更强壮、精明强干的年轻人比老年人更符合这种价值取向，进而影响了后来的分离理论家的思想。分离理论家并不认为老年人是被迫进入非角色之角色的，相反，他们认为老年人正在经历一个自然的、正常的和不可回避的社会隐退过程。分离理论家所持有的观点认为老年人有属于自己的年龄阶段圈，不同的年龄阶段都有相应的年龄等级系统，不同的年龄组内部有着该年龄组成员可以接受的行为的不同准则。年龄等级系统的存在阻止了老年人和年轻人之间可能产生的代际冲突。库明和亨利指出，年龄等级系统使年轻人不担任关键性角色，直到能够胜任为止，老年人在他们所知道的东西被淘汰之前就离开了这些角色。①

根据分离理论的观点，老年人与社会的分离是不可避免的，但同时也伴随着老年人新角色的诞生，老年健康教育作为专门针对老年人设立的社会活动，也要尊重老年人的社交圈和实际需求，而不应盲目地追求促进老年人对社会的融入。老年健康教育其中一部分重要内容在于对老年人社会适应性的指导，但在这一部分的选择上，可参考年龄等级系统的观点，优先教授老年人关于老龄群体内部的社会适应性规则。

(三)老年行为学理论

随着科学的发展，人们开始意识到健康长寿不但取决于自身的生理因素和自然环境因素，而且受社会因素和社会环境的影响。为了研究老年人的需求和老年人力资源的开发等问题，出现了老年行为学。老年行为学属于老年学科体系中的社会和行为科学领域，是老年学与行为科学的交叉学科。与老年健康教育有关的一门行为学学科是健康行为学，20世纪70年代和80年代，随着对行为与健康关系的进一步认识和健康

---

① ［美］戴维·L. 德克尔：《老年社会学》，沈健译，167～169页，天津，天津人民出版社，1986。

教育的发展，人们对与健康和疾病有关的行为本身进行深入的研究，1988 年由高曲曼（Gochman）主编的《健康行为》的出版，标志着健康行为学的形成。健康行为学是医学科学和行为科学的交叉学科，主要研究健康相关行为发生、发展规律的科学，即"运用行为科学的理论和方法研究人类个体和群体的与健康和疾病有关的行为，探讨其动因和影响因素及其内在机制，为健康教育策略和方法提供科学依据"。[1]

　　老年人良好的行为和生活方式可以增进健康，相反，不良的行为和生活方式则会危害健康。老年健康教育是培养老年人健康行为的科学，其性质、目的和任务与行为科学紧密相关。行为学中的知信行理论（knowledge，attitude，belief，practice，KABP 或 KAP），能够为老年健康教育中对老年人行为的改变提供理论依据。该理论认为，知、信、行是一个逐渐递进的过程。将老年人行为的改变作为目标，为达到行为的改变，首先，要关注老年人需要的"知"，即将老年人健康相关的知识与学习作为基础，其次，要把正确的信念和积极的态度作为老年人学习的动力。

　　为使老年人的行为发生改变，需要对老年人进行行为诊断、行为分析和行为干预。行为诊断，包含在健康教育的诊断性评价中，是指确定影响老年人健康的行为，即确定行为与老年人健康、疾病的联系，并描述其流行病学特征。例如，确定老年人饮酒与肝癌的关系，饮酒行为在老年群体、地区上的分布情况。行为分析，包含在老年健康教育的诊断性评价和分析性评价中，主要是确定老年人行为的形成原因或影响因素，即倾向、促成、强化因素。例如，老年人饮酒的原因及影响，包括个人对于饮酒有害健康的知识掌握情况和对饮酒的态度，家人、朋友关于饮酒的态度和行为，区域风俗习惯，社会对于老年人饮酒行为的接受情况，相关的政策与法规等。行为干预，贯穿于整个老年健康教育的干预过程，是指在行为诊断和分析的基础上，根据行为改变的方法和技巧，采取促进老年人行为转变的综合手段。例如，在控制老年人饮酒方面，除了对老年人进行知识教育，还要督促社区志愿者、家人、朋友戒酒或控制饮用量，以引导老年人控制饮酒行为。这三个阶段环环相扣，通过对老年人健康行为的诊断和分析，可以更好地为老年健康教育的开展提供理论基础。

思考题

　　1. 终身教育理念对老年健康教育的影响有哪些？

　　2. 老年健康教育的科学依据有哪些？

　　3. 老年健康教育的中、西医理念是什么？

　　4. 老年人健康的特征有哪些？

---

[1]　华西医科大学：《健康行为学》，1 页，北京，人民卫生出版社，1993。

5. 老年人存在的心理问题有哪些，如何化解？

6. 老年社会学理论有哪几个？

参考文献

1. 刘冬瑶．重新定义健康——论尼采身体哲学中的疾病问题[J]．外国文学，2020(1)．

2. 李旭初．终身教育——21 世纪的生存概念[J]．华中师范大学学报(人文社会科学版)，1998(6)．

3. 朱敏．国际终身学习政策推展模式研究[M]．上海：上海教育出版社，2017．

4. 高志敏．关于终身教育、终身学习与学习化社会理念的思考[J]．教育研究，2003(1)．

5. 谷贤林．终身学习思潮的理论基础与价值取向[J]．比较教育研究，2018(12)．

6. 习近平．习近平谈治国理政：第 1 卷[M]．北京：外文出版社，2018．

7. 熊必俊，郑亚丽．老年学与老龄问题[M]．北京：科学技术文献出版社，1989．

8. 王道俊，郭文安．教育学[M].7 版．北京：人民教育出版社，2016．

9. 俞国良，姜兆萍．社会心理学视野下的终身化老年教育[J]．南京师范大学学报(社会科学版)，2013(2)．

10. KORKMAZ A G, KARTAL A, ÖZEN ÇINAR , et al. . The relationship between attitudes toward aging and health-promoting behaviours in older adults[J]. International Journal of Nursing Practice, 2017(6).

11. 杨淑琪，鲁燕，姚文山．国家基本公共卫生服务规范解读[M].3 版．北京：中国原子能出版社，2017．

12. 谢储生．现代医学学科辞典[M]．北京：军事医学科学出版社，2007．

13. 张鋆．解剖学[M]．北京：人民卫生出版社，1954．

14. 王庭槐．生理学[M].9 版．北京：人民卫生出版社，2018．

15. 董淑芬，于会春．病理学[M]．武汉：华中科技大学出版社，2015．

16. 高凤敏，曹颖平．诊断学[M]．北京：中国医药科技出版社，2016．

17. 戴万亨．诊断学[M]．北京：中国中医药出版社，2008．

18. 胡殿宇，包再梅，宣永华．临床医学概论[M].2 版．武汉：华中科技大学出版社，2016．

19. 顾娟，黎逢保，徐桂莲．预防医学[M]．长春：吉林科学技术出版社，2012.

20. 高征，张翠月．中医学[M]．沈阳：辽宁大学出版社，2013.

21. 康惠蓉．护理学[M]．昆明：云南科技出版社，2013.

22. 董明强．求医——中医西医的选择[M]．北京：人民军医出版社，2013.

23. 成蓓，曾尔亢．老年病学[M]．北京：科学出版社，2004.

24. 吴振云．老年心理健康的内涵、评估和研究概况[J]．中国老年学杂志，2003(12).

25. 崔桂英，韩桂芝．老年人格与中风病因的临床探索(摘要)[J]．中医药信息，1987(3).

26. 库少雄．人类行为与社会环境[M]．武汉：华中科技大学出版社，2005.

27. 栗继祖．应当重视老年人格健康问题的研究[J]．山西高等学校社会科学学报，1999(6).

28. 王彩丽，王春妃．心理干预与健康教育支持对老年肺癌患者癌痛及生活质量的影响[J]．中国老年学杂志，2015(17).

29. 王军，赵洪．老年心理问答[M]．北京：中国友谊出版公司，1992.

30. 许淑莲．从心理学角度看老年人继续参与社会发展[J]．中国老年学杂志，2000(4).

31. 华红琴，翁定军，陈友放．人生发展心理学[M]．上海：上海大学出版社出版，2000.

32. 许淑莲．老年心理学中的一种重要理论——毕生发展观[J]．老年学杂志，1988(4).

33. 郭亨杰，宋月丽．心理学教程[M]．南京：南京师范大学出版社，1995.

34. 桑标．应用发展心理学[M]．杭州：浙江教育出版社，2008.

35. 包蕾萍，桑标．习俗还是发生？——生命历程理论视角下的毕生发展[J]．华东师范大学学报(教育科学版)，2006(1).

36. 穆光宗．成功老龄化：中国老龄治理的战略构想[J]．国家行政学院学报，2015(3).

37. 张海燕，张美芬．应用健康信念模式　提高健康教育效果[J]．护理研究，2001(6).

38. 李振纲，吕平红．中国的尊老敬老文化与养老[J]．人口学刊，2009(5).

39. 许建强，郑娟，卓朗，等. 养老方式对城市老年人孤独感影响[J]. 中国公共卫生，2020(4).

40. 石智雷. 多子未必多福——生育决策、家庭养老与农村老年人生活质量[J]. 社会学研究，2015(5).

41. 范明林，张钟汝. 老年社会工作[M]. 上海：上海大学出版社，2005.

42. 穆光宗. 老年发展论——21世纪成功老龄化战略的基本框架[J]. 人口研究，2002(6).

43. 穆光宗，张团. 我国人口老龄化的发展趋势及其战略应对[J]. 华中师范大学学报(人文社会科学版)，2011(5).

44. 李晶，罗晓晖. 老龄社会学的基本议题[J]. 老龄科学研究，2014(4).

45. 魏太星，邱保国，吕维善. 现代老年学[M]. 郑州：郑州大学出版社，2001.

46. 德克尔. 老年社会学[M]. 沈健，译. 天津：天津人民出版社，1986.

47. 华西医科大学. 健康行为学[M]. 北京：人民卫生出版社，1993.

48. 黄敬亨，邢育健. 健康教育学[M]. 5版. 上海：复旦大学出版社，2011.

49. 谢泼德. 体力活动与衰老[M]. 陶心铭，王步标，华明，译. 北京：人民体育出版社，1987.

50. 席焕久. 新编老年医学[M]. 北京：人民卫生出版社，2001.

51. 张纪仲. 中国长寿大典[M]. 北京：华龄出版社，2003.

52. PONTZER H, YOSUKE Y, HIROYUKI S. Daily energy expenditure through the human life course[J]. Science，2021(6556).

第三章

老年心理健康教育

本章导读

　　由于生理上的变化，老年人机体代偿能力变差，对外界的适应能力及抵抗能力均下降，容易发生各种疾病，加上社会经济地位的变化、退休后的失落感、子女分居、丧偶等，均可能影响自身的心理状态，从而产生不良的心理反应，如孤独、焦虑、抑郁、自卑等，进而导致疾病的发生。因此，了解老年人心理变化的影响因素及常见的心理问题，对于维护老年人心理健康和延缓衰老具有重要意义。本章概述了老年人的心理特点，分析了老年人常见的心理问题，并针对具体的心理问题提出相应的干预措施，有助于提高老年人社会适应能力和心理健康水平。

第一节
老年心理健康概述

　　老年人的个体感知能力和认知能力，如记忆、学习、思维等会逐渐下降，还可能会经历各种生活状态及各种变故，如退休、丧偶、好友离去等。与青壮年相比，老年人的心理健康受到身体状况、家庭、社会及经济等多方面的影响。因此，提高老年人心理健康水平，使老年人在身心愉快的状况下安度晚年，需要个人、家庭、社会各尽其力，共同参与，以实现老有所养、老有所依、老有所学、老有所乐。

一、老年心理健康

(一)心理健康的概念

　　心理健康(mental health)也称心理卫生。1948 年，第三届国际心理卫生大会将心理健康定义为："所谓心理健康，是指在身体、智能及情感上与他人的心理健康不相矛盾的范围内，将个人心境发展成最佳状态。"它包括两层含义：一是与多数人相比，个体心理功能正常，无心理疾病；二是能积极调节自己的心理状态，适应环境，人际关系和睦，宽容谦让，有幸福感，对自己的工作和生活有信心，能发挥自己的能力等。因此，老年人心理健康不仅意味着没有心理疾病，而且意味着个人有良好的适应能力和充分发展的能力。

(二)老年人心理健康的标准

老年人心理健康的标准，因社会、文化、民族等因素不同而略有差异，目前尚缺乏统一的标准。

我国心理学家许淑莲将老年人心理健康标准概括为：①热爱生活和工作；②心情舒畅，精神愉快；③情绪稳定，适应能力强；④性格开朗，通情达理；⑤人际关系适应强。美国心理学家马斯洛(Abraham Maslow)和米特尔曼(Mittelman)提出的十条心理健康标准被认为是"最经典的标准"①。十条标准如下。

①有充分的安全感。安全感需要多层次的环境条件，如社会环境、自然环境、工作环境、家庭环境等，老年人社交减少，经济来源受限，家庭环境对其安全感的影响尤为重要。

②充分了解自己，能够客观分析自己的能力，并做出恰如其分的判断。对自身能力客观正确的判断，对老年人情绪的影响至关重要。老年人过高估计自身的能力，去做一些超过自身能力的事情，常常得不到预期结果，使精神遭受失败的打击；过低地估计自身的能力，做事缺乏自信心，易产生抑郁情绪。

③与外界环境保持接触。老年人与外界环境保持接触，一方面可以丰富自己的精神生活，另一方面可以及时调整自身行为，更好地适应环境。与外界环境保持接触包括三个方面，即与自然、社会和人的接触。

④保持个性的完整与和谐。个人能力、兴趣、性格与气质等各个心理特征只有和谐、统一，老年人才能体会幸福感和满足感。

⑤生活目标切合实际。根据自身经济能力、家庭条件及相应的社会环境来制定生活目标。《老子·俭欲第四十六》说："祸莫大于不知足。咎莫大于欲得。故知足之足，常足矣。"

⑥活到老学到老。学习可以锻炼记忆和思维能力，对于预防脑功能减退和老年痴呆十分有益。在现代社会中，人们只有不断学习，才能适应新的生活方式。

⑦人际关系和谐。人际关系的形成包括认知、情感、行为三个方面的心理因素。情感方面的联系是人际关系的主要特征。在人际关系中，有积极的关系，也有消极的关系。而人际关系协调与否，对心理健康有很大的影响。

⑧适度地表达与控制自己的情绪。不愉快的情绪需要释放，但不能过分发泄，否则既影响自己生活，又加剧人际矛盾。

⑨适度地发挥自己的才能与兴趣爱好。才能和兴趣爱好的发挥应该对自己有利，对社会有利，对家庭有利。否则，就易引起人际纠纷，从而增添烦恼。

---

① 吴捷、管健：《城市老年人日常活动与心理健康》，72～73页，天津，天津社会科学院出版社，2013。

⑩道德允许下需要基本得到满足。当个人的需求得到满足时，就会产生愉快感和幸福感。人的需求无止境，但必须在法律与道德的范畴下，满足个人需求。

这十条标准，要灵活掌握，不能因一项不符合，就判定老年人心理不健康。

(三)老年人心理健康的评估

目前国内外心理健康测量工具种类繁多，一般来说，用于评估老年人心理健康的量表分为两类：一类是成人通用的临床评估量表，这类量表一般均适用于评估老年人的心理健康状况；另一类是老年人专用心理健康量表，这类量表是专为老年人开发或修订的量表。

临床自评量表的种类很多：有用于综合症状诊断的自评量表，如90项症状自评量表(Symptom Check List 90，SCL-90)；有专门用于诊断个别心理困扰的自评量表，如抑郁自评量表(Self-Rating Depression Scale，SDS)，汉密顿焦虑量表(Hamilton Anxiety Scale，HAMA)；有心理健康综合评估量表，如总体幸福感量表(General Well-Being Schedule，GWB)；还有测量心理困扰相关因素的量表，如应对方式量表等。常用的临床评定量表见表3-1。[①]

表 3-1　常用的临床评定量表

名称	开发者	特点
90项症状自评量表	德若伽提斯(Derogatis L. R.)，1975	由90个反映常见心理症状的项目组成。从中分出9个症状因子，用于反映有无心理症状及其严重程度，另有1个附加因子。
焦虑自评量表 (Self-Rating Anxiety Scale，SAS)	威廉·庄(William W. K. Zung)，1971	由20个与焦虑症状有关的项目组成，单维度，用所有项目得分相加得到的分数反映焦虑的程度。
抑郁自评量表	威廉·庄(William W. K. Zung)，1965	由20个与抑郁症有关的项目组成，反映了4种抑郁状态的特异症状：精神性—情感症状、躯体性障碍、精神运动性障碍和抑郁的心理障碍。
汉密顿焦虑量表	汉密顿 (Hamilton)，1959	含14个项目，可归为躯体性和精神性两大因子结构。每个因子各含7个项目。
汉密顿抑郁量表 (Hamilton Depression Scale，HAMD)	汉密顿 (Hamilton)，1960	含17项、21项、24项3种版本。24项的版本可归纳为7类因子结构：焦虑/躯体化、体重、认知障碍、日夜变化、阻滞、睡眠障碍、绝望感。

① 吴捷、管健：《城市老年人日常活动与心理健康》，84～85页，天津，天津社会科学院出版社，2013。

续表

名称	开发者	特点
康奈尔医学指数(Cornell Medical Index，CMI)	活尔夫，布罗德曼(Wolff H. G.，Brodman R.)，1944	含 195 个问题，分为 18 个部分，适用于 14 岁以上的人，是国内外公认的信效度较好的心理障碍筛查量表。
应对方式量表	肖计划，许秀峰，1996	含 62 个项目，每个项目只有两个答案，"是"和"否"。包括 6 个分量表：退避、幻想、自责、求助、合理化、解决问题。
领悟社会支持量表(Perceived Social Support Scale，PSSS)	齐梅特(Zimet)，1988	含 12 个项目，反映个体对社会支持的感受。个体领悟到的来自家庭、朋友以及其他方面支持的程度。
总体幸福感量表	美国国立卫生统计中心	含 33 个项目，包括 6 个因子：对健康的担心、精力、对生活的满足和兴趣、忧郁或愉快的心情、对情感和行为的控制以及松弛与紧张(焦虑)。

关于心理健康量表在不同老年群体中的适用性问题，一直是老年心理健康研究的重要课题之一。常用的老年人心理评定量表见表 3-2。

表 3-2 常用的老年人心理评定量表

名称	开发者	特点
世界卫生组织老年认知功能评价成套神经心理测验(World Health Organization-Battery of Cognitive Assessment Instrument for Elderly，WHO-BCAI)	世界卫生组织，1990	适用于 60 岁或 60 岁以上的老年人群，可用于正常老人，也可用于轻度认知功能损害的老人或患有阿尔茨海默病的老人。测验主要评定被试者的认知功能，包括注意力、总体智力、执行功能、记忆力、视觉空间技巧、运动速度、协调能力和语言能力等。具体的评定项目有：听觉词汇学习测验，注销测验，语言测验(发音、命名、词汇流畅、命名回忆、小标记)，运动测验，视觉辨认功能测验(功能联系、语义联系、视觉再认、视觉推理)，结构测验和数字连线测验。
费城老年中心信心量表(Philadelphia Geriatric Center Morale Scale，PGCMS)	劳顿(Lawton)，1975	含 23 个"同意—不同意"式项目，用来测量老年人的主观幸福感，包含了 3 种因子：不满足—孤独、激越以及对自己年龄的态度。
纽芬兰纪念大学幸福度量表(Memorial University of Newfoundland Scale of Happiness，MUNSH)	科兹玛，斯通斯(Kozma，Stones)，1980	含 21 个项目，11 个项目为"生活满意指标"，10 个项目为"情感平衡量表"，对幸福度测定的效度和信度较高。

续表

名称	开发者	特点
老年抑郁量表 (Geriatric Depression Scale， GDS)	布林克等 (Brink et al.)， 1982	含 30 个项目，代表老年抑郁的核心症状：情绪低落、活动减少、易激惹、退缩痛苦的想法，对过去、现在与将来的消极评价，采取"是""否"作答。
老年应对问卷 (Ways of Coping for Senile， WOCS)	卢抗生， 姜乾金， 2000	根据福尔克曼(Folkman)的应对问卷修订而成。含 44 个项目，分为积极应对和消极应对两个维度，积极应对包括面对、淡化、探索 3 个亚因子，消极应对包括幻想和逃避 2 个亚因子。

老年心理健康状况的评定多集中在消极方面，一方面与老年人自身的身心发展特点有关，另一方面受测量工具发展的制约。为更加透彻地理解老年心理健康的内涵及其结构，还需发展综合性较强的适用于健康老年群体的心理健康测量工具。现有研究多以特殊(如身心障碍、面临巨大压力等)人群为研究对象，这类研究虽然有助于研究设计，但是不利于从积极的角度去理解老年心理健康。

二、老年人心理变化的特点

心理研究表明，随着年龄增长，老年人身体各器官功能衰退，特别是大脑的退行性变化不可避免；同时，老年人的家庭地位、经济生活、社会作用、人际关系等方面都在发生变化，这些变化对老年人的感觉、知觉、记忆、思维、情感、人格等不同层次的心理均产生影响。[①] 老年人心理变化的特点主要表现在以下几个方面。

(一)感知觉的变化

感知觉是个体发展最早，也是衰退最早的心理机能之一。进入老年期后，感觉器官开始老化，老年人对外界信息的反应能力下降，"耳背眼花"成为其显著特征，其他感觉，如味觉、嗅觉、触觉等感知能力也在发生退行性变化。这时，老年人可能会出现反应迟钝、注意力涣散、行为迟缓等，易出现孤独、冷漠、猜疑、抑郁等心理反应，并产生隔绝感、丧失感、衰老感。此外，感知觉的改变也易使老年人对外界信息产生误解，引起矛盾，从而出现心理问题。老年人感知觉的变化特点有以下几点。

1. 视觉和听觉衰退

视听器官随着增龄而发生功能衰退现象，其中听力衰退比视力衰退更为明显。据调查，约有半数以上的老年人有不同程度的听觉障碍，一般对高频听力丧失较多。由

---

① 张玉莲：《老年护理》，55～57 页，西安，西安交通大学出版社，2015。

于视听觉的衰退，老年人的活动范围受限，与外界交流减少。当视听功能严重降低时，老年人易产生否认心理，从而出现猜忌、怀疑，甚至人格偏执现象。

2. 味觉与嗅觉减退

味觉感受器的数量随增龄而减少，75 岁以上老年人的味蕾比 30 岁的青年人约少1/3。老年人的嗅觉功能也会出现减退，不能很好地感觉到食品的香味和甜味。味觉和嗅觉功能的减退，会直接影响到老年人的食欲和对食物的消化吸收。

3. 皮肤觉减退

皮肤觉包括触觉、冷热觉和痛觉。触觉和冷热觉的减退，易使老年人出现碰伤或烫伤。痛觉阈增高，痛觉迟钝，易造成老年人疾病诊断及治疗的延误。

4. 平衡觉下降

由于前庭器官功能下降，老年人的平衡觉降低，易发生跌倒等意外伤害。

(二)记忆力的变化

记忆是指人脑对感知或经历过的事物的识记、保持及恢复的一种心理过程。记忆由识记、保持、回忆和再认四个部分组成。心理学上把识记过程称为初级记忆，而把保持、回忆和再认过程称为次级记忆。随着年龄的增长，老年人的感觉器官功能下降，不能有效接收信息，同时由于神经细胞的丢失，还会影响各种信息的储存，导致记忆力衰退。老年人记忆力的变化特点有以下几点。

1. 初级记忆保持较好，次级记忆衰退明显

初级记忆是指老年人对于刚听过或看过的事物记忆较好，属于记忆衰退较慢的一类记忆。次级记忆是指老年人对已听过或看过一段时间的事物，经过编码储存在记忆仓库，根据需要加以提取的记忆。初级记忆随年龄增长的衰退程度较小，而次级记忆随年龄增长的衰退程度较大。这与老年人对信息加工处理的主动性和组织加工的效率随年龄的变化而变化有关。

2. 以有意识记忆能力为主，以无意识记忆能力为辅

有意识记忆，即事先有明确识记目的并经过努力、运用一定的方法进行识记；而无意识记忆则相反。老年人无意识记忆能力下降明显，因此应加强有意识记忆，以减少遗忘。

3. 回忆能力衰退明显，再认能力较好

当人们看过、听过或学过的事物再次出现时能辨认曾经感知过即为再认。老年人在原物的刺激下，根据线索可以对之前看过或听过的事物进行再次辨别；当没有原物的刺激时，回忆辨别难度增大。

4. 意义记忆能力较好，机械记忆能力下降

老年人对与过去、与生活有关的事物或有逻辑关系的内容记忆良好，尤其是对与

自己工作和生活相关的重要事情的记忆保持得较好。而对生疏的需要机械记忆或者死记硬背的东西记忆较差，如人名、地名、电话号码等。

5. 远事记忆能力良好，近事记忆能力较差

数年前或数十年前的记忆称为远事记忆，近几年或近几个月的记忆称为近事记忆。老年人对往事的回忆准确而生动，而近期记忆的效果较差。表现为喜欢提及往事，留恋过去，而对近期的人和事常常遗忘。

老年人记忆衰退是一个正常的趋势，但其衰退过程存在个体差异，出现时间有早有晚，速度有快有慢，程度有轻有重。这与老年人的情绪状态、身体状况、自我暗示等均有关系。因此，指导老年人坚持适当的脑力锻炼和记忆训练，可以在一定程度上延缓记忆衰退。

(三)智力的变化

智力的构成非常复杂，主要包括注意、记忆、想象、思维、观察、实践操作和环境适应等方面的能力，是一种整体的、综合的能力。智力可分为流体智力和晶体智力两类。流体智力主要与人的神经系统的生理结构和功能有关，是指获得新观念、洞察复杂关系的能力，如知觉整合能力、近事记忆力、思维敏捷度及与注意力和反应速度等有关的能力。成年后，流体智力随着年龄增长减退较早，老年期下降更为明显。晶体智力与后天的知识、文化及经验的积累有关，如词汇、理解力和常识等。健康成年人晶体智力并不随增龄而减退，有的甚至还有所提高。晶体智力直到 70 岁或 80 岁以后才出现减退，且减退速度缓慢。因此，老年人智力变化存在不平衡趋势，具有多维性和多向性的特点。

(四)思维的变化

思维是人脑对客观事物间接与概括的反映，是人类认识过程的最高形式，是更为复杂的心理过程。一般来说，思维的衰退时间较晚，特别是与自己熟悉的专业有关的思维能力在年老时仍能保持。但老年人由于感知和记忆力的衰退，在概念、逻辑推理和问题解决等方面的能力有所减退，尤其是思维的敏捷性、灵活性、流畅性、独特性以及创造性比中青年时期下降。老年人思维的变化表现在以下方面。

1. 思维过程减慢

老年人对事物的分析、综合、概括、类比等思维过程的速度减慢，形成概念所需的时间增加，形成概念时出现的错误次数增多。在实际工作中很容易解决的事，老年人往往考虑很久，才做回答，而且很有可能会出错。

2. 思维转换困难

老年人在长期生活中形成的思维定式，对事物的认识带有一定的倾向性，容易"固执己见"。老年人在家庭和社会生活中往往会产生思维冲突，造成与子女之间的"代沟"。

3. 创造性思维下降

老年人由于退休等原因，不再愿意主动学习，思维主动性减弱，在生活中常用老办法去解决新问题，缺乏创造性。

老年期思维能力的弱化存在个体差异。有些高龄的人思维仍很敏捷，而有些年龄不大的人却有严重的思维障碍。重视老年人的全面身心健康，鼓励老年人以积极的态度对待生活，对保持和提高老年人良好的思维能力具有重要意义。

(五)人格的变化

人格亦称"个性"，是指个体在成长过程中，为适应社会生活通过遗传与环境交互作用而形成的独特的、相对稳定的身心结构。人格既包括一个人的理想信念、道德品质、荣誉感、责任心，又包括兴趣、爱好、能力、气质、性格等。人格以性格为核心，性格影响着人的言行举止。老年人的性格变化因人而异，一般既有稳定、连续的特点，又因生理、环境、社会因素以及认知和人生阅历的影响而发生改变，逐渐由外向转为内向，甚至可能表现出以自我为中心、保守、猜疑、心胸狭隘、爱发牢骚。人格模式理论认为老年人会依照其不同的人格模式，有不同的社会适应状态。例如，因社会交往的减少和各种能力的减退而表现出的孤独、抑郁，因对健康和经济的过分关注而呈现出的焦虑、多疑等。

(六)情感的变化

情感是人对客观事物是否符合自己需要而产生的态度的体验，是伴随着认识活动而产生的一种心理活动过程。老年人的情感活动相对稳定，即使有变化，也多由生活条件、社会地位的变化所致。随着生理功能的老化、疾病的出现、社会角色与地位的改变、社会交往的减少，以及丧偶、子女离家、好友病故等生活事件的冲击，老年人经常会产生消极的情绪体验和反应，如焦虑、抑郁、烦躁、害怕，对自己不熟悉的事物和领域表现出畏惧等。

(七)意志的变化

老年人由于体力及精力不足，再加上社会活动、人际关系及生活社交范围缩小等，会出现如下变化：丧失探索精神、做事犹豫不决、缺乏毅力和韧性；对下决心要做的事情拖拉，迟迟不行动，进而放弃；害怕困难，喜欢凭经验办事；遇到挫折，悲观失望、丧失勇气等。

三、老年人心理变化的影响因素

人到老年，生理功能日渐衰退，疾病增多，面临死亡的考验和挑战。职业状况、家庭结构、婚姻形态、经济境遇等方面的变化，会对老年人的心理产生各种影响。因此，研究分析老年人心理健康的影响因素，对指导老年人的心理健康教育有着重要的作用。常见的影响因素主要有以下几个方面。

(一)个体因素

身体衰老是最先、最直接引发老年人心理变化的因素，而死亡是衰老的终极结果。生理的衰老和死亡的临近对老年人的心理影响是持久的。

1. 生理功能老化

随着年龄的增长，老年人的生理功能出现明显的衰退，呈现老化现象。例如，脑细胞逐渐萎缩导致反应低下、记忆力减退，视听觉功能减退导致视力下降、听力减弱，运动功能减退导致行动迟缓、肢体不协调等。这些都容易使老年人的生活和社会交往受到影响，导致老年人产生"垂暮感"和"无用感"。身体的衰老在生理上并没有阶段性的差别，而是一个连续发展的过程，这种衰老在个体之间差别较大。

2. 疾病

老年人由于生理功能的衰退，抵抗力下降，易患各种疾病，且多呈慢性状态，常出现并发症及多种疾病共存的现象。病情迁延不愈或复发甚至加重等，影响老年人的正常生活，直接或间接地影响老年人的心理状态。例如，脑动脉硬化导致脑组织供血不足，脑功能减退，记忆力下降。一些慢性病，如脑梗死、慢性心力衰竭等可能导致老年人生活不能自理，加上疾病久治不愈，容易使老年人感到焦虑、恐惧、悲伤甚至绝望；有的老年人由于长期患病，造成生活上的困难、经济上的负担以及活动范围的缩小，导致心理压力过大，产生消极、悲观的情绪，甚至萌生轻生的想法。

3. 死亡威胁

老年人心理健康问题的出现与死亡的存在和挑战密切相关。随着社会的进步和医疗条件的改善，人类的平均寿命大大延长，但死亡仍然是人生的最终归宿。随着年龄的增长、机体的衰老和同龄人相继离世，面对死亡，有些老年人从容，有些人安详，而有些老年人会表现出害怕、恐惧和悲观的情绪，这对老年人的心理健康极为不利。

(二)社会因素

老年人离开工作岗位后，由于社会角色的改变，在社会地位、经济地位及家庭人际关系方面可能会发生某些改变，主要体现在以下几个方面。

1. 社会角色的变换

(1)从职业角色转变为闲暇角色

老年人离开工作岗位，从社会走向家庭，其生活内容发生了质的改变。他们从以往的社会工作、社会生活中的积极参与者转变成为旁观者，从紧张有规律的工作状态转变为自由散漫的闲暇状态，这种角色转换容易对老年人的生活和心理产生极大的冲击，常使老年人茫然、不知所措。这些改变直接或间接地造成了老年人心理的种种变化，如消极悲观、孤独寂寞、自卑无助等。这些消极的心理对健康是极为不利的，可能会加速老年人身体的衰老。

（2）从主角转变为配角

老年人退休前，有自己的工作、人际关系和稳定的经济收入，子女在很多方面特别是经济方面依赖于父母，这使老年人在社会上有被认可、被尊重的荣誉感和成就感，在家庭中有一家之主的权威感。老年人因退休而从社会的主流成为社会活动中的"弱势"群体，从照顾家庭的主角转变成被照顾的"配角"等，在家庭中原有的主体角色和权威感也随之丧失，失落感、自卑感也易由此产生。

2. 家庭因素

（1）家庭人际关系

退休后，老年人的主要活动场所由工作场所转换为家庭，原有的家庭关系、家庭角色也随之改变。退休前，老年人在家中扮演着重要角色，受到较多的尊敬；退休后，家庭角色退居到次要地位，老年人会因此而感到不平和失落。家庭成员之间的和谐度，老年人在家庭中的地位，受尊重、被关心和受照顾的程度等，对老年人的影响很大。如果家庭中人际关系和谐、气氛融洽，子女能够对老年人表现出充分的尊重，并给予无微不至的关心和照顾，老年人能因此获得较大的心理满足；如果子女对老人照顾不周，如有赡养矛盾、婆媳矛盾等，会加重老年人的心理压力，使老年人变得沉默寡言，谨小慎微，抑郁不安。

（2）家庭经济状况

经济收入是老年人幸福生活的物质保障，与老年人的心理健康状况有着重要的联系，家庭经济收入不仅关系到老年人衣、食、住、行等基本生活的保障情况，而且直接或间接影响着老年人对生活、对人生的评价和看法。一般来说，如果老年人有足够的退休金，就会减少对子女的依赖，自信心也会大大提高，无用感较弱；如果老年人经济比较拮据，常为生活发愁，易产生自卑、焦虑的情绪，特别是躯体疾病的增加，会进一步加重老年人的心理压力，如果受到子女的歧视或抱怨，就更容易产生抑郁等不健康的心理状态。

3. 婚姻关系

婚姻对于每个人生理和心理的影响都非常大。美满的婚姻、和谐的夫妻关系令人幸福、快乐，会使人产生安全感和归属感；不幸的婚姻则让人悲伤和痛苦。外界对婚姻的评价也会影响人的心理状态。

丧偶对老年人生活的破坏性最大，所带来的心理问题也不易被克服。俗话说"少年夫妻老来伴"，随着年龄增大，老人社交逐渐减少，配偶是其感情上最知心、生活上最亲近的伴侣。配偶的离世对老年人的打击尤为严重，老年人往往因丧偶而感到情绪低落、生活乏味甚至积郁成疾。对于部分经济依赖配偶或完全依赖配偶的老年人，丧偶还会使他们经济拮据，感到孤独寂寞、被世界抛弃，甚至对生活失去信心。此外，离婚、分居、再婚等婚姻问题，如果得不到子女和社会的支持，也会加重老年人的心理负担，导致老年人产生不健康的心理状态。

（三）其他因素

1. 生活事件

生活事件指与年代、社会变革、社会文化、历史事件等因素相关并对人们的生活产生重大影响的事件。例如，独特的家庭命运、搬迁、先天缺陷、重大事故等，这些因素会加剧负性心理变化，易使老年人产生焦虑、抑郁、悲观失望等情绪。

2. 文化信仰

老年人的文化程度、精神素养、政治信仰、道德伦理观点等对其心理状态也会产生较大影响，如信仰危机会使老年人产生空虚等负性心理。

四、老年人心理发展的主要矛盾

老年人心理发展的主要矛盾表现在以下几个方面。[①]

（一）角色转变与社会适应的矛盾

退休是一种正常的角色变迁，但不同职业群体的人，对退休的心理感受是不同的。对城市退休干部和退休工人的对比调查显示，工人退休后的心理感受变化不大，他们退休后摆脱了繁重的体力劳动，有更充裕的时间料理家务、发展爱好和结交朋友，并且有足够的退休金，所以内心比较满足，情绪较为稳定，社会关系良好。与此相比，退休干部会有所不同。有些干部在退休之前，有着较高的社会地位和广泛的社会联系，生活的重心在工作上。退休后，他们从昔日紧张有序的工作中突然松弛下来，生活重心变为家庭琐事，广泛的社会联系也骤然减少，这些变化使他们感到不习惯、不适应，容易造成角色转变与社会适应的矛盾。

（二）老有所为与身心衰老的矛盾

对价值观念和理想追求较高的老年人，在离开工作岗位之后，通常都不甘于清闲，希望退而不休、老有所为。然而，很多老年人身心健康状况并不理想，如身体各项机

---

① 李惠玲、景秀琴：《生命周期健康管理》，139～140 页，上海，上海科学技术出版社，2016。

能衰老严重，或身患多种疾病，或在感知、记忆、思维等心理能力方面衰退明显，使得老年人在理想与衰老之间产生矛盾，并为此陷入苦恼和焦虑中。

(三)老有所养与经济保障的矛盾

缺乏独立的经济来源或可靠的经济保障，是造成老年人心理困扰的重要原因之一。缺乏经济收入、社会地位不高的老年人易产生自卑心理，处事小心，易于伤感。如果受到子女的歧视或抱怨，性格倔强的老年人可能会产生轻生的念头或自杀行为。

(四)安度晚年与意外刺激的矛盾

安度晚年、健康长寿的美好愿望与现实生活中的意外打击、重大刺激会形成强烈的对比和深刻的矛盾。例如，老年人突然遭遇丧偶的打击，若是缺乏相应的社会支持，易引发疾病，甚至导致死亡。

第二节
老年人常见的心理问题

一、老年焦虑症

焦虑(anxiety)是指一种缺乏明显客观原因的内心不安或无根据的恐惧，是预期即将面临不良处境的一种紧张情绪，表现为持续性精神紧张或发作性惊恐状态，常伴有自主神经功能失调的表现。焦虑是一种很普遍的现象，几乎人人都有过焦虑的体验。适度的焦虑有益于个体更好地适应变化，有利于个体通过自我调节保持身心平衡，但持久过度的焦虑则会严重影响个体的身心健康。

老年焦虑症主要是指发生在老年期的，以广泛和持续性焦虑或反复发作的惊恐不安为主要特征的神经症性障碍，常伴有自主神经紊乱、肌肉紧张与运动性不安等症状。焦虑障碍占整个人群的 $2\%\sim5\%$，终身发病率为 $10\%\sim15\%$。焦虑障碍是老年人常见的心理障碍。国外研究显示，55 岁以上的老年人焦虑障碍的发生率为 $1.2\%\sim15\%$。其中，广泛性焦虑症发生率最高，为 $1\%\sim7.3\%$。有学者对北京市 1292 名老年人进行老年焦虑量表(Geriatric Anxiety Inventory，GAI)测量，发现 7.4% 的老年人有明显的焦虑症状，低龄老年人的焦虑水平高于高龄老年人，女性焦虑水平高于男性，与配偶同住的老年人焦虑水平显著低于与子女同住及独居的老年人。[1]

（一）原因

引起老年焦虑症的原因有很多，包括遗传因素、生物学因素、躯体疾病、心理因素和各种应激事件等。

1. 遗传因素

诺伊斯（Noyes）等在 1987 年报道广泛性焦虑障碍患者的一级亲属中患病率为 19.5%，远高于一般人群的患病率。[2] 肯德勒（Kendler）等在 1992 年研究了 1033 对女性双生子，认为焦虑障碍有明显的遗传倾向，其遗传度约为 30%。但老年期的焦虑障碍与遗传的关系并不明显，其首次焦虑更多与环境或躯体等因素有关。[3]

2. 生物学因素

焦虑反应的生理学基础是交感和副交感神经系统活动的普遍亢进，常有肾上腺素和去甲肾上腺素的过度释放。研究发现，患者的交感神经兴奋性增高，应激反应增强，容易诱发此症。此外，焦虑与 5-羟色胺、多巴胺和 γ-氨基丁酸等神经递质均有关。

3. 躯体疾病

随着年龄的增长，老年人躯体疾病日益增多。部分老年人的焦虑障碍是由较严重的躯体疾病引起的，如脑卒中、癌症、心肌梗死等，他们承受着病痛的折磨，对一些可能带来身体损伤和经济损失的治疗，如手术、放化疗等心存恐惧。或老年人受慢性疾病困扰，如高血压、糖尿病、前列腺增生、胃肠功能紊乱等，对身体健康状况异常关注，担心病情恶化，危及生命，从而引起焦虑障碍。

4. 心理因素

心理因素表现在认知和情绪方面。由于脑功能减退，各种应激事件增多，老年人表现出对衰老的改变不适应等。随着儿女逐渐长大、独立，加上有些老年人丧偶，退休后社会关系的改变，老年人的失落感、无助感、无用感与日俱增，甚至认为是儿女的负担等，从而诱发焦虑障碍。一般来说，焦虑症患者更倾向于把模棱两可的，甚至是良性的事件解释成危机的先兆，或是认为失败在等待着他们，且更倾向于低估自己对消极事件的控制能力。

5. 各种应激事件

老年人从未经历过的一些重大社会事件在某一时间突然发生时，如退休、丧偶、

① 唐丹、王大华：《社区老年人焦虑水平及影响因素》，载《心理与行为研究》，2014(1)。

② Noyes R., Clarkson C., Crowe R. R., et al., "A family Study of Generalized Anxiety Disorder,"*The American Journal of Psychiatry*, 1987(8).

③ Kendler K. S., Neale M. C., Kessler R. C., et al., "Major Depression and Generalized Anxiety Disorder: Same Genes, (Partly) Different Environments?,"*Arch Gen Psychiatry*, 1992(9).

丧子(女)、经济困窘、搬迁及生活常规被打乱等，心理上难以承受，行为上难以应对，容易引发焦虑性神经症。

(二)主要表现

焦虑症是以广泛、持续性焦虑或反复发作的惊恐不安为主要特征的神经症性障碍，常伴有植物神经症状和运动性紧张。老年焦虑症分为急性焦虑和慢性焦虑两类。[①]

1. 急性焦虑

急性焦虑主要表现为急性惊恐发作。老年人患急性焦虑常突然感到内心紧张、心烦意乱、坐卧不安、睡眠不稳，伴有潮热、多汗、口渴、心悸、气促、脉搏加快、血压升高、尿频、尿急等躯体症状。严重时，可出现阵发性气喘、胸闷，甚至有濒死感或失控感。急性焦虑发作一般持续几分钟或几小时。发作后，交感神经功能亢进引起的躯体变化可得到缓解或消失。

2. 慢性焦虑

慢性焦虑主要表现为持续性精神紧张。老年人慢性焦虑一般表现为经常提心吊胆，有不安的预感，平时比较敏感，处于高度的警觉状态，易被激怒，生活中稍有不如意的事，就会心烦意乱、生闷气、发脾气，注意力不集中，健忘等。其焦虑情绪可以持续较长时间，焦虑程度也时有波动。这种紧张不安与现实处境极不对称，使老年人感到无法忍受但又难以摆脱。持久过度的焦虑可严重损害老年人的身心健康，加速衰老，增加失控感，伤害自信心，并可能诱发疾病等。

(三)防护措施

焦虑症是老年人易发的心理疾病。目前，治疗老年焦虑症包括药物治疗和非药物治疗，即心理与环境治疗相结合。具体包括以下几点。

1. 评估焦虑程度

焦虑情绪损害身心健康，严重焦虑会使老年人丧失对生活的信心，加速衰老。当老年人出现症状时，一般应用汉密顿焦虑量表和状态－特质焦虑问卷(State-Trait Anxiety Inventory，STAI)等对老人的焦虑程度进行评估。

2. 心理疏导

(1)改变认知

因为老年人对焦虑症不了解或有不正确的认识，所以相关人员应指导和帮助老年人及其家属了解焦虑的原因、表现及与焦虑症有关的知识，消除或减少老年人对疾病的过度担心和紧张，使他们了解焦虑的性质为功能性而非器质性，能够治愈，从而调

---

① 陈雪萍、缪利英：《养老护理基础》，51～52 页，杭州，浙江大学出版社，2015。

动他们的主观作用。情况严重的，可联合药物治疗，以提高疗效。

（2）放松疗法

鼓励老年人正确、合理地安排工作和生活，适当参加一些社区活动，培养健康的兴趣爱好。指导老年人采取有效的方式自我疏导和自我放松，如分散注意力、缓慢地深呼吸、听音乐等，以缓解紧张情绪。户外运动，如打太极拳、跳健身舞、郊游等也有利于减轻焦虑症状。

（3）支持疗法

缓解老年人的心理问题需要他人的帮助和支持，尤其是亲属的参与更为重要。相关人员要充分理解老年人的焦虑状态，用支持和鼓励的语言给予他们指导和劝解，帮助他们树立治愈的信心，积极面对困难，以恢复他们对环境的适应能力。

3. 提供安全、舒适的环境

为老年人创建安静无刺激的环境，室内光线要柔和，噪声少。针对严重焦虑者，相关人员应将他们单独安置在安全舒适的房间。严重惊恐发作时，应设专人看护，避免发生意外。

4. 药物治疗

目前，临床上应用的药品种类较多，但这些药物的使用都有严格要求，必须在专业医师的指导下进行。重症焦虑症患者应遵医嘱服用药物，并在用药后由专业医师评估药物的效果和观察不良反应。长期服药者，应防止耐药性和药物依赖。

二、老年抑郁症

抑郁是一种复合性的负性情绪体验，以主观的痛苦感为主，表现在个体的情感、心境、认知、生理症状等多方面，如悲伤、失望、社交退缩、食欲下降、厌世、敌意等，是一种以持久的情绪低落或抑郁心境为主要临床表现的精神障碍。抑郁又称情感障碍，常伴有焦虑、身体不适和睡眠障碍等。

老年抑郁症是指首次发病于老年期（≥60 岁），以显著而持久的情绪低落为主要特征，并伴有相应的思维、行为和自主神经功能紊乱等多种症状的综合征，是老年期最常见的功能性障碍之一。高发年龄大部分为 60～70 岁，80 岁以后者少见，其中，女性高发于男性。世界卫生组织的统计显示，抑郁症老年人占老年人口的 7％～10％，患有躯体疾病的老年人中，抑郁症发病率可达 50％，死亡率可达 30％。[①]

（一）原因

老年抑郁症病因目前尚不明确，一般认为，生理因素、心理社会因素、遗传因素

---

① Alexopoulis G. S., "Depression in the Elderly," *Lancet*, 2005(9475), pp. 1961-1970.

和人格因素等都可能对它有一定影响。

1. 生理因素

老年人易患多种躯体疾病，导致体内发生相应的病理生理变化，如高血压、冠心病、糖尿病及癌症等，躯体疾病经久不愈，易继发抑郁性神经症。长期服用某些药物，也易引起老年人的抑郁症。此外，随着年龄增长，老年人机体功能减退，如肾上腺、甲状腺和脑垂体等内分泌功能减退，也会提高患抑郁症的可能性。

2. 心理社会因素

进入老年期，老年人退休后社会地位的改变，家庭矛盾、丧偶等应激事件的发生，导致心理压力增大是诱发老年抑郁症的重要因素。

(1)角色转变

老年人对于退休后的角色转变常常出现心理上的不适应。职业生涯的结束、失去了他人的关注、生活节奏变慢、经济收入减少等，会使老年人产生失落感，并伴有空虚、焦虑、恐惧等情绪。

(2)交际障碍

交往圈子变窄，人际互动减少，缺乏情感支持，也是导致老年抑郁症的常见病因。

(3)亲友离世

老年朋友的离世会加剧老年人对死亡的恐惧，特别是配偶的去世往往给老年人带来较大的精神创伤，从而诱发抑郁症。

3. 遗传因素

抑郁症是在一定遗传背景下，由外部刺激诱发神经环路改变或失调所致的，确切病因尚不明确。抑郁症患者家庭成员的患病率远高于一般人群，说明此病与遗传因素有一定关系。

4. 人格因素

老年抑郁症的发生与个人的人格因素也有一定关系。波斯特(Post)和艾布拉姆斯(Abrams)发现老年抑郁症患者有明显的人格缺陷，与正常老年人相比有突出的回避和依赖人格特征。[1][2] 一般而言，平时性格比较开朗、直爽、热情的人，患病率较低。而性格过于内向，或平时过于好强的人患病率较高，这类老年人在身体出现不适或慢性病久治不愈时会变得心情沉闷，或害怕绝症，或恐惧死亡，或担心成为家人累赘，形成一种持久的精神压力，从而导致抑郁。

---

[1]　Post F.，"The Management and Nature of Depressive Illnesses in Late Life：A Follow-Through Study," *British Journal of Psychiatry*，1972(563)，pp. 393-404.

[2]　Abrams R. C.，Alexopoulos G. S.，Young R. C.，"Geriatric Depression and DSM-Ⅲ-R Personality Disorder Criteria,"*Journal of the American Geriatrics Society*，1987(5)，pp. 383-386.

(二)主要表现

抑郁症患者除有情绪低落、思维迟缓、兴趣减退、精力缺乏、自我评价过低等精神症状外，常常伴有许多躯体症状。具体表现如下。

1. 情绪低落

情绪低落是抑郁症患者的主要临床表现，典型症状为：兴趣减退甚至消失，对前途悲观失望，无助、感到精神疲惫、缺乏动力。轻者表现为抑郁悲观，缺乏愉快感，丧失对生活的乐趣，不愿意参加正常社交、娱乐活动，甚至闭门不出；重者表现为忧郁沮丧、消极厌世、看不到活着的意义。严重者可能产生轻生念头或自杀行为。重度抑郁常表现为晨重夜轻。

2. 思维迟缓

思维迟缓常表现为：反应迟钝，联想困难，自觉思考能力下降，思维内容贫乏，注意力不集中，记忆力减退，严重者无法顺利进行交流。有些患者思考的内容消极悲观，常回忆一些不愉快的往事，痛苦的联想增多，在抑郁心境的背景上无端丑化或否定自己，自我评价下降，出现自责、悲观等厌世情绪。部分患者还会出现妄想，常见的有疑病妄想、被害妄想、贫穷妄想和罪恶妄想等。

3. 意志行为障碍

意志行为障碍常表现为行为阻滞，病情较轻的患者积极性和主动性下降、依赖性强，遇事犹豫不决；病情较重的患者活动减少、社交被动、行动迟缓或卧床时间增多；病情严重的患者日常生活不能自理，基本处于无欲望状态，进一步发展，会不语不动，不吃不喝，对外界完全无动于衷，呈现木僵状态。最危险的病理性意向活动是自杀企图和行为，他们通常比年轻患者态度更坚决，计划更周密。

4. 躯体症状

躯体症状常出现食欲不振、口干、腹胀、便秘、头晕、乏力、胸闷心悸、体重减轻等躯体性焦虑症状。老年人往往对这些症状做出疑病性解释，加重其抑郁情绪。有时这些症状较为突出，掩盖了抑郁心境，易造成误诊，这种症状被称为隐匿性抑郁症。躯体不适以消化道症状最为多见，常导致患者长期反复就诊。

5. 抑郁性假性痴呆

抑郁性假性痴呆即可逆性的认知功能障碍。抑郁性假性痴呆常见于老年人，可出现与痴呆相似的认知功能障碍，主要表现为记忆力减退、注意力障碍、反应时间延长、抽象思维能力差、语言流畅性差、眼手协调等能力减退。患抑郁性假性痴呆的老年人在情绪消沉时，无法回答日期、地点、家人的姓名等简单问题，出现类似痴呆的症状，但这种认知障碍经过抗抑郁治疗可以得到改善。

6. 自杀倾向

自杀是老年抑郁症最危险的症状，是导致抑郁症患者死亡的最主要的原因之一。重度老年期抑郁症患者由于情绪低落、悲观厌世，常常感到生活没有意义，度日如年，内心十分痛苦，容易产生强烈的轻生念头和自杀行为。且老年人一旦决心自杀，比年轻人更坚决、计划更周密，更难防范。

(三)防护措施

1. 评估抑郁程度

老年抑郁评定量表和贝克抑郁量表(Beck Depression Inventory，BDI)可用来进行老年抑郁症的筛查，汉密顿抑郁量表可用来评估老年抑郁的严重程度。

2. 早发现、早诊断、早治疗

尽早识别抑郁症的早期表现，对患者自身的疾病特点、发病原因、发病特征等进行综合诊断，并制订治疗和预防复发的有效方案。

3. 心理干预

(1)建立有效沟通

建立家属、工作人员、老年人之间的有效沟通，注意了解老年人的心理状况，鼓励老年人抒发自己内心的感受，耐心倾听他们诉说，允许他们有充足的反应和思考的时间。在使用语言交流时，避免使用简单、生硬的语言。此外，还应重视非语言沟通，如倾听、抚摸、陪伴等。

(2)阻断负性思考，减轻心理压力

引导老年人树立正确的人生观，正确评价自己的人生，纠正他们对自身的消极评价；引导老年人正确认识疾病，正确对待和处理各种不利的因素，避免不必要的精神刺激。通过列举老年人做过的成功事件、每天活动的良好表现等方式来鼓励、表扬老年人，逐步引导他们建立正确的认知评价，以缓解心理压力。

(3)善于观察

从老年人的情绪变化上发现其心理矛盾和冲突，有针对性地做好心理劝导、解释、鼓励工作。有条件的可组织老年人参加一些老年社会活动或旅游等。

4. 加强与社会的互动

孤独会加重抑郁。对于老年人，尤其是退休后有抑郁倾向的老年人，要鼓励他们多参加社交活动，扩大社交范围，融入社会。同时引导老年人合理安排生活，坚持学习，积极参加力所能及的身体锻炼或娱乐活动，如登山、打太极拳、跳老年舞蹈、旅游等，增加他们对生活的乐趣。

5. 生活方面

(1)保证充足的营养摄入

抑郁症常导致老年人缺乏食欲,加之老年人可能本身体质较差,因此容易出现营养不良。可选择老年人喜爱的食物、少食多餐、陪伴进食等方式,来保障老年人营养的摄入。

(2)改善睡眠状态

指导老年人有规律的生活,合理安排活动与睡眠时间,为老年人制订作息时间表,提供安静、舒适的睡眠环境。必要时遵医嘱给予安眠药物,确保老年人充足的睡眠。

(3)提高自理能力

有些老年人伴有日常生活自理能力下降时,应指导老年人完成日常生活自理,并使他们养成良好的卫生习惯。对于重度抑郁、生活完全不能自理的老年人,要悉心照料。

6. 安全管理

(1)提供安全的环境

做好房间设施的检查,避免将剪刀、绳索、药物、有毒物品等一切危险物品带入房间,杜绝不安全因素。

(2)加强巡视,防范自杀

严重抑郁的老年患者,易出现轻生念头和自杀行为,患者往往计划周全,行事周密,不易被人发现。要密切观察老年人有无自杀先兆。对于有强烈自杀企图者,应派专人看护,必要时给予约束。凌晨是抑郁症患者发生自杀的危险时期,应加强巡视。

7. 药物治疗

近年来,新型抗抑郁药物广泛应用于临床,严格掌握抗抑郁症药物的适应证和禁忌证。谨遵医嘱用药,不可随意增减药量,更不可因药物不良反应而中途停服,以免影响治疗效果。

三、孤独

孤独(loneliness)是一种被疏远、被抛弃和不被他人接纳的情绪体验。老年人的孤独感是一种主观上的社交孤立状态,伴有个人感觉与他人隔离或缺乏接触而产生的不被接纳的痛苦体验。老年人随着年龄增加,身体状况逐渐变差,加上退休、与儿女分居、离婚或丧偶及疾病等因素的影响,社交活动逐渐减少,孤独感随之而生。孤独成为老年人常见的心理健康问题之一。

上海的一项调查发现,60~70岁的老年人中有孤独感的占1/3左右,80岁以上者占60%左右。美国医学家詹姆斯(James)等进行的一项长达14年的调查研究发现:独居、隐居老年人患病概率为非独居、隐居老年人的 1.6 倍，死亡可能性是爱交往者的 2 倍；另一项对 7000 名美国居民长达 9 年的调查研究显示，在排除其他原因的情况下，独居者死亡率和癌症发病率比非独居者高出 2 倍。[①] 因此，老年人的孤独感是不容忽视的社会问题。

(一)原因

老年人产生孤独心理的因素是多方面的，主要包括以下几点。

1. 性格孤僻，不愿意与他人交往

有些老年人比较敏感，行为孤僻，情绪不易外露，做事不够灵活，不容易接受新事物，从而容易产生孤独心理。

2. 退休后远离社会生活

有些老年人无法适应退休之后无所事事的状态，时常感到内心空虚，从退休前的受人尊敬到退休后的无人过问形成心理落差，从而产生失落感和孤独感。

3. 无子女陪伴

无子女或因子女独立而导致老年人无人陪伴，有这类情况的老年人往往缺乏精神慰藉和支持，易产生孤独心理。

4. 体弱多病，行动不便

老年人易患各种疾病，且多呈慢性过程，有些疾病久治不愈，使老年人行动不便，易滋生孤独情绪。

5. 丧偶

丧偶的老年人常会感到情感无处诉说、孤独寂寞，甚至对生活失去信心。

(二)主要表现

1. 极度孤独

存在孤独心理的老年人交际比较被动，在交往中易受他人的影响。他们往往对周围事物漠不关心，很少参与社会活动，整天沉浸在个人的天地里。

2. 情感冷淡

存在孤独心理的老年人精神上萎靡不振，情绪低落或容易激动；常避开别人的目光，缺乏眼神的注视，面部常无表情。

3. 语言障碍

存在孤独心理的老年人主动说话少，时常沉默不语；或不理解别人的语言，无法与人交流；或不用语言表达需求，而是拉着别人的手去取自己想要的东西。

---

① 卢根娣、杨亚娟、李大权：《老年护理》，51 页，上海，第二军医大学出版社，2013。

4. 适应困难

有些存在孤独心理的老年人往往强烈要求保持现状，不肯改变所在环境、生活习惯和行为方式。例如，穿同样的衣服，做同样的活动。在吃饭或做事时，用具的位置固定不变，对变动有明显的焦虑反应。

5. 特殊依恋

存在孤独心理的老年人突然对人反应冷淡，但对某些无生命物体或小动物，如杯子、小鸡等表示出特殊的兴趣，并产生依恋。

(三)防护措施

1. 积极参与社会活动

鼓励老年人多与人沟通和交流，积极而适量地参加各种有益的活动。老年人在活动中要扩大社会交往，消除孤独与寂寞，从心理上获得满足感；或通过参加老年大学，培养广泛的兴趣爱好，增强幸福感和存在价值。

2. 家庭支持

充分认识到空巢老人在心理上可能遭遇的危机。子女从内心深处关心父母，经常回家看望、照顾父母；或通过电话、互联网等进行情感交流。丧偶的老年人独自生活，会感到孤独寂寞，子女应该支持老年人再婚。

3. 社会支持

社会应给予老年人足够的关注和支持，为离开工作岗位且尚有工作能力和学习要求的老年人创造工作和学习的机会。鼓励老年人积极参与社区老年活动室、老年日间服务中心等组织的活动。对于卧病在床、行动不便的老人，应派专人定期上门探望，为老人提供生活照料、心理咨询等服务。

四、自卑

自卑(inferiority)，即自我评价偏低，是一种消极的情感体验。有自卑感的人往往轻视自己，进而出现低落、悲伤等负面心理状态，并伴有自怨自艾、悲观失望等消极情绪。

(一)原因

老年人的自卑心理通常与以下因素有关。

1. 生活能力下降

随着年龄的增加，老年人各种生理功能都有所减退，机体老化易引起生活能力下降，从而导致生活能力下降。尤其是生活不能完全自理的老年人易产生自卑心理。

2. 疾病

多种疾病缠身或慢性疾病导致老年人长期卧床不起，这类老年人易产生孤独、自卑等心理状态。

3. 退休

退休后，老年人因无法很好地适应角色的转变，容易发牢骚、埋怨、指责子女或过去的同事，或是自暴自弃等。

4. 家庭

家庭矛盾或者因家庭经济收入的下降、丧偶等，使老年人自我感觉缺乏尊严，没有愉悦感，导致自卑。

5. 不安全感

老年人因对外界反感、偏见而封闭自己，恐惧外面的世界，也易产生自卑。

(二)主要表现

1. 敏感

有的老年人往往怀疑自己的能力，过分敏感，怯于与人交往，但又自尊心强，希望得到别人的重视，任何负面的评价都会导致其内心产生激烈的斗争。

2. 失衡

有的老年人认同自己的弱势身份，在社会的方方面面都体验不到自身价值，甚至还会遭到他人的厌弃，丧失自我价值体验，陷入恶性的心理体验之中。这种强烈的自卑心理极易导致自杀行为。

3. 情绪化

有的老年人对生活持消极态度，看不到人生的希望，领略不到生活的乐趣，也不敢去憧憬美好的明天；缺少应对能力，当受到不公正的待遇时，往往产生过激言行；当无力应对危机时，有时会选择自残等极端方式表达自己的情绪。

(三)预防措施

1. 保持乐观的生活态度

指导老年人以乐观的态度对待暮年，做到安心处事，性格豁达，不自寻烦恼。劝导老年人遇事不必争强好胜，保持泰然自若、知足而常乐的心态。

2. 日常生活要有规律

督促老年人保持良好作息习惯，起居定时。关心生活不能完全自理的老年人，在不影响健康的前提下，尊重他们原来的生活习惯，尽量满足他们的需要。

3. 增加社会交往

鼓励老年人多参加社会活动，感受他人的喜、怒、哀、乐，丰富生活体验。鼓励老年人通过交往，抒发被压抑的情感，增强生活勇气，克服自卑心理。

4. 为老年人创造良好的社会环境

倡导尊老敬老的社会风尚，为老年人创造良好、健康的社会环境。鼓励老年人做力所能及的事情，挖掘潜能，积极开展琴、棋、书、画、烹饪、缝纫、养殖、栽种及工艺制作等活动，满足老年人自我价值的实现。

五、退休综合征

退休综合征(retirement syndrome)是一种由退休所引发的社会适应障碍，指老年人由于退休后难以适应新的社会角色及生活环境和生活方式的变化，出现孤独、失落、焦虑、抑郁、悲哀、恐惧等消极情绪，或产生偏离常态的行为，甚至引发其他疾病，严重影响身体健康。

有的退休人员会出现不同程度的退休综合征，平时工作繁忙、事业心强、争强好胜的老年人以及毫无心理准备而突然退休的老年人容易患病。平时活动范围广、爱好广泛的老年人则很少患病。大多数老年人经过心理疏导或自我心理调适在一年内能基本恢复，个别需较长时间才能适应，少数老年人可能会转化为严重的抑郁症，或并发其他身心疾病。

(一)原因

1. 思想准备

据调查，半数以上的老年人，退休时没有思想准备，加之缺乏处理个人生活的能力，大部分空闲时间不知如何安排，生活失去规律性和紧张感，易产生孤独、失落、自卑、空虚等心理变化。对退休有充分思想准备的老年人，往往能够坦然地接受并享受退休生活。

2. 职业因素

退休前后生活境遇反差越大，如社会角色、生活环境、家庭关系等的变化，在心理上造成的反差或失落就越大，退休后的适应就越困难。一般而言，退休前为干部的老年人要比退休前为工人的老年人发病率高；退休前没有一技之长，或退休之前有一技之长但在退休后未能找到发挥其特长的老年人，也易出现心理异常反应。

3. 个性因素

老年人不同的性格特点与退休综合征的发生也密切相关。平时工作繁忙、事业心强、好胜且善辩、拘谨且偏激、严谨且固执、人际交往不良、朋友少或没有朋友的老年人患退休综合征的概率较大。相反，平时工作比较清闲，个性比较散漫的人反而不易出现心理异常反应。

4. 兴趣爱好

没有特殊爱好的老年人，退休后失去精神寄托，生活变得枯燥乏味、缺乏情趣，易患退休综合征。退休前有广泛兴趣爱好的老年人，卸下工作重担后，会充分利用闲暇时光享受生活的乐趣，不易出现心理异常反应。

5. 性别因素

通常男性比女性更难适应退休后的各种变化。中国传统的家庭模式是"男主外，女主内"。男性退休后，活动范围由"外"转向"内"，社会角色发生了明显的转换，因而较难维持心理平衡。女性在退休前活动范围更多地倾向于家庭，退休后仍以家庭为主，心理上容易适应。

6. 人际关系

退休后，老年人如果人际交往广泛，喜欢与人沟通，心境比较开阔，就不易出现消极情绪。反之，如果人际交往不良，或者没有朋友则会经常感到孤独、苦闷，情感需要得不到满足，容易引发退休综合征。

7. 文化程度

退休前在专业领域备受尊敬的知识型老年人，退休后心理落差较大，易生失落、沮丧之感。而平时在工作岗位上默默无闻的老年人，退休生活反而轻松，能够较快适应退休后的生活。

(二)主要表现

1. 焦虑

焦虑主要表现为坐立不安、心烦意乱、行为重复、无所适从，偶尔出现强迫性定向行走；对任何事都不满意，做事缺乏耐心、急躁冲动、容易发怒；敏感多疑，对现实不满，经常怀旧，不能客观地评价事物甚至产生偏见，常常怀疑别人的议论是否有意批评自己。

2. 抑郁

抑郁表现为情绪低落、闷闷不乐、郁郁寡欢、沮丧、意志消沉，对未来的生活感到悲观失望，自信心下降，人际关系疏远；行为退缩，兴趣减退，懒于做事。

3. 躯体不适

躯体不适表现为头痛、头晕、心悸、胸闷、腹痛、乏力、便秘、失眠多梦、阵发性全身燥热、全身不适等症状，但未发现任何相关的躯体疾病，或存在某种躯体疾病也不能解释这些症状。

4. 无助、无用、无望感

退休以后社会角色转变，老年人丧失了工作和某些社会地位，进入了人生真正的丧失期，各种社会活动减少，活动范围缩小，缺少认可，易产生孤独、寂寞、无助和无所适从感。随着年龄的增加，老年人的疾病也不断增多，这种悲观无望的情绪会更加突出。

退休综合征形成的因素比较复杂，与个性特点、生活状态和人生观有着密切的关系。

(三)预防措施

1. 调整心态，做好准备

衰老不以人的意志为转移，退休不可避免。这既是老年人应有的权利，也是国家赋予老年人安度晚年的一项社会保障制度。老年人在心理上要充分认识和接受这个事实，做好思想准备，将退休生活视为人生的另一种开始，重新规划生活，做到老有所为、老有所学、老有所乐。

2. 发挥余热，奉献社会

退休后，老年人如果身体健康、精力旺盛，可以根据自己的技术特长和身体状况做一些力所能及的工作。一方面为社会继续做贡献、实现自我价值，另一方面使自己在精神上有所寄托，生活更充实，有利于身心健康。

3. 培养爱好，丰富生活

老年人在退休后可以有意识地培养一些爱好，如书法、绘画、下棋、垂钓、旅游、运动等，既陶冶情操，又锻炼身体，并能从中结交朋友，丰富和充实退休后的生活。

4. 调整心态，积极学习

学习促进大脑的使用，延缓智力的衰退。老年人在退休后可以通过学习新知识，跟上时代的步伐，避免变成"孤家寡人"。

5. 扩大社交，排解孤独

老年人在退休后不要自我封闭，除了保持与旧友的联系，还要主动地去结交新朋友、建立新的人际网络。良好的人际关系可以拓展生活领域，排解孤独寂寞，增添生活情趣。

6. 家庭关爱，社会支持

家庭和社会应给予老年人更多的关注、关心和尊重。退休老年人的生活权益包括精神和物质两方面。家人的陪伴、单位的看望和社区组织的有益于老年人身心健康的活动，如学习、娱乐、游戏、体育活动等，均有助于老年人精神愉快，使他们体会到老有所用。

7. 出现不适，及时就医

老年人出现身体不适、情绪低落时，应该主动寻求帮助，切忌讳疾忌医。患有严重的焦躁不安和失眠的老年人，应遵医嘱用药，不可随意增减药量，或随意更换、停用药物，必要时应在医生指导下接受心理治疗。

六、空巢综合征

"空巢家庭"是指家中无子女或子女成人后因各种原因(求学、工作、结婚等)相继离开，只剩下老年人独自生活的家庭。生活在空巢家庭的老年人常因人际关系疏远、缺乏精神慰藉而产生被分离、被舍弃的感觉，出现孤独、空虚、寂寞、伤感、精神萎靡、情绪低落等一系列心理失调症状，称为空巢综合征(empty nest syndrome)。它属于"适应障碍"，是老年人群的一种心理危机。

据全国老龄委预测，2015—2035 年，我国将进入急速老龄化阶段，老年人口将从2.12 亿增加到 4.18 亿，年均增长 1000 万左右，占比提升到 29%。目前，我国大中城市老年空巢家庭率已达到 70%。[①] 空巢老人已经成为一个普遍的社会现象。

(一)原因

1. 传统观念冲击

许多老年人对子女情感依赖性较强，有"养儿防老"的传统思想，未考虑与子女分开生活，对"空巢"生活没有心理准备。子女因种种原因无法与老年人同住，或长久不探望老人，导致老年人产生孤独、失落、自卑、自怜等消极情绪。

2. 不适应退休生活

老年人对退休后的生活变化不适应，退休后感到生活冷清、寂寞，产生老而无用感和孤独感。

3. 性格因素

老年人由于本身性格原因，对生活兴趣索然，缺乏独立自主、重新规划晚年美好生活的信心和勇气。

(二)主要表现

"空巢"老年人存在生活无人照料、生病无人过问、缺乏精神安慰、孤独寂寞等一系列问题，特别是高龄、独居、体弱多病的空巢老年人，表现更为明显。

1. 消极情绪

子女离家之后，老年人多年来的生活习惯被打破，从紧张有规律的生活状态，转入松散的、无规律的生活状态，如果无法很快适应，就容易出现情绪不稳、烦躁不安、消沉抑郁等不健康心理状态。在行为方面，表现为行为退缩，兴趣减退，不愿参加任何活动，不愿主动与人交往。

---

① 基金会中心网：《中国基金会发展独立研究报告(2016)》，84 页，北京，北京联合出版公司，2016。

2. 孤独悲观

老年人一旦出现"空巢"，会在情感上和心理上失去支持，对自己的存在价值表示怀疑，感到寂寞和孤独，陷入无趣、无欲、无望、无助的状态，精神萎靡、抑郁焦虑，甚至出现自杀的想法和行为。

3. 躯体症状

受"空巢"影响，老年人产生的不良情绪可能导致一系列的躯体症状或疾病，如失眠、早醒、头痛、乏力、睡眠质量差、食欲不振、心慌气短、消化不良、心律失常，甚至患高血压、冠心病、消化性溃疡等疾病。

(三)防护措施

1. 正视"空巢"，调整生活重心

随着竞争压力和人口流动性的增加，年轻人多选择离开家庭来应对竞争。老年人要提前做好面对"空巢"的心理准备，调整生活重心和生活节奏，学会独处，通过多种方式寻求精神寄托，如阅读与健康有关的书籍，转移注意力，适应"空巢家庭"生活。

2. 夫妻相携，重建家庭关系

老年人在子女离开后，应及时调整家庭关系的重心，由纵向的亲子关系转为横向的夫妻关系，花更多的时间和精力去关心、体贴、照顾对方，培养共同的兴趣与爱好，一同参与文娱活动或公益活动，增添新的生活乐趣。同时，加强与亲友之间的社交联系，转移对子女的依恋。对离异或丧偶的老年人，要鼓励他们重新组建家庭。

3. 培养爱好，丰富晚年生活

清闲无事做，易使人产生失落感、抑郁感，导致心理障碍。因此，老年人应多与外界交流，培养适当的兴趣爱好，如郊游、打球、阅读、写作、绘画等，丰富生活，开阔视野、陶冶情操，缓解孤独和思念情绪。

4. 精神赡养，体现子女关怀

空巢期心情抑郁、惆怅孤寂的老年人最重视的还是家庭和亲情，子女在提供物质关怀的基础上，应注重精神赡养。多与父母交流，生活上多予以照顾，是对孤独和空虚老年人最大的安慰。

5. 对症下药，心病重在医心

空巢综合征比较严重的老年人，如存在严重的心境低落、失眠、抑郁等有多种躯体症状或有自杀念头和行为者，应及时接受规范的心理或药物治疗。

6. 政府扶持，提供社会支持

深入贯彻《中华人民共和国老年人权益保障法》，充分发挥社会支持系统，维护"空巢老人"合法权益。政府倡导建立家庭扶助制度，制定针对空巢老年人的特殊救助制度，把帮扶救助重点放在空巢老年人中的独居、高龄、女性、农村老年人等群体上。

七、高楼住宅综合征

高楼住宅综合征（high-rise residential syndrome）是指因长期居住于城市的高层闭合式住宅，很少与外界接触或到户外活动，而引起一系列生理和心理异常反应的一组综合征。高楼住宅综合征多发生于退休后久住高楼且深居简出的老年人和长期居住在高楼行动不便或不愿外出的高龄、独居老年人。

（一）原因

随着城市经济的发展、城市人口的增加和城市化进程的加快，城市家庭逐渐形成独门独户、邻里相见不相识的局面。长期居住在城市高层的老年人，由于上下楼不方便，减少了户外活动的次数，与外界沟通减少，易引起孤独、空虚、无助的情绪，久之出现高楼住宅综合征。

（二）主要表现

1. 生理方面

生理方面主要表现为四肢无力、脸色苍白、体质虚弱、消化不良、周身不适等，肥胖症、冠心病、高血压、糖尿病和骨质疏松症等患病率增加。

2. 心理方面

心理方面主要表现为性情孤僻、精神空虚、无所事事、情绪不稳、烦躁不安、注意力不集中、焦虑、忧郁等，严重时可因抑郁症加重而产生自杀念头或行为。

3. 社会方面

社会方面主要表现为不愿意或不能与邻居往来，不想参加老年团队的活动，不愿意与朋友相处，缺乏融入社会而自我封闭，对外界适应能力越来越差，有一系列生理和心理上的异常反应。

（三）预防措施

1. 增加人际交往

鼓励独居高层的老年人经常到左邻右舍走动、聊天，以增加相互了解的机会，增进友谊，开阔胸怀，调适心理；或根据身体状况，引导独居高层的老年人积极参与社区活动，这样既增进友谊，又锻炼身体，消除因居住高楼而不利于人际交往的弊端。

2. 加强心理疏导

引导老年人保持良好心态，消除或减少老年人对疾病的过度紧张和担心，及时自我调节。对老年患者及时给予心理辅导和治疗，严重抑郁或有自杀倾向的患者应遵医嘱用药，并设专人看护，避免不良后果发生。

3. 重视户外活动

建议居住高楼的老年人根据自己的健康状况和爱好，每天下楼到户外活动 1～2
次，选择适宜的运动项目，如散步、健身舞、太极拳等，呼吸户外的新鲜空气，增加
活动量。锻炼地点宜选择在公园、绿化带或林间，同时要注意运动适量，循序渐进。

4. 保持室内空气流通

每天应尽量保持一定的开窗时间，使室内空气处于流通状态，保持新鲜清洁，改
善空气质量。

第三节
老年人心理健康的维护和促进

影响老年人心理健康的因素是多方面的，既有生理因素、心理因素，也有社会因
素、家庭和个人因素。因此，维护和促进老年人的心理健康，一方面，老年人要调整
心态，积极面对生活；另一方面，家庭、社会等各方面要密切配合。

一、维护和促进老年人心理健康的原则

老年人心理健康的维护和促进，是一项复杂的工作，需要遵循一定原则。

(一)适应原则

心理健康强调人与环境的协调、适应状态。环境包括自然环境和社会环境。适应
除被动的顺应和妥协外，还是积极意义上的主动调节和发挥潜能。老年人要积极、主
动地调节自身和环境，避免环境中的不良刺激，学会协调人际关系，追求心理的最佳
状态，维护和促进身心健康。

(二)整体原则

人是生理、心理、社会、文化、精神相统一的有机整体，任何一方面的功能变化
都可能导致其他方面的改变。因此，在维护老年人心理健康时，应从整体出发，注重
身心统一。只有让老年人达到生理健康，适应社会，才能有助于老年人的心理健康。

(三)系统原则

人与自然、社会、文化相互作用和相互影响。因此，维护和促进心理健康要考虑到人既是生物的人、社会的人，又是具有自我意识、善于思考、情感丰富、充满内心活动的人，而人所生活的环境也是一个历史发展的综合体。只有从自然、社会、文化、道德、生物等多方面、多角度、多层次剖析，才能达到内外环境的协调与平衡。

(四)发展原则

人和环境都是发展变化的，老年人在不同环境中和不同身心状况下，其心理健康状况不是静止不变的，而是动态发展的。因此，维护和促进老年人的心理健康，不仅要了解他们目前的心理健康水平，而且要重视他们的经历，动态把握和促进其心理健康。

二、维护和促进老年人心理健康的措施

(一)加强老年人自身的心理保健

1. 指导老年人树立正确的健康观

老年人过度担心自己的疾病和不适，易导致神经性疑病症、焦虑、抑郁等问题，从而加重疾病和躯体的不适，对健康十分不利。因此，要指导老年人树立正确的健康观，采取适当措施寻求医生的帮助，使他们保持积极乐观的态度，养成健康的生活方式。

2. 指导老年人树立正确的生死观

死亡是生命的自然结果，要指导老年人树立正确的生死观，使他们认识到生、老、病、死是人生的自然规律，克服对疾病和死亡的恐惧，以无畏的勇气面对将来生命的终结，从而更好地珍惜生命，找到生活的意义和乐趣。

3. 指导老年人做好退休的心理调适

退休是人生一个正常的、自然发生的过程，退休必然会带来社会角色、地位、人际关系的变动。因此，要指导老年人做好充分的心理准备，正确看待退休后的生活；鼓励老年人重新建立生活方式，培养生活情趣，保持人际交往，根据自己的兴趣爱好，参加各种社会活动。

4. 鼓励老年人勤用脑

脑力活动可以刺激脑细胞不断接收信息，有利于改善脑部血液循环，延缓脑的衰老和退化。对老年人的视、听、嗅、味、触的器官进行适当的刺激，可增进其感知觉

功能，提高记忆力、智力等认知能力，减少老年期痴呆的发生。适当的学习还可满足老年人的精神需要，增长他们的知识，活跃他们的思维，开阔他们的眼界，有益于他们的身心健康。

5. 培养老年人良好的生活习惯

指导老年人保持生活闲适而有规律，起居有常，劳动有度，戒烟限酒，按时作息；坚持适量的运动，如打太极拳、跳健身舞等。这些健康的生活方式有助于改善老年人的体质，延缓器官的老化。鼓励老年人多参加社会活动，增加人际交往，将有利于老年人调适心理，减轻孤独、抑郁或失落的情绪。

(二)指导家庭成员维护老年人的心理健康

1. 处理好老年人与家人的代沟问题

在中国传统文化中，老年人处于家庭中的核心地位，起着主导作用。但是，老年人与子女在思想感情、价值观念、生活习惯等方面存在差异，容易形成"代沟"。因此，老年人要正确面对"代沟"，不可固执己见，应善于倾听子女的意见和建议，与子女互相包容，求同存异。子女要赡养并尊重老人，主动与他们沟通，维护老年人的尊严。

2. 促进家庭成员相互沟通

家庭是老年人晚年生活的主要场所，和睦的家庭气氛能使人精神放松，有利于老年人健康长寿。鼓励老年人主动调整自己与家庭成员的关系，正确处理家庭矛盾，营造轻松和谐的家庭气氛。家庭成员要经常与老年人沟通，主动帮助老年人适应老年生活，积极为其衣、食、住、行创造条件。

3. 认真对待老年人再婚问题

和谐的婚姻对老年人至关重要，良好的夫妻关系是老年人幸福生活的保障。丧偶往往会对老年人的身心健康造成很大的影响，丧偶老年人的再婚问题是家庭中面临的难题之一。子女应正确看待老年人的再婚问题，理解老年人的需求，给予老年人宽容的再婚环境，使老年人晚年不孤单。

(三)改善和加强社会对老年人心理健康的服务

1. 积极倡导尊老敬老的社会风气

尊老敬老是中华民族的传统美德，社会应加强宣传教育，大力倡导尊老、爱老、敬老的社会风气，促进社会和谐、稳定发展。年轻人应学会谦让和尊重老年人，从身心上去关心、体贴和照顾老年人。

2. 进一步完善法律法规

我国于2012年修订了《中华人民共和国老年人权益保障法》，在"家庭赡养与扶养"一章中明确规定："家庭成员应当关心老年人的精神需求，不得忽视、冷落老年人。"特别强调"与老年人分开居住的家庭成员人，应当经常看望或者问候老年人"。这表明我国重视老年人的社会保障，维护老年人的合法权益，为他们安度晚年提供法律保障。

3. 充分发挥社会支持系统的作用

老年人心理健康的维护需要政府、社会、社区、邻里、家庭、亲友等的共同努力，建立一个广泛的社会支持系统，如养老院、老年公寓、老年大学、老年活动中心等，并提供社会保险、医疗服务等，为老年人提供良好的社会环境，营造宽松、愉快的社会氛围，满足老年人的物质和情感需求。

三、老年人积极心理素质的养成

(一)积极心理学概述

肯农·谢尔登(Kennon M. Sheldon)和劳拉·金(Laura King)给出了积极心理学的定义，即积极心理学是利用心理学目前已比较完善和有效的实验方法与测量手段，来研究人类的力量和美德等积极方面的一个心理学思潮。积极心理学倡导者是美国著名心理学家马丁·塞利格曼(Martin E. P. Seligman)。积极心理学主张以人的积极力量、优势和美德为研究对象，强调心理学不仅要帮助处于某种逆境条件下的人们知道如何求得生存和发展，而且要帮助那些处于正常境况下的人们学会怎样建立起高质量的个人生活与社会生活。有学者表示："积极心理学能够用来打开老人们的幸福大门。我国相关的研究专家和学者，要积极应用积极心理学将老年朋友经常出现消极心态转换成积极心态，经过挖掘发挥老年朋友的固有资源让他们的生活变得更加幸福和积极。"[1]

(二)老年人积极心理的意义

随着年龄的增长，人到中年之后各器官的功能开始退化，老年人心理健康状况良好，能与外部环境适应、协调、人际关系和谐，善于调适自己的负面情绪，则老化现象大大降低，并表现出积极精神面貌。

1. 积极心理可以提高老年人认知意识

积极心理学的原理就是发扬、聚合积极心理因素，抑制、化解消极心理因素，以开发人的发展潜力，求得人生的美满幸福。积极心理可以启发老年人的积极认知意识，化解老年人的消极心理，帮助他们更好地认识生命的价值，从而实现新的开端。[2]

2. 积极心理可以促进老年人行为活动

退休的老年人普遍会感到空虚、孤独、生活没有目标、精神没有寄托。积极心理

---

① 徐凡弟：《积极心理学理论在城市老年教育发展中的应用》，载《广西广播电视大学学报》，2019(2)。

② 周宁：《积极老龄化视角下积极心理学的研究》，载《养生保健指南：医药研究》，2015(12)。

可以帮助老年人打开心扉，使他们更加积极地参与到各种社会活动中去，与社会保持交流，重新培养自己的兴趣爱好，提高对新鲜事物的接受能力，积极创造生活乐趣。

3. 积极心理可以增进老年人情绪培养

积极心理可以帮助老年人发掘、聚合积极因素，抑制和化解消极因素。积极心理如同不良情绪的转化器，可以及时屏蔽、转换、消化消极情绪，转而趋向积极情绪。面对压力事件时，处于积极情绪状态的人更不易生病；对于老年慢性病人，拥有积极情绪的人更愿意接受医生的建议，配合医生治疗并进行锻炼。

4. 积极心理有助于老年人疾病防治

随着身体机能的退化，疾病成了影响老年人寿命的主要因素。空虚、孤独是影响老年人心理健康的重要因素，容易导致老年人急躁易怒、情绪焦虑，甚至引起老年抑郁症。积极的心理状态可以有效地帮助老年人调节情绪，缓解焦虑，改善睡眠，对生命和生活充满信心和希望，积极主动配合治疗。[1]

(三)老年人积极心理的养成

老年人积极心理的养成，主要体现在以下几个方面。[2]

1. 提高积极的心理认知能力

目前，我国对于老年人心理健康的研究多从防治心理障碍与疾病的角度出发，而忽视老年人积极心理素质的塑造。因此，关注老年人心理健康的状态，强化积极心理的价值观，使老年人认识到心理健康问题是每个人、每个阶段都会遇到的问题，指导老年人积极地去获取心理卫生知识，参加心理调适活动，通过积累和发展积极力量摆脱心理问题和行为问题。

2. 培养积极的人格特质

人格是构成一个人的思想、情感及行为的特有的统合模式。积极人格建设是积极心理学理念下的新型心理健康教育的目标与核心所在。近年来，积极心理学研究者对美德进行研究时发现，人类共同拥有六大类美德：智慧、节制、公平、勇气、人道和超越。包括二十四项品格：创造力、好奇心、思维开放性、洞察力、好学、宽恕、谦虚、审慎、自我控制、公平、公民精神、领导力、勇敢、坚韧、正直、活力、善良、社会智能、爱、灵性、感恩、幽默、希望以及欣赏美和卓越。积极心理学认为，每个人都拥有这二十四项品格，只是每个人在每项品格上发挥的优势不同。因此，要指导老年人学会发现自身的潜能和优势，培养和发展其积极品质，减轻老年人因机体衰老、

---

① 张璞、郭嘉平：《老龄化背景下积极心理对老年人心理健康的影响》，载《运动》，2018(4)。
② 王福臣、于涛：《基于积极心理学视角下的老年人心理健康及调适》，第20届世界老年学与老年医学大会·中韩论坛论文集，首尔，2013。

孤独、社会认同感降低等带来的负性情绪，使他们建立自尊、自信的老年生活。

3. 体验积极的情绪状态

积极的情绪体验有助于提高人的身心健康。目前，研究者越来越多地将主观幸福感作为心理状况的重要指标。主观幸福感是指个体根据自定的标准对其生活质量进行整体性评价。主观幸福感可以促进老年人认知的发展，提高老年人对消极事件的应对能力，增强他们对周围环境的适应力。老年群体主观幸福感同社会、家庭生活密切相关。因此，要充分重视老年群体的教育，加强老年人的积极心理和核心价值观，引导老年人树立终身学习观念，鼓励他们在积极认识社会的同时，积极地适应环境，学会健康、快乐地生活。

4. 建构积极的社会系统

积极心理学理论认为，人的经验、潜力是在社会、组织、社区、家庭等系统中体现的。针对老年人的心理问题，要用系统和全面的方式，充分挖掘和利用一切资源，构建积极、完善的老年人心理健康的社会支持系统，充分发挥这种系统的作用，来关心、照顾老年人的身心健康。例如，结合现代教育技术和资源优势，聚合有关学习资源，提供专业技术服务，发挥社区老年教育的功能等，通过不断提升老年人受教育水平，全力满足老年人的需求。

思考题

1. 老年人心理健康的标准是什么？

2. 老年人常见的心理问题有哪些？

3. 如何维护老年人的心理健康？

4. 请以你身边的老年人为对象，总结他们已有或潜在的心理问题，并制定合理的预防措施。

参考文献

1. 刘军英. 老年护理[M]. 北京：中国中医药出版社，2018.

2. 王燕，高静. 老年护理学[M]. 北京：中国中医药出版社，2016.

3. 王艳梅. 老年护理学[M]. 3版. 北京：人民卫生出版社，2018.

4. 李小鹰. 老年医学[M]. 北京：人民卫生出版社，2015.

第四章

老年生理健康教育

本章导读

　　人体的衰老是正常的生命过程。本章介绍了老年生理健康的标准、评估方法以及影响老年生理健康的因素，重点介绍了老年期生理老化及相应特征，详细介绍了老年常见病及其防治措施，为老年人提高自身健康认识、养成健康的生活方式和行为习惯奠定了生理学基础。

第一节
老年生理健康概述

一、生理健康的概念

　　生理健康是以生物学规律为基础，用来反映人身体状况的指标。具体指征为身体各器官组织结构完整、发育正常、功能良好，各项生理生化指标正常，没有疾病和虚弱的状态。

　　生理健康的意义体现在以下三个方面。第一，生理健康最基本的要求是主要生命体征(体温、脉搏、呼吸、血压)和身高、体重等处于正常状态。第二，生理健康无法准确量化。由于人体的复杂性，可量化的标准很难完全表达生命健康的确切状态。第三，生理健康存在个体差异。不同个体的生理健康状态会呈现不同的特征，同一个体在不同阶段也会呈现不同的特征。

二、老年生理健康的标准

(一)世界卫生组织标准

世界卫生组织对人体健康给出了具体标准。
①有充沛的精力，能从容不迫地担负日常生活和繁重的工作，而且不感到过分紧张疲劳。
②处事乐观，态度积极，乐于承担责任，事无大小，不挑剔。
③善于休息，睡眠好。

④应变能力强，能适应外界环境中的各种变化。

⑤能够抵抗一般性感冒和传染病，没有器质性疾病。

⑥体重适当，身体匀称，站立时头、肩、臂位置协调。

⑦眼睛明亮，反应敏捷，眼睑不易发炎。

⑧牙齿清洁，无龋齿，不疼痛，牙龈颜色正常，无出血现象。

⑨头发有光泽，无头屑。

⑩肌肉丰满，皮肤富有弹性，走路轻松有力。

世界卫生组织提出机体健康状况用"五快"来衡量，具体如下。

①食得快：吃饭不挑食，不偏食，吃主餐时津津有味。

②便得快：能畅快地排泄大小便，且感觉轻松自如，在精神上有一种良好的感觉，便后没有疲惫感。

③睡得快：上床后能够快速入睡，睡眠舒畅；醒后头脑清醒，精神饱满。

④说得快：说话流利，头脑清楚，思维敏捷，没有词不达意的现象，且中气充足，心肺功能正常。

⑤走得快：行动自如、协调，迈步轻松、有力，转体敏捷，反应快速，躯体和四肢状况良好，精力充沛、旺盛。

(二)国内标准

中华医学会老年医学学会于 1982 年提出了我国健康老年人的五条标准，并于 1995 年、2013 年进行了修订。目前，最新标准是国家卫健委于 2022 年发布的《中国健康老年人标准》，该标准提出，中国健康老年人应满足以下要求。

①生活自理或基本自理。

②重要脏器的增龄性改变未导致明显的功能异常。

③影响健康的危险因素控制在与其年龄相适应的范围内。

④营养状况良好。

⑤认知功能基本正常。

⑥乐观积极，自我满意。

⑦具有一定的健康素养，保持良好生活方式。

⑧积极参与家庭和社会活动。

⑨社会适应能力良好。

三、老年生理健康的评估

老年生理健康的评估包括健康史采集、体格检查、功能状态评价和实验室检查。

(一)健康史采集

老年人健康史采集主要包括老年人目前和既往的健康状况以及影响健康状况的有关因素、自己对健康状况的认识和反应、日常生活和社会生活的能力等。健康史采集是健康评估的基础，内容如下。

1. 基础资料

基础资料包括姓名、性别、年龄、民族、职业、籍贯、婚姻状况、文化程度、家庭住址、联系方式、经济来源等。针对住院老年人，应当采集其住院时间及记录时间、住院方式、疾病诊断等信息。

2. 生理健康状况

采集老年人最突出、最明显的健康问题，包括健康问题的发生时间、主要症状、伴随症状、发展演变过程、处理措施及效果，以及健康问题对老年人造成的影响。

3. 既往健康状况

老年人既往病史会影响目前的健康状况，所以在健康史采集中要详细了解老年人的既往病史。询问老年人曾患何种疾病，治疗及恢复情况，有无手术史、外伤史、食物及药物过敏史。

4. 目前用药情况

评估目前用药的药物名称、时间、剂量、效果和不良反应，评估老年人的健康用药知识和自我保健能力。

5. 成长发展史

成长发展史包括生长发育史、月经史、婚姻史、生育史等。

6. 家族健康史

了解被评估老年人直系亲属及其配偶的健康状况，以明确遗传、家庭及环境等相关因素对健康的影响。

7. 日常生活活动能力

评估老年人的日常生活能力、生活(行为)方式和兴趣爱好，了解老年人的功能状况及其危险因素。

(二)体格检查

老年人的体格检查方法与年轻人的体格检查方法虽差别不大，但应考虑老年人的生理特点和疾病的影响。

1. 一般情况检查

(1)身高、体重

测量老年人的身高、体重。50岁以后人的身高开始降低。随着年龄的增长，人的体重逐渐增加，65～75 岁达高峰，而后随着肌肉和脂肪组织的减少，体重开始下降。

（2）智力、意识形态

意识形态主要反映老年人对周围环境的认识和对自己所处状况的自我识别能力。测定老年人的记忆力和定向力，有助于早期认知障碍的诊断。

（3）营养状况

评估老年人每日活动量、饮食状况及有无饮食限制。成人营养状况常用身体质量指数、腰围、腰臀比、体脂含量和标准体重等指标来判断。适用于 65 岁以上老年人的简易营养状况评估量表（Mini Nutritional Assessment，MNA），简单、可靠、快速和无损伤。

2. 生命体征检查

生命体征包括体温、脉搏、呼吸、血压。正常老年人体温、脉搏、呼吸、血压参考值如下。

体温：36.7～37.1℃；

脉搏：60～100 次/分；

呼吸：16～25 次/分；

血压：（90～140）/（60～90）mmHg。[①]

3. 体表检查

（1）皮肤检查

老年人皮肤弹性减弱、变薄、松弛、皱纹加深，皮肤表面失去光泽、干燥、出现色素沉着等。另外，老年人皮肤感觉迟钝，主要表现为触觉、痛觉和温度觉减弱；敏感性降低，表现为刺伤或撞伤后缺乏感觉。

（2）头、面部检查

头、面部检查包括对毛发、眼睛与视力、耳与听力、鼻与嗅觉、口腔的检查。随着年龄增长，老年人毛发变为灰白色，发丝变细，伴有脱发，头发变稀疏；眼球凹陷，泪液分泌减少，视觉功能下降，出现老视等；外耳道皮肤萎缩干燥、腔道变宽，对高音量或噪声易产生焦虑；鼻黏膜萎缩变薄、鼻腔干燥，出现鼻塌陷、下垂；口腔黏膜苍白、干燥，味觉功能减退，牙齿变黄。

（3）胸部检查

胸部检查包括对乳房、肺以及心脏的检查。老年女性乳房下垂甚至平坦；肺部检查的重点是查看有无异常呼吸音和肺气肿；心脏检查的重点是查看有无心脏杂音、心脏扩大、心肌肥厚等。

（4）腹部检查

老年人腹部皮下脂肪堆积，腹壁肌肉松弛，肠功能减退。腹部检查包括胃肠道听

---

① 周立平、杨雪琴、冷育清：《老年护理》，37 页，武汉，华中科技大学出版社，2015。

诊、脾脏触诊、直肠指诊，以初步确定腹部有无肿块、前列腺是否肥大等。

(5)神经系统检查

运动神经和交感神经对神经冲动的传导随年龄增长而减慢，从而导致老年人对外界反应迟钝，协调能力下降；老年人交感神经和副交感神经随年龄增长发生退行性改变，导致自主神经功能紊乱；老年人深部反射一般偏弱，肱二头肌反射、肱三头肌反射仍较灵活，膝反射减退，部分老年人甚至跟腱反射消失；老年人感觉功能逐渐减退，视、听、嗅、味、触、冷热感觉普遍降低。

(6)脊柱四肢检查

脊柱四肢的检查主要包括关节及其活动范围、水肿等情况，检查有无疼痛、畸形、运动障碍，检查方法以视诊和触诊为主。老年人由于软骨变性和骨质增生，关节退化，关节腔狭窄，表现为关节活动受限，肌肉收缩力减弱，运动功能减退，调节能力减弱。

(7)泌尿生殖系统检查

老年男性前列腺逐渐发生组织增生，增生组织引起排尿阻力增大，出现排尿困难。老年人膀胱容量减小，触诊时难以检查到膨胀的膀胱。老年女性外阴逐渐萎缩，阴道变短变窄，宫颈萎缩变小，子宫及卵巢缩小。

(三)功能状态评价

功能状态评价有助于判断功能的缺失程度。功能状态评价的方法有观察法和自述法，评价内容包括日常生活活动能力、功能性日常生活活动能力、高级日常生活活动能力。

1. 日常生活活动能力

日常生活活动(activity of daily living，ADL)能力是老年人最基本的自理能力，是老年人自我照顾、从事每天必需的日常生活的一种能力，如衣、食、住、行、个人卫生等。基本日常生活活动能力的评价最常用的评价工具为日常生活活动能力量表。

日常生活活动能力量表

日常生活活动能力量表(见表 4-1)是由美国的劳顿和布罗迪(Brody)于 1969 年制定的。日常生活活动能力量表的得分以能否独立完成各项活动功能和所需帮助的类型为依据，主要用于评定被试者的日常生活活动能力。日常生活活动能力量表共 14 项，分为两部分：第一部分是躯体生活自理量表，共 6 项，包括如厕、进食、穿衣、梳妆、行走和洗澡；第二部分是工具性日常生活活动能力量表，共 8 项，包括打电话、购物、备餐、做家务、洗衣、使用交通工具、服药和自理经济。量表分为 4 个等级：一是完全可以自己做；二是有些困难；三是需要帮助；四是完全不能自己做。评价标准：总分最低 14 分，最高 56 分；大于 14 分表示有不同程度的功能下降；凡有 2 项或 2 项以上≥3 分，或总分≥22 分，表示功能障碍明显。

表 4-1　日常生活活动能力量表

项目	等级(根据实际情况打圈)			
如厕	1	2	3	4
进食	1	2	3	4
穿衣	1	2	3	4
梳妆	1	2	3	4
行走	1	2	3	4
洗澡	1	2	3	4
打电话	1	2	3	4
购物	1	2	3	4
备餐	1	2	3	4
做家务	1	2	3	4
洗衣	1	2	3	4
使用交通工具	1	2	3	4
服药	1	2	3	4
自理经济	1	2	3	4

注：1表示完全可以自己做；2表示有些困难；3表示需要帮助；4表示完全不能自己做。

2. 功能性日常生活活动能力

功能性日常生活活动(instrumental activity of daily living，IADL)能力是老年人独立生活的能力，如购物、家庭清洁、使用电话、洗衣、做饭、使用交通工具、服药、处理财务等。

3. 高级日常生活活动能力

高级日常生活活动(advanced activity of daily living，AADL)能力是老年人较高级、较复杂的参与社会生活的能力，如主动参加社交、进行娱乐活动、从事职业活动等。

(四)实验室检查

实验室检查参考值是判断老年人属于正常或异常的标准，是诊断老年人生理健康的重要依据。

1. 常规检查

(1)血常规

目前，国内尚无60岁以上老年人的红细胞(RBC)、血红蛋白(Hb)及红细胞比积正常值的统一标准。一般认为，这些指标随年龄增长而略有下降，但仍在成年人正常值范围内。

（2）尿常规

老年人尿蛋白及尿胆原与年轻人无明显差异。老年人尿沉渣白细胞计数要求大于20/HP 有临床意义，老年人中段尿细菌培养菌落计数的判断标准：男性不小于10^3/mL，女性不小于10^4/mL。

（3）血沉

老年人血沉随年龄增长而加快，一般认为老年男性血沉上限为 24.1mm/h，老年女性上限为 34.4 mm/h。

2. 生化检查

（1）电解质

老年人血清钾、钠、氯、镁与中青年人无差异，钙、磷有增龄性降低。

（2）血脂

血清总胆固醇（TC）和甘油三酯（TG）随增龄发生变化，男性 40～50 岁达到高峰，女性 50～60 岁达到高峰，以后逐渐减低；极低密度脂蛋白（VLDL）和低密度脂蛋白（LDL）随增龄而变化，40～50 岁达到高峰，以后逐渐减低；高密度脂蛋白（HDL）随增龄而降低。

（3）血糖

大部分研究认为，空腹血糖无年龄和性别差异，老年人空腹血糖和随机血糖范围增高和增宽。

（4）非蛋白氮类

血清肌酐（Cr）无增龄性变化，血尿素氮（BUN）随增龄参考值上限变宽（3.3～9.9 mmol/L），血清尿酸（UA）随增龄而略有升高，男性上限为 422 μmmol/L，女性上限为 381 μmmol/L。

3. 功能检查

（1）肝功能检查

老年人由于白蛋白合成减少，血清白蛋白随增龄而降低，一般下降 10%；α1 球蛋白、α2 球蛋白、β 球蛋白和 γ 球蛋白随年龄增长而升高。谷丙转氨酶、谷草转氨酶及胆红素无增龄性变化。

（2）肾功能检查

老年人肾小球滤过率随增龄而降低，肾脏浓缩功能随增龄而减退。

（3）肺功能检查

老年人肺换气功能降低，导致肺活量、1 秒用力呼气量略有降低。二氧化碳分压、血液 pH、HCO_2^- 浓度无增龄性变化。老年人氧分压正常低值为 70 mmHg（9.33 kPa），低于此值应视为异常。

（4）内分泌功能检查

内分泌功能检查包括甲状腺功能检查、肾上腺功能检查、性功能检查。

4．其他检查

（1）影像学检查

常用的影像学检查方法有 X 射线检查、超声检查、计算机层析成像（computerized tomography，CT）和磁共振成像（magnetic resonance imaging，MRI）等。

（2）心电图检查

通过心电图检查可诊断心律失常、心肌缺血、心肌梗死等。

（3）内镜检查

常用的内镜有胃镜、食管镜、结肠镜、腹腔镜、纤维支气管镜等。内镜检查可辅助诊断老年人消化性溃疡、胃肠道疾病、泌尿系统疾病、呼吸系统疾病等。

四、老年生理健康的影响因素

身体的健康是个体生理机能和其生活、工作环境处于一种相对稳定的平衡状态，这种平衡一旦被破坏，将会导致疾病的产生。根据生理健康的整体观念，影响健康的因素可以归结为四大类，即生物学因素、环境因素、卫生服务因素、行为与生活方式因素。

（一）生物学因素

生物学因素包括遗传、病原微生物和个人生物学特性。

1．遗传

已知人类的遗传性缺陷和遗传性疾病近 3000 种（约占人类各种疾病的 1/5）。某些遗传内在缺陷、变异、老化也可导致人体发育畸形、代谢障碍、内分泌失调和免疫功能异常等，一些疾病的发生与遗传有关，如高血压、糖尿病、肿瘤等。

2．病原微生物

从古代到 21 世纪初，人类死亡的主要原因之一是病原微生物引起的传染病或感染性疾病，随着医学模式的改变，行为和生活方式因素取代了生物学因素。

3．个人生物学特性

个人生物学特性包括年龄、民族、性别、形态和健康状况等。不同的人处在同样的危险因素下，对健康的影响也有差别。在社区人群中，特定人群特征，如年龄、民族、性别、对疾病的易感性、遗传危险性等，也是影响该社区健康水平的生物学因素。

(二)环境因素

生活在自然和社会环境中，人的健康问题与环境密切相关。1992 年世界卫生组织环境与健康委员会的报告提出，将维护和促进健康放在环境与发展应该关注的中心。世界卫生组织指出健康与环境的整合将是达到持续发展的当务之急。环境分为自然环境和社会环境，二者相互作用，共同影响老年人生理健康。

1. 自然环境

自然环境包括阳光、大气、水、气候、土壤等，是人类赖以生存以及人类健康的物质基础。保持自然环境与人类的和谐，对维护和促进健康有着十分重要的作用。研究称，有益于健康的居住环境比有效的医疗服务更能促进健康，而自然环境恶劣、营养匮乏、卫生条件差容易导致传染病、寄生虫病和地方病的流行。

2. 社会环境

社会环境涉及社会制度、法律法规、经济水平、文化教育、人口状况和科技发展等诸多因素，良好的社会环境是老年人健康的根本保证。社会制度确定了与健康相关的政策和资源保障，法律法规确定了对老年人健康权利的维护，经济水平决定了与健康密切相关的衣、食、住、行，文化教育决定了老年人的健康观以及与健康相关的风俗、习惯等，人口状况也会对健康造成影响，科技发展决定了老年人的劳动强度、方式等。

(三)卫生服务因素

卫生服务也称健康服务，1977 年，世界卫生组织提出了"让人人享有卫生保健"的战略目标，得到了国际社会的认可。我国卫生体制改革提出的社区卫生服务中心就是体现以群众为基础，以健康为中心，实现公平、平等和人人享有卫生保健宏伟目标的重要措施。

卫生服务是卫生医疗机构和专业人员为了达到防治疾病、促进健康的目的，运用卫生资源和医疗保健手段向个人、群体和社会提供必要服务的过程。卫生服务的范围、内容与质量直接关系到人的生、老、病、死以及由此产生的一系列健康问题。因此，卫生服务的提供和利用对老年人的健康起着至关重要的作用。

(四)行为与生活方式因素

行为与生活方式因素是指因自身不良行为或生活方式，直接或间接给健康带来的不利影响。比如，高血压、肥胖症、冠心病、糖尿病、前列腺癌、乳腺癌等均与行为和生活方式有关。

1. 行为因素

行为是影响健康的重要因素，几乎所有影响健康状况的因素都和行为有很大的关系。例如，吸烟是导致肺癌、慢性阻塞性肺病以及心脑血管疾病患病率不断增加的危险因素，酗酒也会严重危害老年生理健康。

2. 生活方式因素

生活方式是指在一定环境条件下所形成的生活意识和生活行为习惯的统称，是一种特定的行为模式。它是在一定的社会经济条件和环境等多种因素之间的相互作用下形成的。不良生活方式已经成为危害人们健康、导致疾病的主因。例如，缺乏锻炼、不良饮食习惯是导致高血压、冠心病、糖尿病等的患病率不断增加的危险因素。

第二节
老年生理特征

人体的衰老是一个随年龄增长而逐渐演变的过程。人进入老年后都会出现生理老化，具体特征体现在以下几大系统中：心血管系统、呼吸系统、消化系统、神经系统、泌尿系统、内分泌系统、免疫系统和运动系统。正是这些系统协调配合，才使人体内各种复杂的生命活动能够正常进行。

一、心血管系统

心血管系统由心脏、血管和存在于心腔与血管内的血液组成，血管部分又由动脉、毛细血管和静脉组成。在生命活动过程中，心脏的肌肉组织通过收缩和舒张，推动血液在心血管系统内循环流动，称为血液循环。

血液循环的主要功能是完成体内的物质运输：将细胞新陈代谢所需的营养物质和氧气输送到全身，将二氧化碳（CO_2）和其他代谢产物从细胞中运出；同时传输信息，调节各种功能活动。血液循环包括两部分：一部分为肺循环，也称小循环；另一部分为体循环，又叫大循环。循环一旦发生障碍，机体的新陈代谢便不能正常进行，一些重要器官将受到严重损害，甚至危及生命。

(一)解剖学特征

1. 心脏

心肌细胞老化典型表现为：脂褐素沉积，左心室、室间隔增厚，心肌间质易发生结缔组织增生，脂肪浸润及淀粉样变；心包膜下脂肪沉着增加且分布不均，心包增厚、僵硬，导致老年人左心室舒张期顺应性降低；心脏瓣膜结缔组织发生退行性变、纤维化、钙化等，导致瓣膜的功能异常；心脏传导系统细胞成分随增龄减少，脂肪浸润以及纤维组织增生。

2. 血管

与年龄有关的血管变化见于动脉、静脉及毛细血管的组织结构的形态及功能变化。血管老化表现为血管内腔逐渐扩大、管壁硬化及弹性降低，从而导致血管功能低下。

随年龄增长，主动脉周径增大，主动脉弹性及延展性降低，大动脉阻力升高，静脉压降低，使心脏维持血液循环耗能增加。单位面积功能性毛细血管数目减少，部分毛细血管完全闭塞，毛细血管弹性降低，脆性增加，通透性降低，代谢率降低，导致血流缓慢、组织供氧不足。

(二)生理病理特征

1. 心脏

心脏顺应性降低，左心房轻度扩大，静息状态下左心室充盈压不升高，但运动状态时明显升高并引起呼吸困难；心肌收缩功能随增龄而逐渐降低，每年降低约1％；心脏储备能力降低，对外界反应能力下降，70岁时心脏收缩储备功能相当于40岁时的50％；心排血量减少，器官局部血流阻力增加，导致心脏对各个器官的血液供应减少；心瓣膜功能障碍；窦房结功能减退，窦房结老化自律性降低，表现为最大心率及固有心率随增龄而降低。

2. 血管

随年龄增长，血压有升高趋势，尤其是收缩压，运动时收缩压升高幅度大于年轻人，恢复至静息血压所需时间延长；中心静脉压调节功能减退，导致老年人在热水浴后、进餐后血压降低；冠脉循环发生变化，冠状动脉流量减少、血流灌注速度减慢，导致心肌供血不足。

二、呼吸系统

呼吸系统是执行机体和外界进行气体交换的器官的总称。呼吸系统包括呼吸道(鼻腔、咽、喉、气管、支气管)和肺。呼吸系统的主要功能为呼吸，即进行机体与外界环境的气体交换，吸入氧气、呼出二氧化碳。气体交换发生在两处：一处是由外界与呼吸器官(肺)的气体交换，称肺呼吸(或外呼吸)；另一处是由血液和组织液与机体组织、细胞之间进行的气体交换(称内呼吸)。

人体的呼吸系统在 25～30 岁时发育成熟，肺功能亦达峰值。30 岁后呼吸系统随着增龄，组织结构逐渐出现退行性改变，各项功能也开始减退。进入老年期后，退行性改变日趋明显和加速。

(一)解剖学特征

1. 上呼吸道

鼻黏膜逐渐变薄，腺体萎缩，鼻道增宽并比较干涩、对气流的加温与湿化作用减弱；咽喉膜及淋巴组织逐渐萎缩，特别是腭扁桃体明显萎缩，咽喉膜变薄，上皮细胞角化，甲状软骨钙化；咽喉部肌肉及弹性组织也逐渐萎缩，肌力减退，软组织松弛；随着年龄增加，声带弹性有所下降。

2. 下呼吸道

气管—支气管黏膜逐渐萎缩，也可能出现增生。上皮纤毛变稀，出现倒状且摆动频率及力度变小，导致气道清除功能减弱。纤维组织增加，软骨出现骨化或钙化。小气道因杯状细胞增多、管壁弹性减弱、周围组织的弹性纤维减少而容易发生塌陷及分泌物堵塞。

呼吸性支气管—肺泡管—肺泡囊扩张，肺泡数目减少，剩余肺泡代偿性扩张、肺泡壁变薄，肺泡总面积缩小。肺小动脉硬化、血管内膜胶原纤维增生、肺泡壁毛细血管显著减少，使得肺组织循环血流灌注减少和肺动脉压升高。

3. 胸廓

随着年龄增长，胸腰椎易因重力而逐渐被压缩、弯曲至变形，胸部脊柱后凸，肋骨趋于水平位，部分老年人呈桶状胸。肋软骨钙化、活动度降低，肋间肌和辅助呼吸肌萎缩。

(二)功能的老化改变

1. 通气功能

随年龄增长，老年人的潮气量和肺总量变化不大或略有减少，肺活量和补呼气量、补吸气量显著下降，残气量、闭合气量显著增加，最大通气量、第一秒用力呼气量明显下降。[1]

---

[1] 吕承忠、张玉环、何积银等：《老年呼吸内科学》，10～16 页，北京，中国科学技术出版社，1999。

2. 换气功能

肺换气是指氧气和二氧化碳在肺泡与肺毛细血管之间的气体交换过程。老年人由于肺泡总表面积减少、气体分布不均，肺血流减少等原因，换气功能减退。

3. 肺功能储备

最大摄氧量或最大耗氧量是反映人体运动耐受能力的主要指标，随年龄增长，老年人的最大摄氧量明显降低。老年人的肺功能储备衰退，在应激状态下易发生缺氧。

4. 免疫功能

呼吸系统免疫功能的实现通过两个途径：一个是由呼吸道黏膜和黏液组成的非特异性免疫屏障；另一个是分布于气管、支气管树周围的淋巴结，以及肺实质内的淋巴细胞与巨噬细胞。随着老化，上呼吸道对吸入气体的过滤、加温、湿化作用减弱，导致呼吸道防御屏障功能逐渐减退。肺巨噬细胞的吞噬功能减弱，降低了老年人的防御能力。

5. 分泌功能

肺表面活性物质对肺的过氧化损害有良好的保护作用，由于老化过程中肺Ⅱ型细胞逐渐萎缩，合成释放的肺表面活性物质也随之减少，故老年人容易发生肺部感染、肺水肿、肺气肿。同时，随着老化，肺内炎性因子表达增加和体液保护功能减退，肺组织局部蛋白酶/抗蛋白酶平衡失调。

三、消化系统

消化系统由消化管和消化腺两部分组成。消化管是一条从口腔延伸到肛门的肌性管道，包括口腔，咽，食管，胃，小肠(十二指肠、空肠、回肠)及大肠(盲肠、结肠、直肠)，肛门等。消化腺有小消化腺和大消化腺两种。小消化腺分布在消化管各部的管壁内；大消化腺有三对，分别是唾液腺(腮腺、下颌下腺、舌下腺)，肝脏和胰脏，它们均借助导管，将分泌物排入消化管内。

消化系统的基本生理功能是摄取食物、转运食物、消化食物、吸收营养和排泄废物，从而为机体提供所需的物质和能量。

(一)解剖学特征

1. 食管

老年人食管平滑肌萎缩，推进性蠕动能力下降；下食管括约肌压力下降；唾液分泌物相对减少、上皮黏膜屏障功能减退。

2. 小肠

老年人小肠黏膜上皮细胞减少，小肠绒毛变短、变宽，小肠黏膜萎缩、变薄，导致有效吸收面积减小。小肠黏膜刷状缘乳糖酶、蔗糖酶分泌减少。

3. 结肠、直肠

老年人结肠、直肠神经肌肉退化，结缔组织退化，肠道结构发生变化，肠管弹力下降。

4. 胃

老年人胃黏膜萎缩，黏液、胃酸及胃蛋白酶分泌减少。胃壁细胞数量减少，胃酸分泌下降。

5. 胰腺

随年龄的增长，老年人胰腺的位置下移，体积缩小，总质量下降；胰管直径增宽，胰管上皮细胞增生，叶间组织纤维化，腺细胞退化。

6. 肝脏

肝脏质量随年龄增长逐渐降低，老年人肝脏细胞数量减少，纤维组织增多，血流量减少，胆汁生成减少。

(二)生理病理特征

随着年龄的增长，老年人消化系统的形态结构也在发生进行性衰退，从而影响到消化器官生理功能的发挥。与年轻人比较，老年人的器官功能衰退比较明显，易导致病理变化。

1. 分泌功能

老年人唾液腺、胃、肠、胰腺分泌功能减弱，从而影响消化与吸收功能。

2. 动力功能

老年人消化道(食管、胃肠)的动力功能下降，蠕动减弱，从而造成食物、粪便通过消化道的时间延长，排空延迟。

3. 括约肌功能

老年人括约肌压力降低，食管下段括约肌与幽门括约肌压力降低会增加反流的发生，肛门括约肌异常会导致大便失禁。

4. 抵抗损伤因素能力

老年人抵抗损伤因素的能力降低。消化道黏膜屏障功能降低，极易产生黏膜破损；屏障功能降低，易发生肠道细菌移位；肝脏实质细胞减少，药物代谢与解毒作用降低。

四、神经系统

神经系统包括中枢神经系统和周围神经系统两大部分。中枢神经系统包括脑(大脑、小脑、脑干)和脊髓，是神经系统的主要部分，其主要功能是传递、储存和加工信息，产生各种心理活动，支配与控制人的全部行为；周围神经系统包括脑神经和脊神经，由核周体和神经纤维构成的神经干、神经丛、神经节及神经终末装置等组成，其主要功能是将外周感受器和中枢神经系统连起来。

内、外环境的各种信息，由感受器接收后，通过周围神经传递到脑和脊髓的各级中枢进行整合，再经周围神经传递并进一步调节机体各系统器官的活动，以维持机体与内、外界环境的相对平衡。

(一)解剖学特征

1. 脑

随年龄增长，脑质量减轻，脑的质量自成熟时的最高水平(约1400g)之后就逐渐减轻。老年神经系统变化主要表现为脑萎缩，尤其以额叶和颞叶最为明显。脑萎缩主要为大脑皮质变薄、脑沟变宽、脑回缩变小及脑室扩大。基底核和丘脑的体积亦减小。脑室系统及蛛网膜下腔相应扩大，脑脊液量增多。正常老化的脑室扩大一般较轻。

2. 脊髓

60岁以后，脊髓运动神经元细胞数量进行性减少，树突减少，突触变性。淀粉样小体和细胞内脂褐素沉积随年龄增长而增加。

3. 周围神经

周围神经表现为有髓及无髓神经纤维数量减少，轴索肿胀或萎缩，节段性脱髓鞘，神经纤维再生和髓鞘化。随年龄增长，神经营养血管变狭窄，神经鞘内膜肥厚，结缔组织增生，胶原纤维增加。

(二)功能的老化改变

人类的神经系统自成熟期以后，其生理功能逐渐衰退，但一般非常缓慢，进入老年以后，衰退的速度明显增快。

1. 认知功能

老年人认知功能随着增龄而减退，其主要表现为记忆力和学习功能的减退。老年人记忆力减退，通常不会严重影响日常生活，而且可采取措施使之部分逆转。但是痴呆患者的记忆力下降则不可逆且有进行性加重的趋势。

2. 运动功能

老年人运动功能的改变多表现为精细动作变慢、步态不稳、肌力对称性减退等，易跌倒，多为轻度改变。

3. 感觉功能

在感觉功能中，老年人的关节位置觉、四肢远端震动觉均下降。内脏感觉减退，疼痛阈值升高，腹壁反射减弱或消失，膝反射减退。老年人的嗅觉和味觉减退，听觉减退以高音频率为主，低音频率亦受影响；浅部辨别觉减退，两点辨别觉先于手和足减退，之后为面部减退，足部的感觉减退比手部严重。

4. 自主神经功能

老年人自主神经功能减退常表现为血压不稳定，易发生直立型低血压、多汗、怕冷或怕热、对温度变化适应性差。

五、泌尿系统

泌尿系统由肾脏、输尿管、膀胱及尿道组成。其主要生理功能为排泄和维持水、电解质及酸碱平衡。排泄是指机体代谢过程中所产生的各种不为机体所利用或者有害的物质向体外输送的生理过程。被排出的物质一部分是营养物质的代谢产物，另一部分是衰老的细胞所形成的产物。此外，排泄物中还包括一些随食物摄入的多余物质，如多余的水和无机盐类。

(一)解剖学特征

1. 肾脏

健康老年人肾脏表面光滑或呈细颗粒状。随着年龄增长，老年人的肾脏体积逐渐缩小、质量减轻、皮质变薄、皮质进行性萎缩、瘢痕形成、间质纤维化。

2. 肾小球

功能性肾小球数目随年龄的增长而减少。早期表现为基膜分层、增厚、系膜基质逐渐增多，肾小球平均滤过面积减少。后期，系膜基质透明变性，毛细血管塌陷、闭合，肾小球硬化。

3. 肾小管

功能性肾小管的数量随着年龄增长而逐渐减少，肾小管结构的改变主要表现为基膜增厚、分层，上皮细胞萎缩、凋亡，脂肪变性和空泡样变。

4. 肾间质

随年龄的增长，老年人肾间质体积增加，纤维化程度逐渐加重，小管间距增宽。另外，间质区可见淋巴细胞、单核/巨噬细胞浸润。

5. 肾血管

老年人肾血管硬化，弹性下降。肾动脉及其较大分支可出现粥样硬化性改变，内膜处可见脂质和(或)泡沫细胞聚集。肾叶间动脉内膜增殖性硬化，肌纤维母细胞增生、内膜纤维显著增加、内膜增厚、管腔狭窄。肾小动脉(包括肾直小动脉、弓形动脉、小叶间动脉)硬化，胶原纤维和弹力纤维增加、内膜增厚。肾细小动脉内膜下可见均质透明物沉积，管腔狭窄。肾小球毛细血管样管腔变窄，闭塞，引起肾小球退变、萎缩。

(二)生理病理特征

人的肾脏功能在 40 岁以后呈进行性下降趋势，随年龄的增长，肾血流量、肾小球滤过率以及肾小管的重吸收、排泄功能、尿液的浓缩稀释与酸化功能均呈平行性下降趋势。

1. 肾血流量

老年人的肾血流量随着年龄增长而降低，且肾皮质血流量减少大于肾髓质血流量减少。

2. 肾小球滤过功能

随年龄的增长，老年人肾小球滤过功能逐年下降。反映肾小球滤过功能的主要指标是肾小球滤过率，即单位时间内（每分钟）经两肾肾小球滤过的血浆液体量。内生肌酐清除率（Ccr）可测定肾小球滤过率，随着年龄的增长，Ccr 逐年下降。

3. 肾小管功能

（1）浓缩功能

老年人肾小管的浓缩功能逐年下降，临床表现为昼夜尿量比例失调，夜尿增多。

（2）稀释功能

老年人尿液稀释功能明显减退，净水清除率明显低于年轻人。

（3）酸化功能

健康老年人在基础状态下，血 pH、二氧化碳分压（PCO_2）和碳酸氢盐含量与年轻人相比并无差异，但在急性酸负荷后肾小管的代偿功能明显减退，这种异常与老年人肾小球滤过功能的减退有关。

（4）转运功能

老年人肾小管最大转运功能下降，对氨马尿酸的最大分泌能力、葡萄糖的最大吸收率呈平行性下降趋势。老年人的保钠功能明显下降。

4. 内分泌功能

肾可以产生和分泌肾素、血管紧张素、促红细胞生成素、前列腺素、激肽释放酶、1，25-二羟维生素 D_3 等多种激素和生物活性物质，是人体内重要的内分泌器官。随年龄的增长，老年人的血浆肾素和血管紧张素水平降低。同时，老年人产生 1，25-二羟维生素 D_3 的能力明显减退。

六、内分泌系统

内分泌系统由内分泌腺组成，是一种重要的机能调节系统。内分泌腺是人体内一些无输出导管的腺体。它的分泌物称激素，对机体的生长、发育、代谢和生殖起着调节作用。内分泌腺组织和细胞通过分泌激素，直接释放至血液或淋巴液中，经血液循环，运输到全身各处，作用于某些器官（称为靶器官）、细胞（称为靶细胞），从而调节它们的生理活动。

内分泌系统分为两大类：一是在形态结构上独立存在的器官，即内分泌器官，如垂体、松果体、甲状腺、甲状旁腺、胸腺及肾上腺等；二是分散存在于其他器官组织中的内分泌细胞团，即内分泌组织，如胰腺内的胰岛、睾丸内的间质细胞、卵巢内的卵泡细胞和黄体细胞以及肠胃内的消化腺等。

(一)解剖学特征

1. 下丘脑

随着年龄增长，老年人的下丘脑出现退行性改变，表现为质量减轻、血供减少、结缔组织增加及细胞形态改变。

2. 垂体

随年龄增长，老年人的垂体质量减轻，血供减少，结缔组织增加，嗜碱性细胞增多、嗜酸性细胞相对减少，外形呈纤维性收缩和皱褶改变。

3. 肾上腺

老年人肾上腺结缔组织和色素增加，肾上腺皮质出现以纤维化为特征的退行性改变和腺体增生，包括质量减轻、皮质出现结节、皮质和髓质细胞减少、结缔组织增生、脂褐素颗粒沉积与细胞微结构变化。

4. 甲状腺

随年龄增长，老年人甲状腺及甲状旁腺的质量减轻。甲状腺滤泡间结缔组织增多，伴纤维化并有炎性细胞浸润及结节形成，甲状腺滤泡缩小，滤泡内胶质染色异常。

5. 性腺

老年男性睾丸萎缩变小，生精上皮及毛细血管减少，管腔硬化变窄，精囊腺及前列腺质量减轻。随年龄增长，女性卵巢体积缩小、质量减轻，最后缩小为一小片结缔组织。

6. 胰腺

随着年龄的增长，老年人胰腺的质量逐渐减轻，同时体积缩小、质地变硬和胰管扩张。胰岛 A 细胞与 B 细胞的比率增高，即 A 细胞增多，B 细胞减少。胰岛素分泌减少，胰岛素生物活性下降，细胞膜上胰岛素受体减少。

(二)生理病理特征

1. 下丘脑

随年龄增长，下丘脑内促性腺激素释放激素(GnRH)的活性降低，生长激素释放激素的含量减少，垂体对外源性促甲状腺激素释放激素(TRH)的刺激反应降低。老年人的视上核神经元数目减少，产生昼夜节律冲动的振幅和数目也减少。生物节律，尤其是昼夜节律都改变，突出表现为神经内分泌系统对环境周期变化的反应能力下降，对光刺激和非光照性刺激的反应减弱。

2. 垂体

老年人垂体分泌激素随年龄增长而改变，血中浓度、昼夜节律变化仍维持正常水平，但肾上腺皮质对促肾上腺皮质激素（ACTH）的反应下降；老年男性腺垂体对促甲状腺激素（TSH）储备以及应激能力降低；绝经后女性卵巢分泌雌激素和雄激素迅速下降，而卵泡刺激素（FSH）和促黄体生成激素（LH）升高，75岁后FSH和LH开始下降；生长激素（GH）分泌量减少；由下丘脑分泌的抗利尿激素（ADH）浓度随增龄下降，肾小管对ADH的敏感性降低，尿浓缩功能减退。

3. 肾上腺

随年龄增长，由肾上腺皮质分泌的皮质醇，其分泌速率和排泄率均下降，导致老年人应激能力下降；肾上腺皮质的雄激素分泌随年龄增长呈直线下降趋势；老年人肾素和醛固酮随增龄而减低，对低盐饮食和利尿剂反应降低；去甲肾上腺素水平随增龄升高，肾上腺素基本不变或轻度降低。

4. 甲状腺

随年龄增长，甲状腺合成甲状腺素（TH）减少，外周组织降解四碘甲状腺原氨酸（T4）的能力也下降；甲状腺素结合球蛋白（TBG）、甲状腺摄^{131}I率无增龄变化；老年人甲状旁腺素（PTH）水平升高，其原因为低钙/高磷，可增加骨钙的释放，加重骨质疏松，且肾脏对PTH的反应性降低。

5. 性腺

老年人总睾酮水平逐渐下降，性激素结合球蛋白升高；随着卵巢的老化，卵泡对促性腺激素的反应能力下降，卵泡发育不良，排卵周期减少，黄体功能不全，继而出现无排卵月经；由于雌、孕激素分泌不足，下丘脑—垂体—卵巢间平衡失调，引起自主神经功能紊乱、新陈代谢障碍、雌激素靶器官萎缩及退行性变化。

6. 胰腺

老年人胰岛功能减退，胰岛素分泌功能改变，表现为老年人在高血糖状态下，胰岛素快速脉冲分泌幅度减小，慢速脉冲分泌的频率下降。随着年龄的增长，人体内血糖水平也逐渐升高，葡萄糖耐量呈进行性减退。长期的血糖浓度升高不仅干扰能量代谢，而且导致机体出现水、电解质代谢及酸碱平衡紊乱。

七、免疫系统

免疫系统由免疫器官（骨髓、脾脏、淋巴结、扁桃体、小肠集合淋巴结、阑尾、胸腺等），免疫细胞（淋巴细胞、单核吞噬细胞、中性粒细胞、嗜碱粒细胞、嗜酸粒细胞、肥大细胞等），以及免疫活性物质（抗体、溶菌酶、补体、免疫球蛋白、干扰素、白细胞介素、肿瘤坏死因子等细胞因子）组成。

免疫系统是机体执行免疫应答及免疫功能的重要系统。免疫系统是防卫病原体入侵最有效的武器之一，它能识别和清除外来入侵的抗原，如病原微生物等；还可以识别和清除体内发生突变的肿瘤细胞、衰老细胞、死亡细胞或其他有害成分；以及通过自身免疫耐受和免疫调节使免疫系统保持稳定。

(一)解剖学特征

1. 免疫器官

(1)胸腺

胸腺是中枢免疫器官，随年龄增长，其变化较为明显。胸腺的萎缩从皮质开始，胸腺细胞逐渐减少，髓质网状结构破坏。新生儿胸腺约 20g，性成熟期最大可达到 40g，60 岁以上老年人的胸腺重量仅为壮年时的 30%～40%。[①]

(2)脾脏

随年龄增长脾脏厚度逐渐减小，健康老年人脾生发中心所含 B 细胞的数量无明显变化，但产生的自然杀伤细胞(natural killer cell，NK)数量下降。

(3)淋巴结

淋巴结是分布在全身的屏障组织，可清除病原微生物和抗原性异物。随年龄增长，淋巴结明显萎缩。

2. 免疫细胞

随年龄增长，T 淋巴细胞数量减少，亚群比例失调；B 淋巴细胞数量改变并不显著，基本保持相对稳定；自然杀伤细胞的绝对数随衰老过程逐渐上升；老年人红细胞膜上的补体系统 CR1 数量比青壮年明显降低。

3. 免疫活性物质

老年人体内抗体总量随年龄增长而增加，主要是血清中的 IgA、IgG1 和 IgG3 等明显增加，但 IgM、IgE 下降；发生病毒感染的老年人诱导产生干扰素的量比年轻人明显减少。

(二)功能的老化改变

1. 免疫防御功能

与青壮年相比而言，老年人免疫防御功能下降。人体衰老时，呼吸道和消化道黏膜上皮屏障保护功能明显下降，导致细菌、真菌等病原体易于侵入体内。随着年龄增

---

① 李卫中：《老年人免疫系统改变的研究》，载《中国老年保健医学》，2014(5)。

长，老年人骨髓干细胞的分化能力和造血组织的总量都明显下降，导致造血功能降低。

老年人胸腺萎缩、淋巴细胞分化能力降低、造血功能减退、局部免疫系统免疫功能下降，从而导致免疫防御功能下降。老年人免疫防御功能降低主要有以下表现：内源性感染随年龄增长而呈现上升趋势，感染者常伴发多种慢性器质性疾病，易诱发多器官功能衰竭。

2. 免疫监视功能

人体免疫监视功能随年龄增长逐渐降低，人体的免疫系统识别突变细胞或肿瘤细胞的作用逐渐减弱，有利于肿瘤的发生和发展。机体内的 T 淋巴细胞能识别肿瘤细胞，在受到肿瘤细胞刺激后，转化为能攻击和杀伤肿瘤细胞的致敏淋巴细胞，具有免疫监视功能。胸腺是重要的免疫器官，一部分淋巴细胞只有在胸腺体液因子作用下，才能分化为具有免疫活性的 T 细胞。随着年龄的增长，胸腺萎缩导致胸腺素水平进行性降低，提高了肿瘤发生率。

除了致敏的 T 细胞外，K 细胞、自然杀伤细胞及巨噬细胞也有杀伤肿瘤细胞的功能；由 B 淋巴细胞分化而成的浆细胞，会产生对各种肿瘤细胞起破坏作用的特异性抗体，在抗肿瘤免疫方面同样有重要的作用。这些免疫细胞数量的减少，导致免疫监视功能下降。

八、运动系统

运动系统由骨、关节和肌肉组成。全身各骨借关节相连形成骨骼，具有运动、维持人体基本形态和保护脏器的作用。

第一个功能是运动，从简单的移位到高级活动，如语言、书写等都是由骨、骨关节和骨骼肌实现的；第二个功能是支持，头、颈、胸、腹、四肢构成人体基本形态，维持体姿；第三个功能是保护，由骨、骨关节和骨骼肌形成了多个体腔，颅腔、胸腔、腹腔和盆腔，保护脏器。

(一)解剖学特征

1. 骨骼系统
(1)骨量

老年人骨量下降，骨的生长发育完成后，仍继续不断地进行骨的新生和吸收。从总的骨量来看，30 岁前男女均呈上升趋势，30～45 岁保持恒定，45 岁后呈下降趋势。女性在停经后，下降更为明显。

(2)骨关节

椎间盘变扁平，椎间隙变窄，脊椎的高度变短，形成骨赘；关节软骨退化，软骨细胞丢失，软骨表面变为浅黄色，失去光泽，透明性差。在承受应力和磨损最大的中央部位，软骨下骨发生象牙变和增厚，而在承受应力较小的外围部位，软骨下骨发生萎缩；退化的滑膜萎缩变薄，表面皱襞和绒毛增多，纤维增多，基质减少；滑液减少，变得十分黏稠，悬浮有许多软骨碎片及断裂绒毛。

2. 肌肉

中年以后，肌细胞的数量及体积随年龄增长而减少，肌肉量减少，多数人的肌力不断减退。50岁以后，肌肉量则以每十年10％的速度递减。老年人血浆生长激素及胰岛素生长因子较低，肌肉量以每十年35％的速度递减。因此，30～80岁上下肢及背部肌力减退可达60％。

(二)生理病理特征

1. 骨修复与再生能力的减退

骨的修复与再生能力随着年龄的增长而逐渐减退。新生儿股骨干骨折半个月左右即可坚固愈合，而中青年人常需2～3个月之久，老年人则需要更长时间，骨折不愈合的比例明显增加。

2. 骨骼容易发生变形和骨折

老年人在总骨量减少的同时，骨骼的持重能力明显降低，甚至不能承受正常的生理负荷，骨骼容易发生变形和骨折。老年人常见的骨折部位是腰椎、股骨颈及桡骨下端，特别是股骨上端骨折，是老年人所有骨折中难以愈合的骨折，被称为"人生最后一次骨折"。

3. 骨质增生

在椎间盘变窄时，粗钝的椎间盘边沿，将椎间盘的韧带和附着在锥体上的骨膜推开，形成骨赘，又称骨质增生。绝大多数的老年人都存在骨质增生。如果骨质增生没有压迫到神经或血管，临床上不会出现任何症状，这种变化属于老化的正常生理变化。一旦压迫到神经或血管，根据其压迫的部位不同出现不同的症状，这种变化属于正常衰老而引起的临床疾病。

4. 运动功能减退

随着年龄增长，老年人的运动功能减退。通常人体的运动能力在20岁时达到顶峰，其后逐渐下降，这与骨骼、关节、肌肉等运动器官，中枢神经系统及心、肺等器官变化有关。关节活动范围随增龄而缩小，尤其是肩关节的后伸、外旋，肘关节的伸展，前臂的旋后，髋关节的旋转及膝关节伸展等活动明显受限。关节囊及韧带的老化是造成关节功能减退的主要原因。肌肉工作能力降低，表现为运动能力减退、调节能力减弱。

第三节
老年常见病及其预防

一、老年糖尿病及其预防

(一)糖尿病定义

糖尿病(diabetes mellitus，DM)是一组由胰岛素分泌缺陷和(或)胰岛素功能障碍所致的以慢性高血糖为特征的代谢性疾病。持续高血糖与长期代谢紊乱等可导致全身组织器官，特别是眼、肾、神经、心脏、血管等组织器官的功能障碍和衰竭。病情严重或者应激状态下可引起水、电解质紊乱和酸碱平衡失调等急性并发症，甚至危及生命。

糖尿病分为1型糖尿病、2型糖尿病、其他特殊类型糖尿病和妊娠期糖尿病，其中1型和2型糖尿病较为常见。1型糖尿病（也称为胰岛素依赖型，青少年或儿童期发病型糖尿病）的特征是缺乏胰岛素分泌能力，需要每天注射胰岛素。1型糖尿病的病因尚不清楚。2型糖尿病(也称为非胰岛素依赖或成人发病型糖尿病)是由人体无法有效利用胰岛素造成的，与体重过重和缺乏身体活动有关。

(二)糖尿病诊断

1. 临床表现

多食：由于胰岛素缺乏，机体不能很好地利用葡萄糖，血糖从尿中排出，机体处于热能缺乏状态，血糖过高，又刺激胰岛素分泌，引起食欲亢进。

多尿：体内血糖过高，超过了肾脏的糖阈值，使肾脏的原尿含糖量增高，大量的葡萄糖从肾脏排除。由于原尿渗透压升高，肾小管回吸收能力降低，致使终末段尿中糖的含量增加，形成高渗性利尿。

多饮：一方面由于血糖升高，细胞内脱水，刺激下丘脑渴觉中枢兴奋，促使多饮；另一方面血糖升高，大量利尿，丢失大量水分。

消瘦：胰岛素分泌不足，机体不能充分利用葡萄糖，使脂肪及蛋白分解加速，加之血糖量过高，渗透性利尿过多，机体脱水，体重减轻，继而消瘦。

糖尿病的临床表现常被描述为"三多一少"，即多食、多尿、多饮和体重减轻。

2. 诊断标准

糖尿病的诊断缺乏疾病的特异性标志，在出现代谢紊乱前不易被发现，目前仍把血糖异常升高作为诊断依据。糖尿病诊断应注意：单纯空腹血糖正常不能排除糖尿病的可能性，应加验餐后血糖，必要时进行口服葡萄糖耐量试验（oral glucose tolerance test，OGTT）。国家老年医学中心、中华医学会老年医学分会与中国老年保健协会共同组织编写的《中国老年糖尿病诊疗指南（2021 年版）》提出的诊断和分类标准，要点见表 4-2。

表 4-2　老年糖尿病诊断标准

诊断标准	静脉血浆葡萄糖水平或糖化血红蛋白
有典型糖尿病症状（烦渴多饮、多尿、多食、不明原因体重下降）加上随机血糖	≥11.1 mmol/L
或加上空腹血糖（FPG）	≥7.0 mmol/L
或加上葡萄糖负荷 2OGTT2 小时血糖（2hPG） 或加上糖化血红蛋白	≥11.1 mmol/L ≥6.5%

注：若无典型"三多一少"症状，需要再测一次予以证实，诊断才能成立。

(三)流行病学特点

1. 时空分布

（1）时间分布

糖尿病是常见病、多发病，其患病人数正随着人民生活水平的提高、生活方式的改变以及诊断技术的进步而迅速增加。国际糖尿病联盟统计，2014 年全球糖尿病患病人数为 3.87 亿，2015 年达 4.15 亿，增加近 7.2%；预计 2040 年全球糖尿病患病总人数将达到 6.42 亿。[①]

（2）空间分布

我国幅员辽阔，各地区自然条件、生活习惯、生活水平相差较大，虽皆属黄种人，但患病率也相差较大。研究发现，经济较发达地区的糖尿病患病率明显高于经济欠发达地区，城市高于农村，这可能与城市生活中人们生活节奏快、工作压力大和城市地区环境污染较为严重有关。

2. 人群分布

（1）年龄分布

流行病学资料表明，2 型糖尿病患病率随年龄增长而上升。

---

① 侯清涛、李芸、李舍予等：《全球糖尿病疾病负担现状》，载《中国糖尿病杂志》，2016(1)。

（2）性别分布

2 型糖尿病更常见于 60～74 岁的女性，而且糖尿病对女性的危害远远大于男性。有家庭史，超过 40 岁，体重过重的女性易发生糖尿病。女性一旦患有糖尿病则更容易出现并发症。女性发生糖尿病并发心血管疾病的概率也要高于男性。

（3）生活方式与体重

体力活动强度的降低引起的肥胖与糖尿病患病率升高密切相关，这在某些发病率极高的美国印第安人中也得到了证实。美国亚利桑那州的比马印第安人，以前为半沙漠地带从事重体力劳动的掘井者，随着美国经济的迅速发展，现体力劳动已大大减少，多数人进入超重和肥胖的行列。这一特定人群糖尿病发病率高达 50％。[1]

（四）预防

目前针对 1 型糖尿病的发生尚缺乏有效的预防措施，但针对 2 型糖尿病可以采取积极的预防措施，此外，要积极预防各类糖尿病导致的并发症。

1. 高危人群筛查

糖尿病的高危险人群筛查有助于早期发现糖尿病，提高糖尿病及其并发症的防治水平。研究显示，给予 2 型糖尿病高危人群患者适当干预可显著延迟或预防 2 型糖尿病的发生。具体目标是使肥胖个体体质指数达到或接近 24 kg/m^2，或体重至少下降 7％；每日饮食总热量减少 400～500 千卡；饱和脂肪酸摄入占总脂肪酸摄入的 30％以下；中等强度体力活动保持在 150 分钟/周。[2]

2. 避免应激环境

应激能促使肝糖原分解、糖原异生，是使血糖升高的因素。例如，高热、感染、心肌梗死、外伤、情绪刺激、治疗中应用大剂量激素等，均可使糖耐量减低，血糖增高，应注意避免这些情况，防止诱发糖尿病。

3. 个人行为预防

2 型糖尿病的风险主要取决于不可改变危险因素和可改变危险因素的多少和严重度。一些因素可以改变，如超重肥胖、体力活动减少、饮食因素。应采取措施改变可以改变的因素，如保持健康体重、加强身体锻炼、注意健康饮食。

（1）保持健康体重、加强身体锻炼

规律性的运动有益于减轻体重、控制血糖。老年人应根据年龄、性别、体力、是否患病等不同条件，循序渐进和长期坚持运动。运动项目的选择因人而异，身体消瘦

① 许曼音：《糖尿病学》第 2 版，61 页，上海，上海科学技术出版社，2010。
② 中华医学会糖尿病学分会：《中国 2 型糖尿病防治指南（2020 年版）（上）》，载《中国实用内科杂志》，2021（8）。

者适合低强度的活动，如散步、练健身操、打太极拳、平地骑自行车或轻便的家务劳动等。体型肥胖者，制订运动方案时需增加减肥的目标，因此，在自身条件允许的情况下可进行类似快走、慢跑、打乒乓球、打羽毛球、跑步登山、跳现代舞、滑冰、骑自行车、上高坡等中等强度的运动。实施运动方案开始时，每次运动持续时间以 5～10 分钟为宜。一般而言，中等强度的运动以每次 20～30 分钟为好，低强度的运动可延长至 45～60 分钟。一般每周至少运动 3～4 次，以每日运动 1 次为宜。

（2）注意健康饮食

主食类食品以碳水化合物为主，放宽对主食类食物的限制，减少单糖及双糖的食物。应限制饱和脂肪酸的脂肪，如黄油、动物油、奶油等的摄入，可适量食用含不饱和脂肪酸的植物油。可适当摄入鱼虾、瘦肉等动物蛋白和豆类及谷类食物的植物蛋白。多食用富含维生素、矿物质的饮食，多喝水，少饮酒。

二、老年高血压及其预防

（一）高血压定义

高血压（hypertension）是以体循环动脉压增高为主要表现的临床综合征，是常见的心血管疾病。它表现为一系列症状，严重者可威胁生命。长期高血压还可引起脑、心和肾等重要脏器的功能改变，最终危及个体生命，是全球范围内重大公共卫生问题。

高血压可分为原发性高血压和继发性高血压两大类。原发性高血压是指病因未明确的以血压升高为主要临床表现，伴有或不伴有多种心血管危险因素的综合征。血压升高是某些疾病的一种表现，称为继发性高血压，又叫症状性高血压。

（二）高血压诊断

1. 临床表现

高血压的症状因人而异，所表现出来的症状与血压升高的水平并不完全一致。高血压早期通常无明显自觉症状，无明显的临床表现。常见临床表现有头晕、头痛、脾气暴躁、颈项不适和伴有疲劳等，此时血压不一定与其症状有关，多数表现可自行缓解，往往被人们疏忽。患者会在劳累或精神紧张后血压升高，休息后恢复正常，随着病程延长，血压持续地升高，逐渐出现各种症状，这种被称为缓进型高血压。当血压升高到一定程度时，患者会出现剧烈头痛、呕吐、心悸、鼻出血和视力模糊等。约有 1/5 的高血压患者没有症状表现，仅在体检时或发生心、脑和肾等重要脏器病变时才被发现。

高血压具有以下临床特点：收缩期高血压较为常见，脉压增大，血压波动大，常见血压昼夜节律异常，并发症较多，易发生猝死。

2. 诊断标准

对老年人测量血压的方法与中青年人相同，但由于血压变异随年龄的增长而升高，因此在确定老年高血压的诊断前，需多次在不同时间测量血压。诊断步骤：确定血压水平，识别高血压的病因，寻找其他危险因素，通过靶器官损害及并发症情况，或伴随临床症状来评价心血管危险性。

目前，我国采用的血压分类和标准见表 4-3。在排除假性高血压和继发性高血压的前提下，老年人高血压的诊断标准为：年龄≥60 岁；血压持续或三次以上非同日坐位收缩压≥140mmHg 和（或）舒张压≥90mmHg。老年人单纯收缩期高血压诊断标准为收缩压≥140mmHg 和舒张压＜90mmHg。[1] 根据血压升高水平，高血压可进一步分为 1～3 级。

表 4-3　血压的水平分类和定义

分类	收缩压/mmHg		舒张压/mmHg
正常血压	＜120	和	＜80
正常高值血压	120～139	和（或）	85～89
高血压	≥140	和（或）	≥90
1 级高血压（轻度）	140～159	和（或）	90～99
2 级高血压（中度）	160～179	和（或）	100～109
3 级高血压（重度）	≥180	和（或）	≥110
单纯收缩期高血压	≥140	和	＜90

注：当收缩压和舒张压分属于不同分级时，以较高的级别为标准。以上标准适用于任何年龄的成年男性和女性。

(三)流行病学特点

1. 时空分布

(1)时间分布

我国自 20 世纪 50 年代以来进行了六次较大规模的血压普查(1959 年、1979 年、1991 年、2002 年、2012 年、2015 年)，高血压发病率分别是 5.1％，7.7％，13.6％、18.8％、25.2％和 27.9％，呈现出逐年上升的趋势。[2] 21 世纪，高血压病将成为威胁

---

①　中国老年学和老年医学学会心脑血管病专业委员会、中国医师协会心血管内科医师分会：《老年高血压的诊断与治疗中国专家共识(2017 版)》，载《中华内科杂志》，2017(11)。

②　《中国高血压防治指南》修订委员会：《中国高血压防治指南(2018 年修订版)》，1 页，北京，中国医药科技出版社，2018。

人类生命的危险的杀手之一。

（2）空间分布

不同地区高血压发病率不同。发达国家的高血压发病率较发展中国家高，同一国家不同地区之间也有差异。种族上和传统习俗上十分相近的人群由于工业化程度的不同，其高血压发病水平明显不同。

从全国来看，东北地区和华北地区属于高发区，沿海高于内地，城市高于农村，原因可能与生活习惯、盐的摄取量等因素以及经济发展水平有关。

2. 人群分布

（1）年龄分布

高血压病是患病率和发病率随年龄增长而升高的疾病，老年人群中，高血压、单纯收缩期高血压患者超过半数。高血压是老年人的常见疾病，也是致残、致死的原因之一。老年人以原发性高血压为多见，主要以收缩压增高为多见。

（2）性别分布

有研究显示，女性在更年期以前，随着年龄的增长，患原发性高血压的比例略低于男性，但更年期后则与男性患病率无明显差别，甚至患病率略高于男性。

（3）心理因素

长期精神紧张、愤怒、烦恼、受环境的恶性刺激，以及劳累、睡眠不足、焦虑、恐惧、抑郁等都可导致原发性高血压的发生。人在精神应激状态下，会出现血管的收缩并引起血管平滑肌增生肥大，导致并维持血压的升高。研究发现，性格暴躁易怒、情绪急躁者，血压往往偏高；性情温和、处事不惊者，血压往往较稳定。

（4）职业

高血压与职业类型有关。需要保持高度紧张、注意力高度集中且体力活动强度低的职业，原发性高血压的发病率明显增高。

（5）家族史

原发性高血压是多基因遗传，具有明显的家族聚集性。父母均有高血压，子女的发病率高达46％。约60％原发性高血压患者有家族史。原发性高血压患者直系亲属的血压水平比同龄非直系亲属的高。父母一方有高血压者，其子女患病率是无家族史人群的1.5倍以上；父母同时有高血压者，其子女患病率是无家族史人群的2～3倍。[1]调查发现，父母一方或双方有原发性高血压家族史的儿童，有较高收缩压，并随着时间的推移收缩压增加较快。[2]

---

[1]　王肖龙：《内科学》第2版，164页，上海，上海科学技术出版社，2020。
[2]　吴锡桂、顾东风：《预防心脏病学》，75页，济南，山东科学技术出版社，2001。

（四）预防

1. 高危人群筛查

针对高危人群，筛选出将来有可能发生高血压的个体（如有明显的高血压家族史者、儿童少年期血压偏高者、肥胖者），在血压尚未升高前进行预防。此类人群可以通过健康体检及普查发现。倡导每一位老年人知道自己的血压。面对高危人群，定期随访和测量血压。

2. 个人行为预防

（1）减轻体重

许多研究证明，超重或肥胖是血压升高的重要危险因素。当然，并不是所有肥胖者都患有高血压，也不是所有高血压者都肥胖。但在各项危险因素中，体重指数与血压的相关性较强。因此，应该提倡保持正常的体重。减重的措施：一是限制过量饮食，二是增加运动负荷。限制饮食要注意平衡膳食，不提倡使用抑制食欲的药物。由于脂肪提供的热量较高，因此，提倡低脂肪的食物，进餐应慢慢咀嚼，少食多餐。

（2）改进膳食结构

减少钠盐的摄入：膳食中过多的钠盐可使血压升高。《中国居民膳食指南（2022）》建议成年人每日食盐的摄入量不超过 5 克。而抽样调查显示，我国北方人群的每日食盐摄入量高于南方。

增加钾的摄入：高钾饮食可以降低血压。中国人膳食中钾的摄入量普遍较低，增加膳食中的钾，可多食新鲜蔬菜、水果、豆类等。

增加钙的摄入：膳食中低钙与高血压有关，因为钙离子参与血管平滑肌的收缩与舒张。牛奶、豆类中含钙量较高。

补充优质蛋白质：流行病学研究表明，广州男女工人高血压患病率、发病率均明显低于北京，这可能与广州多食蛋白质特别是鱼类蛋白质有关。[1]

（3）减少饮酒

流行病学证实，中度以上的饮酒是高血压的发病因素之一。因此，减少饮酒在高血压预防和非药物治疗中非常必要。

（4）坚持运动

经常坚持运动可预防和控制高血压。在低热量、低脂肪饮食的同时，老年人应适当增加体力活动。运动负荷应根据个人的体质和条件来定。

（5）保证睡眠充足

老年人多伴有睡眠障碍，导致血压波动。老年人每天要保证充足的睡眠时间，午

---

[1]　苗阳、马晓昌、衷敬柏：《高血压病中西医实用手册》，226 页，北京，人民军医出版社，2015。

饭后可以适当休息。

(6)保持心情愉悦

情绪可对血压产生较明显的影响，喜、怒、忧、思、悲、恐等均可不同程度地影响血压。学会自我心理疏导，尽量减少或避免负性情绪对高血压的影响。保持心情舒畅、情志畅达、性格乐观，宣泄不良情绪，缓解心理压力，必要时可以进行心理咨询、音乐疗法等，这些都有益于老年人血压平稳。

三、老年动脉粥样硬化及其预防

(一)动脉粥样硬化定义

动脉粥样硬化(atherosclerosis，AS)是以血管内膜瘤、粥样化和(或)附壁血栓形成为病变特征的动脉疾病。动脉粥样硬化性疾病包括：冠心病、脑卒中、腹主动脉瘤和外周动脉疾病。各种动脉粥样硬化的共同特点是动脉发生了非炎症性、退行性和增生性的病变，导致管壁增厚变硬、失去弹性和管腔缩小。现代细胞和分子生物学技术显示，动脉粥样硬化病变为平滑肌细胞增生；大量胶原纤维、弹性纤维和蛋白多糖等结缔组织基质形成；以及细胞内、外脂质积聚。

(二)动脉粥样硬化诊断

1.临床表现

动脉粥样硬化的症状主要取决于血管病变及受累器官的缺血程度，一般表现为脑力或体力的衰退。主动脉粥样硬化常无特异性症状，会出现收缩期血压升高、脉压增宽等主动脉弹性降低的相关表现；冠状动脉粥样硬化者，若管径狭窄达75％以上，则可发生心绞痛、心肌梗死、心律失常，甚至猝死；颅脑动脉粥样硬化常侵犯颈内动脉、基底动脉和椎动脉，可引起脑缺血、脑萎缩，或造成脑血管破裂出血；肾动脉粥样硬化常引起夜尿、顽固性高血压，严重者可有肾功能不全；肠系膜动脉粥样硬化可表现为饱餐后腹痛、消化不良、便秘等，严重时肠壁坏死可引起便血、麻痹性肠梗阻和休克等症状；四肢动脉粥样硬化由血供障碍而引起下肢发凉、麻木和间歇性跛行、足背动脉搏动消失，严重者可发生坏疽。

2.诊断要点

本病缺乏早期实验室诊断方法。患者多有脂代谢失常，主要表现为血总胆固醇、低密度脂蛋白胆固醇增高，高密度脂蛋白胆固醇降低，血甘油三酯增高，血β脂蛋白增高，载脂蛋白B增高，载脂蛋白A降低，脂蛋白α增高，90％患者表现为2型或4型脂蛋白血症。血液流变学检查往往显示血液黏滞度增高。

老年患者如检查发现血脂异常，动脉造影发现血管狭窄性病变应当考虑到动脉粥样硬化。该病发展到一定程度，尤其是有器官病变时，诊断并不困难，但在早期诊断存在一定难度。正常血管弹性范围见表4-4。

表4-4 正常血管弹性范围

中文名	参数意义	正常值
血流阻力	人体外周期血管的总阻力，参考值范围内偏小较好	(0.9~1.2)PRU
血管顺应性	反映血管弹性，参考值范围内偏大为好	(1.2~2)mL/mmHg
波形系数	脉搏波形状的形状系数，反映血管硬化程度	0.3~0.4
血液悬浮稳定性	反映血液黏稠度，参考值范围内适中为好	(3.8~4.5)cp

(三)流行病学特点

1. 时空分布

(1)时间分布

20世纪60年代后期，本病成为常见病，且在有些国家和地区，由冠状动脉粥样硬化引起的心脏病已经成为人群中首位的死亡原因。自20世纪70年代，由于注意采取防治措施，部分国家的死亡率呈现下降趋势。在我国，随着人民生活水平的提高，动脉粥样硬化现已跃居导致人口死亡的主要原因之列。

(2)空间分布

动脉粥样硬化在欧美国家的患病率高于我国。经济水平较好地区发病率高于经济水平较差地区，城市高于农村。

2. 人群分布

(1)年龄分布

动脉粥样硬化疾病发生发展过程漫长，无症状动脉粥样硬化早在儿童时期就已经存在。动脉粥样硬化性疾病多见于40岁以上中老年人，但近年来临床发病趋于年轻化，且首次发病就有致死、致残的高风险。

(2)性别分布

本病男性多见，约占患病总人数的60%，女性约占患病总人数的40%。因为雌激素有抗动脉粥样硬化的作用，故女性在绝经期后发病率迅速增加。

(3)民族分布

动脉粥样硬化患病率在不同民族之间存在差异。有研究对新疆35岁以上哈萨克族及汉族中老年人群动脉粥样硬化患病率进行调查、统计和分析，发现新疆35岁以上哈萨克族及汉族中老年人群动脉粥样硬化患病率有民族间差异性，新疆汉族动脉粥样硬化总体患病率高于哈萨克族。[①]

(四)预防

1. 控制体重

膳食总热量不可过高，以维持正常的体重为度；超过正常标准体重者，应减少每日进食的总热量，并限制蔗糖以及含糖食物的摄入。

2. 减脂

老年人即使血脂无异常，也应避免经常食用过多的动物性脂肪和含胆固醇较高的食物。例如，血胆固醇、甘油三酯等增高的老年人，应食用低胆固醇、低动物性脂肪食物。

3. 适度锻炼

适度的体育锻炼可以增强心脏功能，增强心肌的储备力，帮助冠状动脉建立侧支循环，从而达到预防冠心病的目的。老年人可选择步行、游泳、健身操或太极拳等安全、有效的体育锻炼活动，但不宜参加竞技性、大运动量的活动。切忌久坐不动。

4. 合理的生活方式

规律的生活有助于心血管功能的稳定，良好而充足的睡眠可改善心肌状况，减少心肌耗氧量。不良嗜好，如过度吸烟、酗酒、长期睡眠不足或对药物依赖，会严重损害冠状动脉，进而损害心肌，对心血管健康极为不利。戒烟酒，保证足够的休息时间，避免工作过度紧张，适量调整工作量，包括家务活在内的一切体力劳动和脑力劳动均须适当控制，日常活动以不感到疲劳为宜。

四、老年肺炎及其预防

(一)肺炎定义

肺炎（pneumonia）是指包括终末气道、肺泡腔和肺间质等在内的肺实质炎症，是由细菌、病毒、真菌、寄生虫等致病微生物以及放射线、吸入性异物等理化因素引起的。老年肺炎半数以上是由细菌感染引起的，老化与罹患多种慢性疾病所致机体防御屏障和免疫功能下降是老年人患肺炎的主要原因。由于老年肺炎的临床表现不典型，因此常出现诊断延误或治疗措施失当的情况。老年肺炎患者的基础疾病与严重并发症多是死亡率升高的主要原因。

---

① 哈斯叶提：《新疆哈、汉两民族动脉硬化的流行病学调查》，硕士学位论文，新疆医科大学，2010。

(二)肺炎诊断

1. 临床表现

典型肺炎又称为细菌性肺炎，典型症状为发烧、胸痛、咳嗽、咳脓痰等，血常规检查白细胞通常会增高。非典型性肺炎，其临床症状多为干咳，是由病毒、支原体、衣原体、立克次体和军团菌等引起的肺炎。

老年肺炎临床表现大多不太典型，与年轻人肺炎相比，发病急骤，寒战、高热、胸痛及咳铁锈色痰等症状较少见，其临床表现因病原体的毒力、原身体健康状态及心肺基础疾病不同而有较大差异。

2. 诊断要点①

①新近出现咳嗽、咳痰或原有呼吸道疾病症状加重，并出现脓痰，伴有或不伴有胸痛。②发热。③肺实变体征和(或)闻及湿啰音。④白细胞数$>10\times10^9$ L 或$<4\times10^9$ L。⑤胸部 X 线检查显示片状、斑片状、浸润性阴影或间质性改变，伴或不伴胸腔积液。以上前四项中任何一项加第五项，并除外肺结核、肺部肿瘤等后，可明确临床诊断。

对于具有下列征象的老年患者应高度警惕肺炎的可能：①不能用其他原因解释的精神萎靡、意识障碍、呼吸急促、心跳过速、食欲锐减；②不能用其他原因解释的心功能不全、休克、呼吸衰竭；③不能用其他原因解释的原慢性肺疾病患者肺部表现加重；④不能用其他原因解释的发热、白细胞总数和(或)中性粒细胞升高；⑤既往健康者出现轻微呼吸道症状、咳痰及肺部湿啰音。

(三)流行病学特点

1. 时间分布

随机选取老年社区 756 例老年人作为研究对象，分析 2012 年 1 月到 2016 年 1 月不同季节、年份等获得性肺炎病原体检出情况，发现获得性肺炎病原体检出率呈现逐年上升的趋势，每年中以春季和冬季病原体检出率最高。

2. 人群分布

老年肺炎发病率与性别无关，但随年龄增长而升高。老年肺炎的发病率与死亡率都远高于年轻人，并随年龄增长呈直线上升趋势。

(四)预防

1. 接种疫苗

老年社区获得性肺炎的预防主要是接种肺炎链球菌疫苗和流感疫苗。经过科学研

---

① 中华中医药学会内科分会肺系病专业委员会：《社区获得性肺炎中医诊疗指南(2011 版)》，载《中医杂志》，2011(21)。

究，两种疫苗的有效性和安全性均已得到认可。疫苗接种可以降低流感的发生率，对易感人群可于每年深秋或冬季接种流感疫苗一次。

2. 环境卫生

保持居所的空气畅通，尽量远离医疗场所，避免去医院探视高烧不退或肺炎病人，如需探视必须戴医用口罩；尽量减少外出，不要到人群密集的地方或者长时间待在密闭的空间内。呼吸道疾病可通过空气传播，咳嗽、随地吐痰都能传染病菌，人群密集的地方更易致病。

3. 个人行为预防

根据天气变化注意防寒保暖，并适当运动以提高自身抵抗力。但是冬季气候寒冷，老年人到室外锻炼前需先做适量热身运动。同时冬季气候干燥，容易伤肺，应注意防护。长期吸烟的人是肺炎的高发人群，老年人应戒烟。

呼吸道疾病潜伏期一般在 4 天左右，在此期间会出现发热、头晕、口干、流汗、高烧不退等症状，严重的会呼吸困难。一旦出现此类症状，老年人应戴口罩，尽快去医院，避免传染。

五、老年慢性阻塞性肺疾病及其预防

(一)慢性阻塞性肺疾病定义

慢性阻塞性肺疾病(chronic obstructive pulmonary disease，COPD)简称慢阻肺，是以不完全可逆性气流受限为特征的慢性呼吸系统疾病。其气流受限多呈进行性发展，与气道和肺组织对有害气体或有害颗粒的慢性炎症反应增强有关。慢阻肺是世界范围内发病率和死亡率较高的疾病之一，更是老年人的常见病、多发病。慢阻肺与气流阻塞的慢性支气管炎与肺气肿密切相关。

慢性支气管炎是指在除外慢性咳嗽的其他已知原因后，老年人每年咳嗽、咳痰三个月以上，并连续两年以上者。肺气肿则是指肺部终末支气管远端气腔出现异常持久的扩张，并伴有肺泡壁和细支气管破坏，而无明显的肺纤维化。

(二)慢性阻塞性肺疾病诊断

1. 临床表现

咳嗽随着病程发展可终身不愈，常晨间咳嗽明显，夜间阵咳或排痰；咳痰呈黏液性或浆液泡沫性痰，合并感染时有脓性痰；气短逐渐加重，活动后明显；喘息和胸闷为非特异性症状，部分老年人会有明显的喘息。发病过程中，常有反复呼吸道感染史，冬季发病多。COPD 后期会出现低氧血症和(或)高碳酸血症，并可引发肺源性心脏病。

2. 诊断要点[1]

对有呼吸困难、慢性咳嗽、咳痰者和（或）有 COPD 危险因素暴露者，均应考虑 COPD 诊断，尤其年龄＞40 岁者应及时进行肺功能检查。肺功能检查是确诊的必备条件，标准化肺功能检查十分重要，从而证实有无不完全可逆的气道阻塞和气流受限。

吸入支气管舒张剂后 FEV1（第一秒用力呼气容积）/FVC（用力肺活量）＜70％则提示不完全可逆性气流受限。COPD 不是慢性支气管炎加肺气肿，并需要排除哮喘可逆性气流受限。若仅有症状而无持续性气流受限，尚不能诊断 COPD，应视为 COPD 高危期。由于 FEV1 下降与 COPD 严重程度和预后有很强的相关关系，因此可根据 FEV1 下降对 COPD 分级。根据 FEV1 下降，将 COPD 分为 1 级、2 级、3 级和 4 级（表 4-5）。

表 4-5　COPD 分级

分级	FEV1％预计值、FEV1/FVC＜70％
1 级：轻度	≥80
2 级：中度	50～79
3 级：重度	30～49
4 级：极重度	＜30

（三）流行病学特点

1. 时空分布

（1）时间分布

COPD 患病率整体呈上升趋势。据统计，COPD 在世界的死亡率与艾滋病同排在第四位，仅次于心脏病、脑血管病和急性呼吸道感染。

在我国，由于大气污染、吸烟人数的增加，COPD 患病率逐渐增加。20 世纪 90 年代，对我国北部和中部地区 102230 名成年人进行了调查，COPD 的患病率约为 3％。[2] 2017 年 COPD 流行病学调查结果显示，我国 40 岁以上人群的患病率为 13.7％。[3]

（2）空间分布

不同国家和地区的 COPD 患病率存在差异，欧洲 40～69 岁人群 COPD 的患病率为

---

[1]　中华医学会呼吸病学分会慢性阻塞性肺疾病学组：《慢性阻塞性肺疾病诊治指南（2007 年修订版）》，载《中华内科杂志》，2007（3）。

[2]　唐华平、郭凯敏、戚明等：《呼吸内科疾病诊治》，58 页，北京，科学技术文献出版社，2018。

[3]　谭烨、童桂蓉、冯敏等：《慢性阻塞性肺疾病的全球倡议分级分组的证候研究概况》，载《光明中医》，2021（36）。

9.1%，日本 2001 年 40 岁以上人群中 COPD 患病率为 6.7%，菲律宾为 6.3%，新加坡为 3.5%。我国不同地区之间 COPD 患病率存在区别，我国北部及中部地区 15 岁以上的人群 COPD 的发病率很高，约为 3%，湖北和辽宁分别为 1.8% 和 1.6%，北京为 4.5%。[①]

2. 人群分布

（1）年龄分布

COPD 患病率随年龄增大而增高，加拿大 55～64 岁慢性支气管和肺气肿患病率为 4.6%，65～74 岁为 5%，75 岁及以上为 6.8%。[②] 对我国北部和中部地区 102230 名成年人调查，45 岁以后随着年龄的增大而增加。[③]

（2）性别分布

COPD 男性患病率显著高于女性，男性患者占 COPD 患者的 2/3，这可能与男性吸烟人数大于女性有关。

（3）遗传

COPD 发病具有典型的多基因遗传特点和家族聚集倾向，患者各级亲属的发病率高于群体发病率。亲代中有 COPD 患者，是子女 FEV1 降低和 FEV1＜70% 预计值的独立危险因素，说明 COPD 和肺功能受损具有家族聚集性倾向。

（4）职业

经常吸入粉尘的职业慢阻肺疾病患病率较高，矿工中肺通气功能下降程度与煤矿粉尘的累积量呈正比。关于非吸烟矿工的调查显示，从井上到井下，即相对最少接触粉尘到最多接触者，其发病率逐渐升高。

（四）预防

1. 早期监测

对慢性支气管炎患者监测肺通气功能，及早发现气流阻塞发生并采取相应的措施，对疾病预防有重要意义。

2. 改善工作、生活环境

日常生活中，人们能接触到的有毒有害物质很多，烟雾对呼吸系统的危害最为直接。外界有害烟雾主要通过降低人体的免疫功能、削弱防御机制而导致疾病的发生。大气污染、烹调油烟、香烟烟雾尤其需要注意。

3. 个人行为预防

本病目前尚无根治方法，可通过运动和营养饮食来增强自身的免疫力。避免呼吸

---

① 周玉民、冉丕鑫：《慢性阻塞性肺疾病的流行病学》，载《中国呼吸与危重监护杂志》，2004(2)。
② 周玉民、冉丕鑫：《慢性阻塞性肺疾病的流行病学》，载《中国呼吸与危重监护杂志》，2004(2)。
③ 唐华平、郭凯敏、戚明等：《呼吸内科疾病诊治》，58 页，北京，科学技术文献出版社，2018。

道的反复感染，尤其应避免反复感冒。呼吸道感染包括病毒、支原体或细菌。流感疫苗、肺炎球菌疫苗等对易受到流感病毒、肺炎球菌感染的易感者可能有一定意义。

预防的关键还在于戒烟，世界卫生组织报告指出，75％的慢性阻塞性肺疾病死亡与吸烟有关。烟雾中带刺激性的化合物被高浓度吸入气道时，可对呼吸系统造成危害。

六、老年睡眠呼吸障碍性疾病及其预防

(一)睡眠呼吸障碍性疾病定义

睡眠呼吸障碍(sleep disordered breathing，SDB)或呼吸暂停(sleep apnea)，是指一组发生在睡眠状态下的呼吸疾病，表现为睡眠过程中反复间断出现呼吸停顿或低通气。呼吸停顿是指口和鼻腔气流停止持续≥10秒；低通气(hypopnea)指当呼吸气流降低至正常50％以下，同时伴有氧饱和度下降4％。呼吸紊乱指数(respiratory disturbance index，RDI)指睡眠过程中每小时出现呼吸暂停或低通气的次数，代表睡眠呼吸障碍的程度。

SDB分为阻塞性和中枢性两种类型。前者主要由于睡眠时气道肌肉过度松弛，气道发生塌陷甚至完全闭塞，吸气流量受限。尽管患者努力呼吸，但是气流并不增加，气流通过狭小塌陷的管腔发生震荡，形成鼾声，严重者管腔完全闭塞，呼吸停顿。根据疾病严重程度，阻塞性SDB分为睡眠单纯性鼾症、上气道阻力症和阻塞性睡眠呼吸暂停综合征。中枢性SDB因呼吸中枢功能衰退，不能有效刺激运动神经激活呼吸过程，而导致呼吸动力缺乏。同时合并有中枢性和阻塞性睡眠呼吸暂停，称为混合性SDB。

(二)睡眠呼吸障碍诊断

SDB的诊断并不难，根据病史、体征和对睡后15分钟以上的观察，则可做出推测性诊断。注意SDB的易患病因素：①40～60岁男性；②肥胖；③上气道或颌面异常，如扁桃体肥大、腭垂肥大或下颌后缩畸形等；④甲状腺功能减退；⑤经常服用镇静药物；⑥饮酒。但确诊分型，了解疾病轻重和治疗效果的观察，则需进行多导睡眠图监测检查，观察患者睡眠时整夜脑电图、眼动图、肌电图、心电图、脉搏、血氧饱和度(SaO_2)的记录，用热敏电阻测定鼻和口腔气流、阻抗以及胸腹式呼吸测定。根据呼吸紊乱指数将SDB分为轻度、中度及重度三级。轻度RDI 5～10次/小时，最低SaO_2≥86％；中度RDI 20～50次/小时，最低SaO_2 80％～85％；重度RDI>50次/小时，最低SaO_2≤79％。

(三)流行病学特点

1. 性别年龄

(1)性别分布

SDB 的患病率男性大于女性。我国学者的研究表明,SDB 的患病率占我国香港 30～60 岁男性的 9%,女性的 4%。美国 SDB 的患病率占 30～60 岁男性的 24%,女性的 9%。SDB 占西班牙 30～70 岁男性的 26%,女性的 28%,占韩国 40～69 岁男性的 27%,女性的 16%。[①]

(2)年龄分布

SDB 随着年龄增大,发病率增加,在老年人中十分常见。国外报道 SDB 以 RDI 大于 10 为标准,老年男性发病率为 70%,老年女性为 56%。而年轻男性、女性发病率分别为 15% 和 5%。[②]

2. 个人行为

饮酒与睡眠呼吸障碍有很大的相关性。以日本 20～69 岁 1465 名男性职业汽车司机为研究对象评价睡眠呼吸障碍,与不饮酒人群比较,睡眠呼吸障碍的 OR 值随着饮酒量的增加而增高,酒精摄入量 0.5～<1.0 g/kg 体重的人群为 1.5,酒精摄入量≥1.0 g/kg 体重人群为 3.4,这一现象在非肥胖人群中更加明显,说明消瘦或适宜体重者伴有睡眠呼吸障碍时限制饮酒量是改善睡眠呼吸障碍的有效方法。

(四)预防

1. 早期诊断

SDB 是一种危害性较大的常见病、多发病,甚至可能是一种危险性疾病的征兆,需要提高老年人对 SDB 的认识。家庭成员要互相观察睡眠情况,有习惯性打鼾者,特别是睡眠呼吸不均匀,有憋气现象者,一定要到医院检查。

2. 减肥

肥胖是引起 SDB 的重要危险因素之一,减轻体重 10% 可使得呼吸紊乱指数相应下降 50%,因此减肥是有效的防治方法。肥胖者可通过调整饮食结构与运动的方式控制体重。

3. 戒烟酒

吸烟、饮酒可诱发 SDB。根据流行病学的调查,饮酒与 SDB 具有相关性,并且

---

① 崔仁哲、郭凤华、张敏英等:《睡眠呼吸障碍的流行病学研究进展》,载《中国慢性病预防与控制》,2008(2)。

② 崔仁哲、郭凤华、张敏英等:《睡眠呼吸障碍的流行病学研究进展》,载《中国慢性病预防与控制》,2008(2)。

SDB 与饮酒量有关。所以戒烟酒是预防睡眠呼吸障碍的有效方法之一。[①]

4. 注意睡眠卫生

规律睡眠时间，按时上床起床；创造良好的睡眠环境，卧室避免强光；保持卧室和床的整洁、干净。

七、老年消化性溃疡及其预防

(一)消化性溃疡定义

消化性溃疡(peptic ulcer，PU)指胃肠道黏膜因自身胃酸与胃蛋白酶的消化作用而形成的溃疡，可发生于食管、胃、十二指肠、胃—空肠吻合口附近及含有胃黏膜的 Meckel 憩室等。发生在胃部和十二指肠的慢性溃疡较为常见，即胃溃疡(gastric ulcer，GU)和十二指肠溃疡(duodenal ulcer，DU)，它们占消化性溃疡的95％以上。消化性溃疡由机体的应激状态、物理和化学因素的刺激、某些病原菌的感染等引起。中老年人以胃溃疡为主，青壮年以十二指肠溃疡为主。

(二)消化性溃疡诊断

1. 临床表现

消化性溃疡临床表现不一，表现为慢性、周期性发作，节律性的上腹疼痛，但是也有10％～15％的患者没有任何症状。部分患者没有典型的疼痛，如不规则的隐痛，同时伴随上腹胀、反酸、食欲不振等消化不良的表现；可发生出血、穿孔等并发症。

老年人胃溃疡常常位于胃的近端，与青年人相比，溃疡位置较高，多见于胃体上部、胃底部。老年人消化性胃溃疡症状多不典型，并发症以出血多见。

2. 诊断要点

典型的周期性和节律性上腹痛是诊断消化性溃疡的主要依据。老年人消化性溃疡患者症状常不典型，有一部分患者无疼痛症状。确诊不能单靠病史，而应结合内镜和(或)X 线胃肠钡餐检查。内镜下溃疡可分为三个病期，每一个病期又分为两个阶段。①活动期(active stage，A)：溃疡基底部覆有白色或黄白色厚苔。周边黏膜充血、水肿(A1)；或周边黏膜充血、水肿开始消退，四周出现再生上皮所形成的红晕(A2)。②愈合期(healing stage，H)：溃疡缩小变浅，苔变薄。四周再生上皮所形成的红晕向溃疡围拢，黏膜皱襞向溃疡集中(H1)；或溃疡面几乎为再生上皮所覆盖，黏膜皱襞更加向溃疡集中(H2)。③瘢痕期(scar stage，S)：溃疡基底部的白苔消失，呈现红色瘢痕

---

① 韩芳：《睡眠呼吸障碍性疾病诊疗和管理的新策略》，载《中华医学杂志》，2013(6)。

（S1）；最后转变为白色瘢痕（S2）。

（三）流行病学特点

1. 时空分布

消化性溃疡是常见病，呈世界性分布，约有 10％的人一生中患过此病。消化性溃疡具有季节性发作规律，秋冬和冬春换季时发病率高于夏季。我国消化性溃疡疾病分布特点为：南方高于北方，城市高于农村。

2. 人群分布

随着社会老龄化，中老年人消化性溃疡呈增多趋势，且 GU 与 DU 发病率大致相同。根据全国消化内镜学会资料，老年人中 GU 和 DU 的男女比例为 2.1～3.1：1，男性多于女性。DU 多于 GU 且两者之比约为 3：1，但在胃癌高发区则 GU 多于 DU。DU 好发于青壮年，GU 多见于老年人，其发病年龄较 DU 平均晚十年。

（四）预防

1. 避免应激环境

长期精神紧张、焦虑或情绪波动的人易患溃疡。人在应激状态下，会促进胃的分泌和运动功能增强，胃酸分泌增多和加速胃的排空，同时交感神经兴奋使胃十二指肠血管收缩，黏膜血流量下降，削弱了黏膜自身的防御功能。

2. 改变生活方式

（1）饮食

饮食要定量有规律，细嚼慢咽，避免急食和暴饮暴食，少饮用浓茶和咖啡，少食油炸、生冷、辛辣的食品。多吃一些易消化的食物，少食多餐，同时要吃少渣的食物以减少对胃黏膜的刺激。

（2）戒烟

吸烟者比不吸烟者溃疡病发生率高 2 倍。吸烟会促进溃疡的发作以及影响溃疡的愈合，吸烟可促使胃酸和胃蛋白酶原分泌增多，抑制胰腺分泌碳酸氢盐，影响幽门括约肌关闭功能而导致胆汁反流。吸烟可使得胃排空延缓，影响胃十二指肠运动功能，同时会降低黏膜的防御功能。

（3）药物

长期服用非甾体类抗炎止痛药的患者有 10％～25％发生溃疡病，其中以胃溃疡更为多见。药物不仅对胃十二指肠黏膜有直接刺激作用，而且可以抑制体内的环氧化酶活性使得黏膜内前列腺素合成减少，削弱了对黏膜的保护作用。

八、老年脑血管疾病及其预防

(一)脑血管疾病定义

脑血管疾病(cerebrovascular disease，CVD)是指脑血管发生病变造成脑血液循环异常而引起脑功能障碍的临床综合征，是神经科的常见疾病，具有发病率高、致残率高、复发率高和死亡率高的特点。急性起病者称为急性脑血管病或脑血管意外，又称为脑卒中或脑中风。

根据病理生理的特点将 CVD 分为出血性和缺血性两大类：出血性包括脑出血和蛛网膜下腔出血。缺血性包括短暂性脑缺血发作和脑梗死。临床上，脑梗死分为动脉粥样硬化性血栓性脑梗死，也称为脑血栓和腔隙性脑梗死、脑分水岭梗死以及脑栓塞等。

(二)脑血管疾病诊断[①]

1. 出血性脑血管疾病

(1)脑出血

脑出血好发部位为壳核、丘脑、尾状核头部、中脑、脑桥、小脑、脑叶、脑室及其他。主要是高血压性脑出血，也包括其他病因的非外伤性脑内出血。高血压性脑出血的诊断要点如下：常于体力活动或情绪激动时发病；发作时常有反复呕吐、头痛和血压升高；病情进展迅速，常出现意识障碍、偏瘫和其他神经系统局灶病状；多有高血压病史；CT 应作为首选检查；腰穿脑脊液多含血和压力增高(其中 20% 左右可不含血)。

(2)蛛网膜下腔出血

蛛网膜下腔出血主要是指动脉瘤、脑血管畸形或颅内异常血管网症等血管破裂出血引起。临床表现发病急骤；常伴剧烈头痛、呕吐；一般意识清楚或有意识障碍，可伴有精神症状；多有脑膜刺激症状，少数可伴有颅神经及轻偏瘫等局灶体征；腰穿脑脊液呈血性；CT 应作为首选检查；全脑血管造影可帮助明确病因。

2. 缺血性脑血管疾病

(1)短暂性脑缺血

短暂性脑缺血发作：为短暂的、可逆的、局部的脑血液循环障碍，可反复发作。少则 1～2 次，多则数十次，多与动脉粥样硬化有关，也可以是脑梗死的前驱发作；可

---

① 中华医学神经病学会分会、中华医学神经病学分会脑血管病学组：《中国各类主要脑血管病诊断要点》，载《中华神经科杂志》，2019(9)。

表现为颅内动脉系统和(或)椎－基底动脉系统的症状和体征；每次发作持续时间通常在数分钟至 1 小时左右，症状和体征应该在 24 小时内完全消失。

(2)脑梗死

①脑血栓。

常于安静状态下发病；大多数患者发病时无明显头痛和呕吐；发病可较缓慢，多逐渐进展，或呈阶段性进行，多与脑动脉粥样硬化有关，也可见于动脉炎、血液病等；一般发病后 1～2 天内意识清楚或轻度障碍；有颈内动脉系统和(或)椎－基底动脉系统症状和体征；应作 CT 或 MRI 检查；腰穿脑脊液一般不含红细胞。

②脑栓塞。

多为急骤发病；多数无前驱症状；一般意识清楚或有短暂性意识障碍；有颈动脉系统和(或)椎－基底动脉系统的症状和体征；腰穿脑脊液一般不含红细胞，若有红细胞可考虑出血性脑梗死。栓子的来源可为心源性或非心源性，也可同时伴有其他脏器、皮肤、黏膜等栓塞症状。

③腔隙性脑梗死。

发病多由高血压动脉硬化引起，呈急性或亚急性起病；多无意识障碍；应进行 CT 或 MRI 检查，以明确诊断；临床表现都不严重，较常见的为纯感觉性卒中、纯运动性轻偏瘫、共济失调性轻偏瘫，构音不全、手笨拙综合征或感觉运动性卒中等；腰穿脑脊液无红细胞。

(三)流行病学特点

1. 时空分布

脑血管疾病患病率逐年上升，目前已经成为危害我国中老年人身体健康和生命的主要疾病之一。卫生部(今卫生健康委员会)统计中心发布的人群检测资料显示，无论城市还是农村，CVD 在全死因顺位中都呈现明显前移的趋势。例如，2015－2018 年黔南州 12 县(市)CVD 发病率逐年上升，2015 年 CVD 发病率 255.20/10^5，2016 年为 271.26/10^5，2017 年为 279.32/10^5，2018 年为 286.42/10^5。

2. 人群分布

CVD 多发于老年期，随着年龄的增长发病率增加。根据我国城市和农村的统计数据，60 岁以上老年人脑血管疾病的平均发病率和死亡率更高，分别为 1325.7/10^5 和 886.1/10^5。据统计，在幸存的脑血管病患者中 75％丧失劳动能力，其中 40％重度致残，CVD 是我国老年人致残的主要原因之一。CVD 发病率男性略高于女性，男女之比为 1.3∶1～1.7∶1。

（四）预防

1. 保持舒适的环境

冬季气温偏低，人体受到寒冷刺激后，会导致交感神经兴奋，全身毛细血管收缩，使心、脑负荷加重引起血压升高，脑部缺血、缺氧，加速血栓形成。此外，气候干燥，容易体内缺水。缺水后，血液黏稠，血流减慢，成为脑中风的诱因。天冷的时候，老年人应当尽量减少外出，出门时要多穿一些衣服，注意头部和四肢的保暖。

2. 改变生活方式

（1）饮食

科学饮食，做到营养均衡。限制脂肪摄入，控制总热量，晚餐不宜摄入过多，同时要保证饮水充足。

（2）运动

根据自己的体质，选择适合自己的运动项目，如散步、打太极拳等。

（3）戒酒

酒是一种兴奋剂，能使交感神经兴奋，情绪激动，心跳加速，血压升高。戒酒可预防脑血管疾病。

九、老年帕金森病及其预防

（一）帕金森病定义

帕金森病（Parkinson's disease，PD）又称震颤麻痹（paralysis agitans），是大脑黑质神经元细胞变性损伤所致的一种神经系统变性疾病，常见于中老年人。该疾病主要是患者大脑缺少一种多巴胺的神经递质，导致肌肉僵硬、震颤等症状。研究认为，除老年人患病率高外，原发性帕金森病还与家族遗传有关系。细菌感染、神经中毒、营养和维生素摄入不足、用药不当等，均可引起帕金森病。

（二）帕金森病诊断

1. 临床表现

本病起病缓慢，最初的症状往往不被人注意。初发症状以震颤为主（60％～70％），其次为步行障碍（12％）、肌强直（10％）、动作缓慢（10％）。其中，约40％的患者在精神上伴有焦虑症状和抑郁症状。

（1）静止性震颤

静止性震颤是帕金森病最常见、最初始的症状，通常从一侧上肢开始出现手部抖动，后逐渐发展到四肢、躯干、头部、下颌。最后发展为肢体静止时发生不自主的颤抖。情绪激动、紧张时症状会加重，运动时会减轻或消失，睡眠状态下无症状。

（2）运动迟缓

患者各种动作迟缓，行走困难，两足尖擦地。随病情发展，步伐变小。且书写字迹变歪曲，越写越小。面部缺乏表情，眨眼频率低。说话声音低沉，口吃。晚期时，坐位不能起立，卧位不能翻身。

（3）肌肉强直

初期感到某一肢体运动不灵活，有僵硬感，并逐渐加重，甚至做某些日常动作都有困难。

（4）姿势异常及自主神经功能障碍

患者站立行走时，呈低头屈背，上臂收敛，肘关节屈曲，手指内收，拇指对掌，髋关节及膝关节屈曲姿势。自主神经功能障碍表现为脂溢性皮炎、怕热、多汗、唾液增多、性功能障碍、顽固性便秘。

2. 诊断要点

根据发病年龄和典型的 PD 症状与体征，临床诊断并不困难，尤其是脑脊液中多巴胺和（或）高香草酸含量减少，更有助于诊断。但是，在早期尚未出现静止性震颤之前，则难以做出诊断。在临床上，一旦发现逐渐肌强直、震颤、运动迟缓及姿势异常四个症状中的两项以上者，可考虑诊断为 PD。其诊断要点如下：中年以后起病，病因不明，病史中无脑炎、中毒、脑血管疾病、颅脑外伤等；缓慢进行性病程；具有肌强直、震颤、运动迟缓及姿势异常四个症状中的两项以上；除椎体外系疾病及其他疾病引起的帕金森综合征。[①]

（三）流行病学特点

1. 时空分布

随着人均寿命的延长，老龄人口的不断增加，帕金森病的患病率呈逐年上升的趋势。

帕金森病在世界各国分布具有不一致性的特点。欧美各国白种人患病率调查结果为 $66/10^5 \sim 187/10^5$，日本为 $37/10^5 \sim 80.6/10^5$。我国标准化率为 $10.8/10^5$，世界标准化率为 $15.0/10^5$，我国帕金森患病率低于西方发达国家。[②]

---

① 陈生弟：《帕金森病临床新技术》，39～40 页，北京，人民军医出版社，2002。
② 杨世敏：《以颤三针为主治疗帕金森病的临床研究》，博士学位论文，广州中医药大学，2009。

2. 人群分布

(1)年龄分布

帕金森病的发病和年龄有明显关系，大量流行病学研究表明，50 岁以上发病率逐步升高，60 岁及 60 岁以上明显增高。具体到不同年龄阶段，其患病率分别为 60 岁 0.25%、65 岁 0.5%、70 岁 1%、75 岁 1.5%、80 岁 2.5%、85 岁 3.5%～4.0%。[①]

(2)性别分布

流行病学研究表明，男性帕金森病患者略高于女性，其比例约为 5∶4。

(3)职业分布

职业性农药接触：流行病学研究表明，接触含 MPTP 相似结构成分的农药百草枯、鱼藤酮等与 PD 发病有关。

职业性重金属暴露：由于中脑黑质神经元具有蓄积金属元素的特性，长期接触低浓度重金属可发生慢性中毒。研究发现，重金属暴露 20 年以下未发现与帕金森病的显著联系，但 20 年以上的职业性锰暴露发生 PD 的危险性是对照组的 10.6 倍。

(四)预防

1. 重视基础疾病

重视基础性疾病的治疗，防治高血压、糖尿病、高脂血症、动脉粥样硬化等疾病，是预防帕金森病的有效措施。

2. 培养健康生活习惯

保证充足的睡眠，不熬夜；生活中要避免或减少接触有毒化学药品和对人体神经系统有毒的物质，如杀虫剂、除草剂、农药、二氧化碳、锰、汞等；吃药要遵医嘱。

3. 注意合理饮食

生活中应少吃高脂肪食物，戒除烟酒，养成良好的饮食习惯，多吃蔬菜水果等，增强体质。

4. 适当运动

适当加强有氧运动及脑力活动，不但有益身心，而且能延缓脑神经组织衰老。老年人在体育锻炼时，可选择跳舞、下棋、打太极拳等。

5. 定期体检

老年人有上肢震颤，手抖、动作迟缓等帕金森病先期征兆时，应及时到医院就诊，争取早诊断、早治疗；帕金森病家族史及有关基因携带者、有毒化学物质接触者，均应被视为高危人群，需密切监护随访，定期体检。

---

① de Lou L., Breteler M., "Epidemiology of Parkinson's Disease," *The Lancet. Neurology*，2006(6)，pp. 525-535.

十、阿尔茨海默病及其预防

(一)阿尔茨海默病定义

阿尔茨海默病(Alzheimer's disease，AD)是老年人中常见的神经退行性疾病之一，指在无意识障碍的情况下，出现持续时间较长(6 个月以上)的智能损害，主要表现为记忆、计算、思维、语言、定向力及人格的改变和行为异常，甚至意识模糊，并出现社会活动能力和生活能力的减退。该病于 1907 年由阿尔茨海默(Alzheimer)教授首先提出，阿尔茨海默病是常见的痴呆类型。

目前 AD 的病因尚不清楚，可能与遗传因素和环境因素有关，大多为散发病例。阿尔茨海默病的发病机制也尚不清楚，胆碱能假说及 Aβ 级联反应假说仍然占主要地位，其主要的病理标志物为 Aβ 和 tau 蛋白。

(二)阿尔茨海默病诊断

1. 临床表现

(1)记忆障碍

早期、显著的情景记忆障碍，包括以下特点：逐渐出现的进行性的记忆功能下降，超过 6 个月。客观检查发现显著的情景记忆损害，主要为回忆障碍，在提示或再认试验中不能显著改善或恢复正常。情景记忆障碍可在起病或病程中单独出现，或与其他认知改变一起出现。

(2)行为异常

开始为幼稚笨拙，常进行无效劳动，以后为无目的劳动。行为怪异，有的出现妨碍公共秩序的行为或攻击行为。晚期卧床不起，大小便失禁，生活不能自理。

(3)情感障碍

情感可能较幼稚或呈孩童样，易激惹，部分患者表情呆板，有的患者会出现幻觉。

(4)神经功能障碍

神经系统障碍较少见，且出现在患病晚期。可表现为失语、失用、失认、肌强直、肢体屈曲、抽搐发作等情况。

(5)外貌改变

患者外貌比同龄人看起来衰老严重，频繁摇头，躯体弯曲，步态蹒跚等。

2. 诊断要点

根据年龄、缓慢进行性皮质性痴呆的临床特点，结合精神量表检查、CT、MRI 或功能性磁共振成像(functional MRI，fMRI)、正电子发射断层扫描装置(positron emission tomography，PET)及单光子发射计算机断层成像术(single-photo emission computed tomography，SPECT)的发现，不难诊断，但要排除其他的老年期痴呆。

(1)诊断标准

诊断标准为核心症状加上支持特征中至少一项。

核心症状。早期、显著的情景记忆障碍，包括以下特点：逐渐出现的进行性的记忆功能下降，超过 6 个月。客观检查发现显著的情景记忆损害，主要为回忆障碍，在提示或再认试验中不能显著改善或恢复正常。情景记忆障碍可在起病或病程中单独出现，或与其他认知改变一起出现。

支持特征。①存在内颞叶萎缩：MRI 定性或定量测量发现海马结构、内嗅皮质、杏仁核体积缩小。②脑脊液生物标志物异常：$A\beta_{42}$ 降低、总 tau 或磷酸化 tau 蛋白升高，或三者同时存在。③PET 的特殊表现：双侧颞叶糖代谢减低，其他有效的配体，如 FDDNP 预见阿尔茨海默病的病理改变。④直系亲属中有已证实的常染色体显性遗传突变导致的阿尔茨海默病。

(2)确定标准

①临床和组织病理(脑活检或尸检)证实为阿尔茨海默病，病理需满足 NIA-Reagan 标准；②临床和遗传学(染色体 1、14、21 突变)证实为阿尔茨海默病。

(三)流行病学特点

1. 时空分布

早期部分地区流行病学资料显示，我国居民痴呆的流行水平低于欧美国家，且血管性痴呆相对常见。近年来，采用国际标准在部分地区进行的大规模抽样调查证实，阿尔茨海默病是我国居民痴呆的主要亚型，痴呆患病率水平及其主要亚型构成近似于西方国家。

阿尔茨海默病的患病人数持续增长，赫伯特(Hebert)等报道，美国阿尔茨海默病患病人数已达 500 万，并预期在 2050 年增加至 1000 万。

2. 人群分布

阿尔茨海默病的患病率随年龄的增长而增加。据研究发现，我国 65 岁以下的患病率不足 1%，65 岁则为 1.5%，以后每增加 5 岁，患病率就增加约一倍，85 岁以上患病率约为 30%。在欧美发达国家，痴呆中的 50%～60% 是阿尔茨海默病。欧洲老年人阿尔茨海默病的患病率 65～69 岁为 0.6%，≥90 岁为 22.2%。[1]

(四)预防

1. 健康饮食

减少饮酒、抽烟等不良行为。研究表明，咖啡是一种新的补脑品，咖啡可以减少

---

① 闫芳、李淑然、刘津等：《老年期痴呆和老年抑郁症的流行病学调查》，载《中华医学杂志》，2002(15)。

脑中淀粉样蛋白的含量，同时有抗氧化的功用。补充维生素 D，维生素 D 有利于保持大脑的敏锐。通过适度晒太阳和服用维生素 D_3 来补充体内的维生素 D。苹果汁能促进神经递质乙酰胆碱的产生，可以起到一定预防作用。

2. 运动

有意识地加强有氧运动，可以保证新生大脑细胞存活。老年人应多走出家庭，积极参加社区活动，参加力所能及的社区工作，使老年生活多样化，在社交中促进大脑的记忆功能，以达到预防疾病目的。

3. 预防感染

研究资料显示，疱疹、胃溃疡、莱姆病、肺炎、流感等都与脑退化症有密切关系。同时约 60％的脑退化症由单纯的疱疹病毒引起，因为感染会激发产生大量的淀粉样蛋白，损害神经细胞。

4. 保护头部

研究显示，即使在青少年时期，若头颅受伤，也会增加老年痴呆症的发生概率。老年人行走时要注意防滑，乘车时系好安全带，避免头部受到撞击。

十一、老年前列腺增生症及其预防

(一)前列腺增生症定义

良性前列腺增生(benign prostatic hyperplasia，BPH)简称前列腺增生，是引起中老年男性排尿障碍较为常见的一种良性疾病，主要表现为下尿路症状(lower urinary tract symptoms，LUTS)。

前列腺增生的病因和发病机制尚不明确，但其发生必须具备有功能的睾丸和年龄增长这两个基本条件。目前主要存在三种学说：激素学说、干细胞学说和基质与上皮相互作用学说。

(二)前列腺增生症诊断[1]

1. 临床表现

前列腺增生是缓慢进展的疾病，早期症状并不明显，随病程进展，病情加重。前列腺增生的病情轻重与增生后尿道改变有关，与前列腺大小关系不大。根据尿流动力学可分为三类改变：梗阻、逼尿肌不稳定和受损。三者有时混合出现，有时单独出现。

---

[1] 那彦群：《中国泌尿外科疾病诊断治疗指南》，116～131 页，北京，人民卫生出版社，2006。

前列腺增生的症状可分为：梗阻症状和刺激症状。梗阻症状表现为排尿困难、费力、尿细线、终末滴沥、排尿延时、尿潴留、充溢性尿失禁等；刺激症状表现为尿急、尿频、尿痛、夜尿增多、急迫性尿失禁、尿量少等。

2. 诊断要点

凡 50 岁以上男性，存在进行性排尿困难，均要考虑前列腺增生的可能。老年人如果患有膀胱炎、膀胱结石或者双侧上尿路积水时，即使没有明显的排尿困难，也应注意有无前列腺增生。体格检查应注意下腹部是否能触及膨胀的膀胱。直肠指诊是一项重要检查，前列腺增生患者直肠指诊时可触及增大的前列腺，表面光滑、质韧、有弹性，中央沟变浅或者消失。其他有助于诊断的方法包括 B 超检查、尿流率检查、前列腺特异性抗原检查。

(三)流行病学特点

1. 时空分布

随着我国人民生活的改变和寿命的延长，前列腺增生的发生率上升较快，与欧美国家的组织学前列腺增生发病率大致相同。从组织学上观察，人到 50～60 岁时几乎均有前列腺增生的情况。前列腺增生的组织学发病率和临床发病率有很大的差异，由于临床前列腺增生的诊断标准不统一，其发病率有较大的出入。

2. 人群分布

前列腺增生的发病率随着年龄的增长而增高。研究显示，在 51～60 岁的男性中，前列腺增生的发病率为 20％，61～70 岁为 50％，71～80 岁为 57.1％，81 岁以上为 83.3％。

前列腺增生可能和遗传有关，中重度下尿路症状的发生具有一定的家族倾向。且有研究表明，同卵孪生同时发生前列腺增生症的概率(14.7％)明显高于异卵双生同时发生前列腺增生症的概率(4.5％)。

(四)预防

前列腺增生目前尚无确切的预防措施。老年人几乎都有前列腺增生的变化。约 65％的前列腺增生症患者可发生急性尿潴留。预防的重点是防止发生急性尿潴留，可采取以下措施：①避免劳累，不宜久坐和骑自行车；②避免上呼吸道感染，初冬初春气候变化大，易患感冒，前列腺增生症易加重；③戒烟酒，忌辛辣；④避免前列腺充血；⑤有排尿不畅时及时就医。

十二、老年痛风及其预防

(一)痛风定义

痛风(gout)是一组嘌呤代谢紊乱,并导致组织及器官损伤的疾病,临床以高尿酸血症(hyperuricemia)为特点。以痛风性关节炎反复发作、痛风石沉积、痛风石性慢性关节炎及关节畸形、肾实质性病变和尿酸石形成为特征。痛风好发于中老年男性。

痛风分为原发性和继发性两类。原发性痛风有家族遗传史,大多原因不明,少数由酶缺陷造成;继发性痛风是指继发于其他先天性代谢病,或继发于其他疾病或药物。

(二)痛风诊断

1. 临床表现

(1)高尿酸血症期(无症状期)

仅有血尿酸升高,没有症状。

(2)急性关节炎期

典型症状多为夜间突然发病,易受累部位是跖趾关节,呈红肿热痛。缓解期可数月、数年乃至终身,但多数反复发作,甚至发展到慢性关节炎阶段。多于春秋发病,饮酒、高蛋白饮食、脚扭伤是重要诱因。

(3)痛风石及慢性关节炎

痛风石大小不一,小如米粒,大如鸡蛋,起初质地较软,逐渐坚硬如石,可致关节僵硬、畸形、破溃。慢性关节炎多见于未规范治疗的病人,受累关节呈非对称性不规则肿胀、疼痛、关节内大量沉积的痛风石可造成关节骨质破坏。

(4)痛风肾病

痛风肾病又称高尿酸性肾病,临床出现蛋白尿、血尿、等渗尿,可逐渐出现高血压、氮质血症等肾功能不全表现。

(5)尿酸性尿路结石

大多数为纯尿酸结石,特点是 X 线不显影,部分与草酸钙、磷酸钙混合,X 线可显影。泥沙样结石常无症状,较大者有肾绞痛、血尿。

2. 诊断要点

关节炎发作的典型表现、诱因、家族史、性别、年龄及泌尿系统尿酸结石等病史,血液尿酸升高等可做诊断。必要时做关节穿刺滑囊液及痛风石活检和 X 线检查有助于进一步诊断，还可用秋水仙碱做诊断性治疗，若为痛风，患者服用后症状可迅速缓解。[①]

(三)流行病学特点

1. 时空分布

痛风常见于世界各地，其发病率逐年增加。痛风多发于春夏和秋冬季节交替之时，这一时期血尿酸有短暂性升高。

2. 人群分布

(1)年龄分布

痛风的发病有显著的年龄特征，多发于 40 岁以上的男性，原发性痛风以中年男人最为多见，40～50 岁是发病高峰，60 岁以上发病率占全部病例的 11.6%。女性发病在 50 岁以后，绝经前妇女较少发病。在老年痛风中，继发性痛风发生率较高。

(2)性别分布

痛风的发病有很大的性别差异。据统计，男性与女性痛风患者的比例为 20∶1，女性患者的平均年龄较男性大 8.5 岁。男女发病差异的主要原因是雄性激素可促进尿酸重吸收、抑制尿酸排泄和影响肝脏对嘌呤代谢；而雌性激素可促进尿酸排泄。

(3)种族分布

痛风发病于各个种族，但不同种族的痛风及高尿酸血症的患病率有很大的差异。在我国以及其他黄种人国家，高尿酸血症和痛风的发病率低于西方白种人国家。

(4)遗传

原发性痛风是一种先天性代谢缺陷性疾病，可遗传。原发性痛风患者近亲中发现 15%～25% 有高尿酸血症。父母同为痛风患者其子女患痛风的比率高，且起病早、症状重。对 21373 例痛风患者的回顾性分析，表明家族性患者比非家族性患者痛风发病年龄提前 7.5 岁。

(5)职业分布

痛风被认为是"富贵病"，临床调查表明，高收入人群的痛风发病率远远高于体力劳动者。在我国，痛风患者中以从事脑力劳动者居多。

(四)预防

1. 健康饮食

痛风的老年人应禁食富含嘌呤的食物，如动物内脏、肉类、贝壳及海鲜类、骨髓等，可多食谷类、蔬菜、水果、鸡蛋、牛奶和适量植物油。饮食要适度，不可暴饮暴

---

① 郑承红：《痛风》，104～113 页，北京，中国医药科技出版社，2010。

食。烟和酒可诱发痛风关节炎发作，戒烟酒，多饮水，每日保证 2000 mL 以上的水，不喝浓茶。

2. 适当运动

肥胖人群较易成为痛风高危人群。肥胖者应适当运动，尽量保持标准体重，这样有助于血清尿酸值的下降，亦可增加心肺功能，但要避免长期过度剧烈的运动。

3. 合理用药

不宜使用抑制尿酸从尿中排泄的药物，如利尿药、阿司匹林等，若使用，应当遵医嘱。

十三、老年骨质疏松及其预防

(一)骨质疏松定义

骨质疏松症(osteoporosis，OP)是以骨量减少和(或)骨的微观结构退化为特征，致使骨强度下降，骨脆性增加而易于发生骨折的一种全身性骨骼疾病。世界卫生组织诊断原发性骨质疏松的骨密度(bone mineral density，BMD)标准为：BMD 比同性别正常青年人的骨量峰值降低 2.5 个标准差以上。BMD 测量值可预测骨折风险。

原发性骨质疏松症(primary osteoporosis)是老年人常见病和多发病，可分为两种类型，即妇女绝经后骨质疏松症和老年人退行性骨质疏松症。继发性骨质疏松症(secondary osteoporosis)由内分泌疾病、营养不良、骨髓增生性疾病、慢性肝肾及肺等脏器疾病以及长期使用损害骨骼的药物等所致。

(二)骨质疏松诊断

1. 临床表现

骨质疏松程度较轻时无症状，往往在做 X 线检查时才发现有骨折。最典型的临床表现包括：疼痛、脊柱变形和脆性骨折。

(1)疼痛

出现于骨质疏松早期，具有不典型性，可表现为腰背酸痛或周身酸痛，伴乏力，常常不能引起患者的重视。骨折发生的情况下，疼痛加重或活动受限，严重时翻身、起坐及行走都有困难。

(2)脊柱变形

椎体压缩可以表现为身高缩短和驼背，常被误认为是老化的自然表现，严重者会导致胸廓畸形，并影响心肺功能。

（3）脆性骨折

轻度外伤或日常活动后诱发的骨折为脆性骨折。常见的部位为椎体、髋部和腕部。其他部位亦可发生骨折。发生过一次脆性骨折后，再次发生骨折的风险明显增加。

2. 诊断标准

世界卫生组织制定的白人妇女骨质疏松症的诊断标准：正常为骨密度或骨矿含量在正常青年人平均值的 1 个标准差之内；低骨量或骨量减少为正常青年人平均值的 1～2.5 个标准差；骨质疏松症为骨密度或骨矿含量低于正常青年人平均值的 2.5 个标准差，严重的骨质疏松症为骨密度或骨矿含量低于正常青年人平均值的 2.5 个标准差，同时伴有骨折。

骨质疏松症存在明显的种族差异和地区性差异。中国老年学学会骨质疏松委员会，确定诊断骨质疏松症以骨密度减少为依据，需鉴别是原发性骨质疏松，还是继发性骨质疏松，可参考年龄、病史、骨折及实验室检查等进行综合考虑。骨矿含量诊断标准见表 4-6。[1]

表 4-6 骨矿含量诊断标准

峰值骨量	诊断意义
$>M-1\ SD$	正常
$M-1\ SD$ 至 $M-2\ SD$	骨量减少
$<M-2\ SD$	骨质疏松症
$<M-2\ SD$ 以上，伴有一处或多处骨折	严重骨质疏松症
$<M-3\ SD$ 以上，伴有或不伴有骨折	严重骨质疏松症

注：M 为正常成年人峰值骨量的平均值，SD 为标准差。

（三）流行病学特点

1. 时空分布

原发性骨质疏松是分布全球的疾病。从全球角度来看，欧美国家白种人女性患病率较高，亚洲人次之，而黑种人最低。在中国，骨质疏松患病率也存在明显的南北差异，中国北方人群腰椎、髋部的骨密度均高于同年龄组的南方人群。

2. 人群分布

女性骨质疏松患病率远高于男性。2003—2006 年的国家流行病学调查显示，50 岁以上女性骨质疏松症的总发病率为 20.7％，而男性的发病率为 14％。[2]

---

① 肖建德、阎德文：《实用骨质疏松学》第 2 版，255 页，北京，科学出版社，2012。

② 中华医学会骨质疏松和骨矿盐疾病分会：《中国骨质疏松症流行病学调查及"健康骨骼"专项行动结果发布》，载《中华骨质疏松和骨矿盐疾病杂志》，2019(4)。

骨质疏松患病率随增龄而增加，国内基于影像学的流行病学调查显示，50岁以上女性的椎体脆性骨折发生率约为15%，50岁以后女性椎体脆性骨折的发生率随年龄的增大逐渐递增，80岁以上女性椎体骨折患病率可高达36.6%。[①]

(四)预防

1. 运动

运动对保证骨骼的正常生长发育及维持骨强度都是必需的。青少年时期如进行规范的运动，其骨量比不进行规范锻炼者更高，负重运动更佳。成年人各类型的运动均有助于骨量的维持。

2. 重视合理饮食

重视合理饮食，均衡营养。良好的营养至关重要，应当保证足够的钙摄入，以及适当的蛋白质和维生素，从儿童期就应该重视，尽可能获得最大的骨峰值。补充钙质：日常需要每天摄入的钙含量为500 mg。绝经后以及老年人补钙每日需摄入1500 mg。

钙盐可选择补充碳酸钙(含元素钙400%，即400 mg/g)，乳酸钙(含元素钙13%)，葡萄糖酸钙(含元素钙8.9%)。

补充维生素：维生素D及其代谢产物可以促进小肠钙的吸收和骨的矿化，活性维生素D可以促进骨的形成。

3. 防止跌跤

老年人采取适当的运动形式或者出行方式，尽可能避免跌跤，避免使用影响平衡的药物。

思考题

1. 名词解释

生理健康、日常生活活动能力、功能性日常生活活动能力

2. 简答题

(1)简述老年生理健康的国内外标准。

(2)简述老年生理特征。

(3)简述一种老年常见病，并谈谈如何预防。

3. 讨论生理健康与心理健康对于老年人的重要性。

---

① Ling X., Cummings S. R., Qin M., et al., "Vertebral fractures in Beijing, China: the Beijing Osteoporosis Project," *Journal of Bone and Mineral Research*, 2000(10), pp. 2019-2025.

参考文献

1. 于普林. 老年医学[M]. 北京：人民卫生出版社，2019.

2. 王艳梅. 老年护理学[M].3 版. 北京：人民卫生出版社，2018.

3. 王庭槐. 生理学[M].9 版. 北京：人民卫生出版社，2018.

4. 葛均波，徐永健，王辰. 内科学[M].9 版. 北京：人民卫生出版社，2018.

5. 王士雯，钱方毅，周玉杰. 老年心脏病学[M].3 版. 北京：人民卫生出版社，2012.

6. 郭震华，那彦群. 实用泌尿外科学[M].2 版. 北京：人民卫生出版社，2013.

7. 范炤. 老年流行病学[M]. 北京：科学出版社，2018.

8. 吴仕英，费新潮. 老年疾病预防与康复保健[M]. 成都：四川大学出版社，2015.

9. 陈炼. 老年病与老年人健康教育[M]. 武汉：湖北科学技术出版社，2003.

10. 高芳堃. 老年人健康保护[M]. 北京：中国协和医科大学出版社，2002.

11. 张立平. 中老年健康管理指南[M]. 北京：人民军医出版社，2011.

12. 郑承红. 痛风[M]. 北京：中国医药科技出版社，2010.

13. 戴璟，闵杰青，杨云娟. 中国九省市成年人血脂异常流行特点研究[J]. 中华高血压杂志，2019(3).

14. 国家卫生计生委疾病预防控制局.2015 中国居民营养与慢性病状况报告[M]. 北京：人民卫生出版社，2017.

15. 熊丽丽，杜万红. 原发性高血压危险因素研究进展[J]. 临床军医杂志，2011(1).

16. 中国营养学会. 中国居民膳食指南(2022)[M]. 北京：人民卫生出版社，2022.

17. 中华中医药学会内科分会肺系病专业委员会. 社区获得性肺炎中医诊疗指南(2011 版)[J]. 中医杂志，2011(21).

18. 周玉民，冉丕鑫. 慢性阻塞性肺疾病的流行病学[J]. 中国呼吸与危重监护杂志，2004(2).

19. 李延忠. 睡眠呼吸障碍性疾病[M]. 济南：山东科学技术出版社，2005.

20. 韩芳. 睡眠呼吸障碍性疾病诊疗和管理的新策略[J]. 中华医学杂志，2013(6).

21. 崔仁哲，郭凤华，张敏英，等．睡眠呼吸障碍的流行病学研究进展[J]．中国慢性病预防与控制，2008(2)．

22. 郑芝田．肠胃病学[M]．3版．北京：人民卫生出版社，2000．

23. 王新德．各类脑血管疾病诊断要点[J]．中华神经外科杂志，1997(1)．

24. 中华医学会神经病学分会．2016版中国脑血管病诊治指南与共识[M]．北京：人民卫生出版社，2016．

25. 中华医学会神经病分会帕金森病及运动障碍学组，中国医师协会神经内科医师分会帕金森病及运动障碍专业委员会．《中国帕金森病的诊断标准(2016版)》[J]．中华神经科杂志，2016(4)．

26. 刘疏影，陈彪．帕金森病流行现状[J]．中国现代神经疾病杂志，2016(2)．

健康的个人行为是实现健康老龄化的重要保障。衣、食、住、行是个人行为的主要内容。本章根据老年人的心理、生理特点，系统介绍了与老年人生活息息相关的衣、食、住、行四个方面与健康相关的内容，有助于提高老年人个人行为健康。

第一节
老年人健康穿衣

一、老年人穿衣特点

(一)老年人穿衣观念

有的老年人穿衣注重品质和实用，对服装面料、实用程度较为挑剔。舒适是老年人购买服装的首选因素，质地舒适、结实耐穿、活动方便且易打理的服饰更符合老年人的穿衣需求。

勤俭节约思想促使老年人理性消费，服装价格在老年人的心目中占据重要地位，老年人在购买服饰时要求价位经济合理；他们购买服饰的频率较低，一般满足日常穿用需求即可。也有部分老年人怀有强烈的补偿消费心理，渴望弥补年轻时为家庭牺牲而留下的遗憾，通过消费来满足对美的追求。

随着社会的发展和新观念的渗透，有的老年人逐渐培养了一定的时尚意识。但相较于年轻人而言，老年人的时尚是内敛的。时尚不是追求物质，而是穿出自信、穿出品位，时尚是一种态度，是接受新的思想观念和适应新的变化。

(二)老年人流行的衣服款式

老年人大都喜欢宽松舒适的衣服，要求款式合体。其中，休闲装、运动服轻松随意的风格适合老年人家居与出行。在特定的环境与场合，中式服装和民族风服装由于色彩典雅、款式大方、具古典特色，颇受老年人的青睐。多数老年人接受大众化的款式，但也有老年人喜欢新潮、个性的服装款式。

老年人在服装材质的选择上偏向多元化，但仍以舒适为主。纯棉面料的服装最受老年人喜爱；麻织品透气、舒适，也常被老年人选择；由于丝织品贴身舒适的特点，丝质的打底衫、打底裙以及睡衣等在老年消费者群体中颇为流行。老年人较少选择化纤材质的服装。

在服饰的色彩方面，老年人总体更倾向于清淡素雅的颜色，但随着社会发展进步，部分老年人对鲜艳活泼的色彩的接受度提高，也会选择更年轻、更亮丽的色彩。

二、老年人穿衣与健康

(一)老年人穿衣对身体健康的影响

老年人的生理特性和外观特征相较于年轻人有很大变化。由于脊柱弯曲，关节硬化，老年人的活动范围减小，敏捷性和持久力也大大降低，皮肤失去光泽和弹性，身体机能、活动能力减退。

服装的基本作用在于防寒保暖，使人们在不同气候、地理环境下冷暖适当，从而保证身体健康。长时间身着短袖、短裤使得身体暴露在冷空气中，会引起头痛、鼻塞、食欲不振、关节酸痛等症状。

穿衣过紧会影响血液循环，使得经脉受阻，不利于身体健康。其中，领口过紧会使颈部血管受到压迫，引起脑供血不足，加重心脏负担，诱发心血管疾病；腰带束得太紧容易引起血液循环障碍，导致腰椎局部长期缺血缺氧，以及影响肠胃蠕动；袜口过紧会引起足部肿胀，腿脚麻木；女性穿紧身裤、过紧的文胸还可能导致一系列妇科疾病。

服装面料对人体健康有较大影响。尼龙、涤纶、聚丙烯等合成纤维可能会引起瘙痒、发红和皮疹等皮肤异常，搔抓后容易导致细菌感染。此外，服装面料经过印染处理后易含有有害物质，如甲醛、重金属物质、有机硅、芳香胺等，这些有害物质也会造成皮肤瘙痒或过敏性皮炎。

(二)老年人穿衣对心理健康的影响

服饰装扮是一种自我形象的美化过程，外貌形象的提升让老年人自尊心、自信心、自我满意度都有所提高。服装心理学中提到服装治疗[1]的方法，即以服装为主，应用可以附加到人体上的所有因素，使受过伤害的自尊心和对自己的否定性情绪得到恢复。

穿着适合的服饰，会极大地提升老年人的整体形象，有助于老年人认可自己的形象，促进他们对时尚、年轻化的形象和美好生活的追求。当外表看上去年轻靓丽时，

---

[1]　刘国联：《服装心理学》，154 页，上海，东华大学出版社，2004。

他们会感到身心愉悦，并自觉地产生与人交往的想法。在社会交往中，他人关注的目光和赞赏的言语都会提高老年人的自信心。有了自信，老年人会更主动、更愿意去接触人群，参加休闲活动，丰富自己的老年生活，使得身心都处在一个积极、健康的良好氛围中。

（三）老年人健康穿衣的合理化建议

1. 符合老年人生理特点

（1）符合老年人身材特征

相较于年轻时的自己，老年人在体态、身材上会发生变化。老年人的肩背部呈现圆顺状，背部曲度增大，身体前倾，腹部、腰部和臀部脂肪堆积明显，关节肌肉萎缩，下肢变短。[1] 老年人的人体结构比例关系变得不如年轻时协调，体型逐渐丧失美感。

老年人可以更多地选择 H 形和梯形等宽松款式的衣服来修饰身材，不宜穿着过露、过透、过短和紧身的衣服；在剪裁方式的选择上，可以选择采用立体剪裁来制作的衣服，立体剪裁往往使用软而沉重的布料，其悬垂性好，可以产生美丽的悬褶，更具表现力，为整体效果增加美感。体态较臃肿的老年人更适合穿咖啡色、墨绿色等颜色较深的衣服。[2] 竖条纹或在身体两侧有颜色分割的衣服也可以帮助修饰身材；体型瘦小的老年人宜选择扩张感强的明亮色调的衣服，恰当艳丽的邻近色彩搭配能展现出自然、稳重、典雅的感觉。

（2）适应环境变化

由于新陈代谢减慢、体内某些激素分泌减少等，老年人对温度、湿度等气候环境变化的反应不太敏感，适应能力变差，老年人的健康状况容易受环境变化的影响。传统服饰养生提到顺四时的着装观念，民间一直有"春捂""秋冻"的说法，明末医家汪绮石在《理虚元鉴》中提出"夏防暑热，又防因暑取凉，长夏防湿"，《素问·四气调神大论》提到冬季应"去寒就温"。

老年人冬天要选择保暖性能好的衣服，如保暖内衣、高领毛衣、羽绒服等，还要特别注意背部、上臂、腹部、腰部和大腿等部位的保暖，可以选择加一件棉背心、戴一顶棉帽、穿上护膝来防止受凉。在注重保暖的基础上，老年人还应注意穿着不能过于臃肿，领口不要太紧，不能使活动受限。

老年人夏季应该选择颜色较浅、开口较宽、吸汗和透气性能良好，且方便清洗的衣服。衣服的质地可以选择丝绸、棉麻等，丝绸不易与皮肤紧贴，易于散热；棉麻织品轻薄柔软，易于吸汗散热。另外，老年人不能为了凸显身材而选择腰围过紧的裤子。

---

① 陈继红：《论中老年服装设计》，载《山东纺织科技》，2002(6)。
② 王烨：《浅谈服饰对中高龄人群心理变化的影响》，载《轻纺工业与技术》，2018(11)。

（3）其他老年服饰的挑选

①帽子的挑选。

老年人头部较容易受凉，天冷出门时选择戴一顶帽子，可以避免风寒感冒，预防头痛、面神经炎等疾病。在夏季，戴一顶帽子可以帮助老年人抵挡炎炎烈日，防止中暑，搭配合适的款式还可增加时尚性。

老年人应选择轻便、柔软、舒适且比实际头围略大的帽子。选择帽子的材质时，头皮爱出油、易产生头皮屑的老年人，要选择透气、轻薄的帽子；体质较弱、容易感冒的老年人，要选择呢子或毛线帽子。

此外，长时间戴帽子会导致头皮毛孔呼吸不畅，容易产生头皮屑，严重的话还会导致脱发。老年人不要长时间戴帽子，进入室内后要及时摘掉，让头皮透气。

②鞋子的挑选。

65岁以上的老年人当中，有1/3的人存在足部健康问题，而鞋子是导致足部问题的主要原因之一。不舒服的鞋子不但不利于足部健康，反而会增加老年人跌倒的风险。

老年人挑选鞋子应遵循"鞋前宽、鞋中韧、鞋跟硬"的原则。要保证鞋子尺码合适，预留足够的空间让脚趾活动；柔韧度合适；鞋跟略硬，并且要有一定高度，有助于分散脚底的压力。

另外，老人一定要选择透气性好的鞋子，如运动鞋，尽量避免选择塑料等材质做成的鞋子。为了减少被绊倒、摔倒的风险，老年人宜选择粘扣、鞋扣等样式的鞋子。

③袜子的挑选。

袜子对脚有保护作用，可以减小鞋与脚之间的摩擦，减少因长时间行走或站立而对脚带来的伤害和刺激，还可以减轻足部出汗引起的不适感。选择合适的袜子，有利于老年人的足部健康，降低足部的患病风险。

老年人最好选用纯棉或真丝袜面料的袜子，这两种面料的袜子透气性好且不易滋生细菌。另外，足部易出汗的老年人应该穿透气性、排湿性好的袜子，促进脚汗的挥发；足部容易干裂的老年人宜选择尼龙袜。

老人不宜选择袜口过紧的袜子，袜口过紧时，可使用熨斗让袜口变得宽松，或购买老年松口袜。

（4）老年人应经常更换和清洗衣物

被汗液浸渍的衣物不及时清洗，会滋生细菌，产生异味；不经常换洗衣物，会引起皮肤瘙痒等一系列皮肤疾病。内衣、内裤更应经常换洗，内裤可能会沾染尿液、粪便以及各种病菌，不及时更换、清洗易引发一系列妇科疾病或男性疾病。新购买的衣服穿着前最好先用清水进行充分漂洗，并充分晾晒，除去衣服上可能存有的有害物质。患有皮肤病的老年人在清洗衣物时应与其他家庭成员的衣物分开，所使用的洗衣机也要经常清理并消毒。清洗内衣、内裤时可选用内衣专用的洗衣液，还要做到定期消毒杀菌。袜子最好单独清洗，尤其不要和内衣、内裤一起洗，袜子上的真菌很容易转移到内衣、内裤上，造成交叉感染。

2. 关注老年人心理行为特点

(1)提升精神面貌的穿衣选择

老年人易疲劳、乏力，很容易陷入悲观情绪之中，并经常回忆过往，对年轻时期的自己充满向往，羡慕年轻时的自己，进而对现在的自我评价降低。

老年人选择合理的服饰可以改善精神面貌，减弱消极的情绪。比如，选择一些抗皱、挺括、不起毛球的面料可以维持衣服的版型，保持老年人着装的整洁感，凸显老年人稳重的气质；选择具有光泽感的面料会使老年人看上去更加有朝气，有精神；选择颜色较为鲜艳的服装，可以帮助性格内向的老年人激发出自己的青春气息；选择较小年龄层次的服装，可以使老年人外在形象更加年轻，有利于对自己进行年轻化的心理暗示，使得老年人的心理年龄变小。

(2)有利于开展社交的穿衣选择

大多数老年人已退出职业生活，与社会交流减少，容易产生孤独的情绪，还有的老年人因为身体问题容易变得自卑、怕给家人添麻烦，难以像以往一样融入家庭。老年人多与老朋友聚一聚，认识一些新的朋友，扩大自己的交际圈，或通过跳广场舞、聚会等方式，积极融入社会，能够改善孤独的心理。

在跳广场舞时，老年人宜穿着比较宽松、舒适的衣服，选择一些透气性强和吸汗、排汗比较好的衣物，如棉质、薄纱质地的衣服。广场舞多在公园、广场等地开展，建议选择浅色，如淡红色、淡黄色等颜色比较柔和的衣服。

较为正式的老友聚会，着装可以在舒适的基础上正式一些。身材保持较好的老年女性可以选择色彩较为明亮的连衣裙，彰显女性之美；老年男性可以选择衬衫加西装裤，凸显成熟稳重的气质。如果只是普通的老友见面，着装可以更加活泼、年轻化，让整个氛围更加轻松活跃。

老年人社交的一种重要的形式就是家庭聚会，在春节等团圆的节日时，全家人都会团聚在老年人的身边，一起庆祝。这时，老年人可以选择颜色艳丽的服装，容易带动起整个家庭温馨、快乐的氛围。

三、功能性老年服装

(一)功能性老年服装的发展现状

对老年人而言，服装除满足美观和保暖的基本需求外，还应具有帮助他们健康生活、减少意外伤害的功能。

从狭义角度来看，功能性服装是指一般服装所没有的、对消费者有各种特殊物理实用功能的服装产品。从实用功能角度来看，功能性服装更突出与普通服装所不同的对身体的保护和保养功能。

我国在功能性服装的研究上起步较晚，但发展较快，涉及的领域不断扩大，已经具备了较为详细的分类。其中，在老年人服装领域里应用较广的为防护类功能性服装、卫生保健类功能性服装、气候适应类功能性服装和智能服装。

1. 防护类功能性服装

(1) 防护类功能性服装概述

防护类功能性服装集"防"与"护"为一体，可以防止外界环境中危险因素的侵害，保护人体安全。防弹衣、医用防护服等都属于防护类功能性服装。其特殊之处在于制作材料的特殊性，不同类型的防护服所用的制作材料具有不同的功能，如防火、防静电、防辐射、放毒气、防辐射等。在老年服装领域里，防护类功能性服装可以用来防摔倒、防电、防火等。

(2) 防护类功能性服装的应用

有的老年人骨质疏松，行动迟缓，易摔倒。老年防摔倒服可以减小老年人摔倒时所受到的伤害。这类服装使用了 D3O 凝胶[①]，在受到高速冲击时，凝胶分子就会迅速互相交错并锁在一起，变得坚固，在服装的肘、胯、膝等部位填充 D3O 凝胶，可以避免老年人受到严重伤害。防火服使用了具有防火阻燃功能的面料，由外层、隔热层、舒适层等多层织物复合而成，可以隔热、阻燃、耐高温，能够在救助人员无法及时赶到的情况下，减少老人所受的伤害。

2. 卫生保健类功能性服装

(1) 卫生保健类功能性服装概述

卫生保健类功能性服装可以保护人体健康，主要包括抗菌除臭服装、甲壳素保健服装等，其主要功能为抗菌、保健、防病、防臭等。这类服装的特点在于其面料的特殊性，将功能性纤维运用到老年服装上，通过对组成面料的纤维进行改造，赋予服装更多功能，使得老年人在应对生活中的变化时更加安全。

(2) 卫生保健类功能性服装的应用

老年人身体机能衰退，抵抗力下降，贴身衣物需具有良好的抗菌功能。抗菌除臭服利用了竹纤维面料的抗菌除臭功能，可以有效抑制细菌的生长繁殖，防止感染疾病。另外，竹纤维面料还具有良好的悬垂性、吸湿性、透气性，其织物丝绒感强，手感滑爽，具有防紫外线的功能。甲壳素纤维[②]具有抑菌、防臭、止血、镇痛等生物医学功

---

① 王文娟：《功能性服装设计在老年服装中的应用》，载《艺术教育》，2014(12)。

② 刘海英、张玉海：《甲壳素纤维在纺织领域的研究进展》，载《轻纺工业与技术》，2015(1)。

能，甲壳素保健服有利于伤口的愈合，还可以配合治疗皮肤病。

3. 气候适应类功能性服装

(1)气候适应类功能性服装概述

气候适应类功能性服装可以自动调节服装内的温度和湿度，具有保暖、祛湿透气等功能。这类服装主要包括防寒服、极地服、降温服、保暖服、"空调"服等，可帮助老年人在特殊的气候中保持身体温度。

(2)气候适应类功能性服装的应用

老年人身体机能下降，代谢减慢，体温的自我调节能力不足，容易在天气突然发生变化时感染疾病。气候适应类功能性服装能够帮助老年人更好地适应各种恶劣天气，主要包括降温服和发热服。

夏季室外温度过高，老年人体质虚弱，易中暑，且不适合通过空调、风扇降温，这时可以依靠降温服来调节体感温度。这种服装含有由高吸水率的纤维制成的大量无纺布絮片，可以做到在短时间内快速降温，且操作简单，穿戴轻便，成本低廉，应用广泛。

天气寒冷时，老年人有较高的保暖需求。发热服可根据外界温度和人体温度进行自动调节，保持体感温度的正常和舒适。其原理为将带有发热功能的发热布安置在衣服的内衬里，电池供能使其慢慢发热。其温度设定在不会烫伤人体的合理范围内，衣服上的发热装置可以轻松取下，操作简单且方便清洗和折叠。

4. 智能服装

(1)智能服装概述

可穿戴设备是指通过应用可穿戴传感器技术，对人们日常生活中的一些穿戴用品进行智能化设计和开发后形成的设备。常见的可穿戴设备产品主要有手环、手表、眼镜、手套、鞋袜、智能服装等。

智能服装是可穿戴设备的一个重要分支，智能服装能够通过一系列反馈机制，根据环境条件或其他外界因素的变化进行实时信息反馈和智能化分析。智能服装的核心部分是利用各类传感器收集数据，再通过各种信息通信设备或平台将数据传输至服务器进行智能化分析。

(2)智能服装的应用

智能服装将人们日常所穿的服装与各种传感器设备结合，通过传感器对穿戴者的身体状况进行数据采集和量化分析，从而进行健康状况监督。这类服装可以帮助老年人对一些老年常见疾病做到早发现、早预防、早治疗，进一步保障老年人的健康生活。

智能服装通过在服装中集成医疗传感器及电子设备，可以研发出具有远程医疗辅助、疾病监测、通信及报警等功能的服装。例如，老年智能内衣带有多个传感器及信号发射装置，可以测定老年人的体温、血压等生理指标，有助于照护生活不能自理的老年人。

在防摔倒方面，人们设计出了一种电子裤，这种电子裤可以在监测到人体步态不稳定时发出警告，使老年人注意脚下地面并提高警惕。[①]

防走失服可以帮助患有老年痴呆的老年人。防走失服上装有GPS定位紧急呼叫器，老人走丢时，可主动发起求救，接到报警的一端可立刻得到老人具体位置，从而迅速找到老人。

(二)功能性老年服装的发展前景

随着老龄化趋势越来越明显，老年人群已经成为具有巨大消费能力的群体，尤其在服装消费方面，纺织品行业正在加快转型升级的进程，老年服装未来的研究方向主要围绕老年人生理和心理的需求展开。综合医学、社会心理学、人体工程学及服装材料学等相关领域知识，不断开发新型功能性服装面料，深化在养生保健等方面的作用，建立并完善老年群体的体型和服装型号数据库，配合落实有关老年护理的法规政策，逐步形成我国老年功能性服装完整的研发和生产体系。

第二节
老年人健康饮食

一、中国传统饮食养生的理论基础

(一)天人相应整体养生观

中医认为，人处于天地之间，与自然相通相应，遵循着一定的运动变化规律。这种人和自然息息相关的关系体现在人类生活的各个方面，也包括饮食营养。早在两千年前，古代医家就认识到饮食的性味对机体生理和病理的影响。《素问·宣明五气》所载的"五味所入"和《素问·阴阳应象大论》所指出的"五味所生"等皆说明作为自然界产物的"味"与机体脏腑的特定联系和选择。

中医常据天人相应的整体养生观，通过食物来达到补虚、泻实、调整阴阳的目的。自古以来，以养生益寿，防治疾病的古代各家学说，都以人体内部与自然界协调统一

---

① 王雅娴、李艳梅：《老年摔倒防护服装的开发现状及其发展趋势》，载《毛纺科技》，2019(9)。

的理论来阐述人体的生、老、病、死规律，应用天人相应的法则来制定各种休逸劳作、饮食起居措施，对须臾不可离的饮食内容和进食方式，既提倡注意全面膳食"合而服之"，又主张因时、因地、因人、因病的不同而调整饮食内容，做到"审因用膳"和"辨证用膳"。

(二)调理阴阳养生观

中医理论认为，机体失健，乃阴阳失调所致，所以治疗和饮食养生等则以调理阴阳为基本原则。《素问·骨空论》写道："调其阴阳，不足则补，有余则泻。"或补或泻，都在调整阴阳，都以平为期。

关于饮食的宜忌，中医也是从阴阳平衡出发的，阴平阳秘有利则宜，反之为忌。例如，痰湿病人忌食油腻；老年人若阴不足阳有余，则应忌食大热峻补之品等，其实质是为防止犯虚虚实实之弊。如《素问·上古天真论》所言："其知道者，法于阴阳，和于术数，食饮有节。"

在食物搭配和饮食调剂制备方面，中医亦注重调和阴阳，使食物无寒热升降之偏颇。例如，烹调鱼、虾、蟹等寒性食物时须佐以葱、姜、酒等温性调料，以防菜肴偏于寒凉，食后有损脾胃而引起脘腹不舒服等症状。又如，食用韭菜等助阳的食物，常配以蛋类以滋阴，以达到阴阳互补的目的。

(三)药食一体养生观

中医学认为，部分食物与药物的性能相似。《黄帝内经》所载的 13 个方剂中，有一半是食物成分，这也是最早的"药膳"方。《五十二病方》也有部分方剂为食物成分。在以上古方中，应用桂、姜、枣、椒、茴、扁豆、薏米、甘草，乃至动物胶膏等食物较为普遍。

中医认为，有些食物与药物一样，皆属气味之偏者，遵从"四气五味"理论，具有"寒、热、温、凉"四性和"酸、苦、甘、辛、咸"五味，正如《寿亲养老新书》所言："水陆之物为饮食者不管千百品，其五气五味冷热补泻之性，亦皆禀于阴阳五行，与药无殊……人若知其食性，调而用之，则倍胜于药也……善治药者不如善治食。"食物的防治疾病作用，也是通过祛除病邪，消除病因，或补虚扶弱，调整脏腑气机功能，来达到阴平阳秘的目的。

二、中国传统饮食养生的原则

饮食养生，并非无限度地补充营养，而是遵循一定的原则。

（一）因时、因地、因人制宜

中医认为，饮食养生没有一成不变的标准，应该根据外部和自身环境，做到因时、因地、因人制宜。

传统医学认为，四时气候的变化，对人体的生理功能、病理变化均产生一定的影响，老年人应根据时令的变化来调节饮食。人体生命节律活动与自然界的变化有很大关系，自然界的日、月、寒、暖、气候变化，植物生、长、收、藏等或直接或间接影响人体。元代忽思慧在所著的《饮膳正要》一书中说："春气温，宜食麦以凉之；夏气热，宜食菽以寒之；秋气燥，宜食麻以润其燥；冬气寒，宜食黍以热性治其寒。"概括地指明了饮食四时宜忌的原则。

我国幅员辽阔，民族众多，由于气候和地理环境的差异，加之各地民俗及生活方式不同，人的生理特征也会有所不同，因此饮食养生也要考虑地域环境的差别。例如，"冬季宜补"，同属冬令，我国西北地区与东南沿海地区气候条件迥异。西北严寒，其补则宜大温大热之品，如羊肉等；而东南沿通气温较温和，可酌选清淡甘温之品，如鸡、鸭、鱼之类。又如，长期在水上作业或在海边居住的人，湿邪多重，食养应常以健脾燥湿之品；高原山区或常从事高空作业的人，多受风燥之邪侵袭，食养应选甘润清宜之品，如梨、冰糖、银耳及果蔬之类以生津养液。

饮食调摄，还要根据个体年龄、体质、个性、习惯等方面的差异，以中医辨证思想为指导，因人施养，达到益寿延年的目的。例如，老年人饮食应以低热量、低脂肪、低糖为主，辅以充足的蛋白质和维生素、矿物质。各人体质不同，饮食调养原则亦不同，如阳虚体质的人饮食应以温性食物为主，禁食生冷食物，免伤阳气；阴虚体质的人饮食宜以性平且滋补养阴的食物为主，忌食辛辣、香燥之物，免伤阴气；气虚体质的人饮食宜以益气健脾、平补五脏的食物为主，忌食油腻、辛辣、香燥等耗气之物；血虚体质的人饮食宜以健脾扶运、益气补血的食物为主，忌食咖啡、植物酸等影响生血之物。

（二）合理调配

食物的种类多样，所含营养成分各不相同，只有做到合理搭配，才能使人得到各种不同的营养，以满足生命活动的需要，进而达到健康长寿。早在2000多年前，《素问·脏气法时论》指出："五谷为养，五果为助，五畜为益，五菜为充，气味合而服之，以补精益气。"《素问·五常政大论》也说："谷肉果菜，食养尽之。"

食物的五味不同，对人体的作用也各有不同，五味调和，有利于身体健康。《素问·生气通天论》指出："阴之所生，本在五味，阴之五宫，伤在五味。""是故谨和五味，骨正筋柔，气血以流，腠理以密，如是则骨气以精，谨道如法，长有天命。"说明饮食调配得当，五味和谐，则有助于机体消化吸收，滋养脏腑、筋骨、气血，因而有利于健康长寿。《素问·五脏生成》指出："多食咸，则脉凝泣而变色；多食苦，则皮槁而毛拔；多食辛，则筋急而爪枯；多食酸，则肉胝胭而唇揭；多食甘，则骨痛而发落。此五味之所伤也。"这里从食味太偏有损健康的角度，强调了五味调和的重要性。

(三)饮食有节

饮食有节，即饮食要有节制。这里所说的节制，包含两层意思，即定量、定时。《吕氏春秋·季春纪》记载："食能以时，身必无灾，凡食之道，无饥无饱，是之谓五脏之葆。"

定量是指进食宜饥饱适中。人体对饮食的消化、吸收、输布，主要靠脾胃来完成。进食定量，饥饱适中，则脾胃足以承受。消化、吸收功能运转正常，人便可及时得到营养供应，以保证各种生理功能活动。反之，过饥或过饱，都对人体健康不利。《千金要方·养性序》指出："不欲极饥而食，食不可过饱；不欲极渴而饮，饮不可过多。饱食过多，则结积聚，渴饮过多，则成痰癖。"

定时是指进食宜有较为固定的时间，早在《尚书》中就有"食哉惟时"之论。有规律的定时进食，可以保证消化、吸收机能有节奏地进行活动，脾胃则可协调配合，有张有弛，饮食物可在机体内有条不紊地被消化、吸收并输布全身。食无定时，或零食不离口，或忍饥不食，则会打乱胃肠消化的正常规律，导致脾胃失调，消化能力减弱，食欲逐渐减退，有损健康。

定量、定时是保护消化功能的调养方法，也是饮食养生的一个重要原则，历代医家都十分重视这个问题，孙思邈《千金要方》记载："食欲数而少，不欲顿而多"。一日内，人体的阴阳气血随昼夜变化而盛衰各有不同。白天阳气盛，故新陈代谢旺盛，需要的营养供给也必然多，故饮食量可略大；夜晚阳衰而阴盛，多为静息入寝，故需要的营养供给也相对少些，因而，饮食量可略少，这也有利于胃肠的消化。

(四)饮食卫生

新鲜、清洁的食品，其营养成分很容易被消化、吸收。食品清洁，可以防止病从口入，避免污染的食物进入机体而发病。《论语·乡党》中就有"鱼馁而肉败不食，色恶不食"，张仲景在《金匮要略》中指出："秽饭、馁肉、臭鱼，食之皆伤人。"

饮食以熟食为主是饮食卫生的重要内容之一，大部分食品不宜生吃，需要经过烹调加热变成熟食后，方可食用，其目的在于使食物更容易被机体消化吸收。同时，也使食物在加工变热的过程中，得到清洁、消毒，除掉一些致病因素。在人类取得火种以后，吃熟食便成为人类的饮食习惯，以致发展形成烹调学。《论语》中的"脍不厌细"，也是着眼于熟食而言。《千金要方·养性序》说："勿食生肉，伤胃，一切肉惟须煮烂。"

这对老年人尤为重要。

人类在长期的实践过程中认识到，有的动植物于人体有害，吃入后可能会发生食物中毒，如河豚、发芽的土豆等。早在 2000 多年前，汉代医家张仲景就提出了有关食品禁忌的问题。《金匮要略》分别有"禽兽鱼虫禁忌并治"和"果实菜谷禁忌并治"两类，指出："肉中有朱点者，不可食之。""六畜自死，皆疫死，则有毒，不可食之。""诸肉及鱼，若狗不食，鸟不啄者，不可食之。""生米停留多日，有损处，食之伤人。""果子落地经宿，虫蚁食之者，人大忌食之。"

三、中国传统饮食养生的宜忌

(一)进食宜缓

进食宜缓是指吃饭时应该从容缓和，细嚼慢咽。《养病庸言》说："不论粥饭点心，皆宜嚼得极细咽下。"这样进食既有利于各种消化液的分泌，食物易被消化吸收；又能稳定情绪，避免急食暴食，保护肠胃。

(二)食宜专致

《论语·乡党》记载："食不语。"进食时，应该将头脑中的各种琐事尽量抛开，把注意力集中到饮食上来。专心致志进食，既可品尝食物的味道，增进食欲；又有助于消化吸收；还可以有意识地使主食、蔬菜、肉、蛋等食品杂合进食，做到合理调配。

(三)进食宜乐

安静愉快的情绪有利于胃的消化，乐观的情绪和高兴的心情可增强食欲，体现了肝疏泄畅达则脾胃健旺。反之，情绪不好，则肝失条达，抑郁不舒，致使脾胃受其制约，影响食欲，妨碍消化功能。古有"食后不可便怒，怒后不可便食"之说。故于进食前后，均应注意保持乐观情绪，力戒忧愁恼怒，免于损害健康。

(四)食后调理

进食后，不宜立即卧床休息，宜做一些从容、缓和的活动。《摄养枕中方》说："食止、行数百步，大益人。"进食后，活动身体，有利于胃肠蠕动，促进消化吸收，散步是较好的活动方式之一。

《千金翼方》记载："平日点心饭讫，即自以热手摩腹。"具体方法是进餐之后，自左而右，可连续做二三十次不等。这种方法有利于腹腔血液循环，促进胃肠消化。如果在饭后，边散步，边按摩腹部，则效果更佳。

食后还要注意口腔卫生。进食后，口腔内容易残留一些食物残渣，若不及时清除，往往引起口臭，或发生龋齿、牙周病。早在汉代，《金匮要略》中即有"食毕当漱口数过，令牙齿不败口香"之说。

第三节
老年人健康住居

一、老年人健康住居的现状

（一）国外老年人健康住居的现状

世界卫生组织在1961年提出了健康的人居环境的四个基本理念，即安全性、保健性、便利性、舒适性。1982年，第一届老龄问题世界大会也指出，适宜的住房条件对老年人尤为重要，因为其住所实际上就是其所有活动的中心。日本、美国等一些国家比中国更早进入老龄化社会，在老年住宅建设方面可以为我国提供案例与经验。

1. 日本

日本在1987年开始实施《银龄公寓·项目制度》[1]，1991年开始要求普通住宅做到无障碍化和适老化。1995年发布了"长寿社会住宅设计方针"，对老年人住宅的装修、布局及各个细节都根据老年人的特点制定了具体要求。

日本在老年人私人住宅的设计改造上做出了很多努力。例如，在室内安装自动升降电梯、浴室和入户空间的升降座椅等设备，帮助老年人在有垂直高差的地方上下移动；选择利用废弃或者老旧的物品材料制作新的物件，既满足老年人的怀旧心理，也提倡节约环保的理念。

日本的"终生住宅"，即长寿型住宅也很普及。此类住宅在建设初期，就已经为以后老龄生活所必须进行的改建预留了许多空间，并装置了很多方便的设备供老年人使用，可以使一个人从青年时期一直住到老年。

2. 欧美各国

欧美各国与我国的养老特点具有差异性，相较于我国传统的子女为父母养老的观念，欧美国家更崇尚自由独立、互不干涉，提倡社会养老，注重社会化服务。

---

① 吴茵、王吉彤：《日本养老政策发展及其对中国的启发与借鉴》，载《南方建筑》，2019(2)。

瑞典在 1950 年就开始大量建造养老院，并在 65 岁人口比例达到 15％时开始推进普通住宅的无障碍化。2011 年，英国规定所有社会住宅必须按照终生住宅的标准建设，在设计和建造时就把老年人的需要考虑进去，住宅设计可以变化，尽可能地满足人终生的需要。

美国在发展老年住宅的过程中，通过政府资金和政策支持，慈善机构、民间团体等的积极配合，构建了一个比较完善的老年人福利制度保障体系，对推进美国老年住宅发展起了至关重要的作用。1975 年，美国参议院老人委员会将老人居住建筑分为了独立退休住宅、集合住宅、个人照护住宅、专业护理之家、生涯照护社区五种类型。具有设施完善的老年住宅体系，社区或公寓通常会提供开放的公共空间以及各种电器、厨房、洗衣房等，家政、安保和医疗服务也一应俱全。美国建筑师学会编有《老年公寓和养老院设计指南》，美国的老年住宅非常注重细节部分的设计，注重无障碍通行，如无障碍防滑坡道、遮阳避雨连廊、过道扶手等。

（二）我国老年人健康住居现状及存在的问题

1. 国内政策及研究

随着老龄化社会的到来，安全、健康、便捷、舒适和可负担的居住环境逐渐成为老年人养老需求的重要部分。为了应对人口老龄化，满足老年人对居住条件的需求，我国制定了一系列政策，以指导老年人舒适住居的发展。

1999 年 10 月，建设部和民政部发布了行业标准《老年人建筑设计规范》，真正将老年住宅的设计规范具体化、专门化。2013 年，住房和城乡建设部发布了国家标准《养老设施建筑设计规范》，养老建筑获得了国家层面的普遍意识。同年，全国老龄办发布了《老龄宜居社区（基地）标准》。2017 年，国务院印发的《"十三五"国家老龄事业发展和养老体系建设规划》提出要建设以居家为基础的多层次养老服务体系，加强老年人宜居环境建设。

老年住居领域出版了许多著作，为进一步研究我国老年住宅设计打下理论基础。1995 年出版的《老年居住环境设计》，提出了我国老年居住环境建设的基本构想和规划设计的理论框架。2008 年出版的《住宅精细化设计》的老年住宅专题中详细阐述了关于老年人居住的人体功效学、老年住宅中的装修设计要点、老年住宅设计新动向等问题，还提到了针对残疾、视力衰退老龄人的住宅设计要求。2009 年出版的《老年人居住外环境规划与设计》一书，系统地研究了老年人居住外环境规划与设计的理论和方法，建立了老年人居住外环境规划与设计体系。

2. 老年住居现状存在的问题

目前，我国已经进行的养老住宅设计改造，主要集中在住宅外部保温性能的改造和住宅楼道内无障碍设计的改造上。同发达国家相比，我国在老年人住宅设计上面还存在很大不足，目前市场上大部分居家养老的老年人住宅对照居家养老的理想模式还有很大差距。老年人居住空间普遍存在的问题表现在以下几个方面。

(1)老年人室内活动存在障碍

老年人住宅室内外高度差值数据设计不合理，室内通行空间规格过小、轮椅回转空间不足，生活基础设施的布设过于拥挤等。另外，一些无障碍设施的缺乏也导致老年人在室内活动的不便。

(2)居住空间布局有待完善

现阶段我国老年人住宅居住空间、功能空间布局欠佳。例如，使用空间朝向差，导致总体通风性较差、采光度不高；各功能居室之间距离布局欠佳，如卧室距离卫生间较远，老年人起夜容易发生意外；室内动线长且复杂，不适合老年人生活等。此外，部分老年人卧室的隐私性较弱，储藏空间较小，也给老年人的生活带来不便。

(3)功能空间内部问题

现阶段独居老年人的住宅大部分都建设于20世纪七八十年代，设计方案较为老旧，内部细节设计无法满足老年人的生活需求。床的高度过高，老年人上下床困难；阳台晾衣绳过高，不便于老年人晾晒衣物；储藏空间过高，不利于老年人取放物品；厨房、卫生间面积过小，无法满足老年人的生活需求。[①]

二、老年人健康住居的设计

(一)老年住居设计与身心健康

1. 老年人对居住环境的需求

由于老年人具有独特的生理条件，他们在身体和心理上都有着特殊的需求。例如，老年人的视力、听力下降，记忆力减退，肢体灵活程度下降，这就要求在设计住宅时结合老年人的生理状况，为老年人的安全考虑，防止意外风险的发生。

随着老年人生理机能的退化，老年人的心理也会产生一系列变化。老年人因害怕生病而不愿出门，社交能力下降，适应能力减弱，会出现失落、自卑、心理失衡、孤独和空虚的感觉。因此，老年住居设计要提高老年人的安全感，增强老年人的归属感，创造邻里感、营造舒适感，以及保障老年人的私密感。

2. 适老化理念

居住空间设计布局不合理，会在一定程度上降低老年人的生活质量，并增加老年人发生意外伤害的风险，有效地改进老年居住空间已经成为当务之急。为了满足现代

---

① 刘蓉蓉：《无障碍适老性室内居住空间设计研究》，载《设计》，2019(15)。

社会养老居住空间的需求，适老化理念①应运而生。

适老化设计是随着人口老龄化问题而衍生出来的概念，是适应社会老龄化的设计理念。适老化设计不仅仅是简单的无障碍设计，更多的是要去关注老年人的生理特点和心理特点以及老年人对居住环境的各种需求。适老化设计要让老年人在居住时感到安全、舒适、有归属感②，坚持"以老年人为本"的设计理念，从老年人的视角出发，为其日常生活提供便利。

3. 适老化设计原则

依据适老化的设计理念，老年住居的设计要遵循以下三个原则，即无障碍原则、安全性原则和人性化原则。

（1）无障碍原则

无障碍设计是适老化设计的基本理念。无障碍的设计原则就是清除掉以前存在的对老年人行走活动不利的障碍性设计，并且在重新进行设计的过程中，不能造成新的障碍问题。随着老年人年龄的增长，其身体机能明显下降，而为了能够保证老年人活动时的便捷性与可达性，无障碍设计必不可少。

对于不能自理的老年人，要保证其居住空间和活动空间的地面平整，交通动线流畅、简单，有高差处需设置坡道；针对存在视力下降等问题的老年人，则需要加强室内的采光效果，为老年人营造一个干净明亮的居住空间，有需要的话还可以设置醒目标识、引导标识等，以提高老年人对活动空间的辨识度和熟悉度，避免发生意外磕碰。

（2）安全性原则

加强老年人居住空间的安全保护措施设计，是适老化设计的重中之重。安全性原则强调要保证老年人在居住空间上的人身安全。

首先，要尽可能选择污染小、节能性高的装修材料，以降低有害物质的排放，保证老年人的身体健康。刺激性强的油漆、胶黏剂很容易引起老年人呼吸系统上的疾病，要尽量选择添加剂少的天然装修材料；天然的纸质壁纸要优于化纤材质的壁纸，更有利于老年人的身体健康。

其次，要在各功能空间的细节设计中体现安全性原则。例如，卫生间、浴室地面做好防水及防滑的措施，卫生间设置扶手，走廊等处安置夜灯。茶几、床头柜等要尽量避免尖角设计，选择圆角设计避免磕碰受伤。另外，应配置报警或安全监视设备，如在卧室床头可以配置紧急呼救按钮，厨房也可装上烟雾报警器等，以避免老年人发生意外风险。

（3）人性化原则

设计师在切实了解老年人的心理特征、生理特征和精神需求后，应该在整个居住

---

① 范惠媚：《适老化理念在养老建筑空间设计的应用探讨》，载《低碳世界》，2019(6)。
② 周燕珉、程晓青、林菊英等：《老年住宅》，35～36 页，北京，中国建筑工业出版社，2011。

空间设计中融入人性化理念。要根据不同老年人的实际需求来设置相应的休闲娱乐空间，在最大限度上缓解老年人由生理机能衰退而产生的负面情绪和消极情绪，使得老年人的晚年生活更加充实与丰富多彩。

在室内空间的色彩处理上，可以选用比较柔和、温暖的色彩，来缓解老年人压抑的情绪。由于老年人机能衰退，对色彩的敏感度与辨识度逐渐减弱，因此可以在一些需要提示的地方选用色彩鲜亮的标识来提高老年人的注意。

研究表明，在室内墙面上采用植物配置的设计方法，是一种比较有效的理疗方式。[①] 如果老年人喜欢打理花花草草，可以在阳台上开辟出一小块空间以供老年人养花种菜，提高生活乐趣。

老年人往往睡眠质量不佳，容易被杂音吵醒，卧室的墙壁可以选择安装一些隔音的装置，保证老年人睡眠时拥有安静的环境。

(二)老年住居智能化

1. 智能家居概述

智能家居的概念起源于 20 世纪 80 年代初。智能家居是以住宅为平台，利用综合布线技术、网络通信技术、安全防范技术、自动控制技术和音频技术将家居生活有关的设施集成，构建高效的住宅设施与家庭日程事务的管理系统，提升家居安全性、便利性、舒适性、艺术性，并实现环保节能的居住环境。

智能技术在老年住居方面有很多应用，如监控系统、家居机器人、防盗安防功能、家电的自动控制功能、湿度温度环境控制功能、物品追踪防遗忘功能、身体健康监测功能、远程医疗功能等。虽然目前的智能家居还存有很多不足，如价格昂贵、有监视感、使用起来不够简捷等[②]，但随着科技的发展，智能居家养老必将成为一种新趋势，也必将为老年人的生活住居提供更多的便利。

2. 智能技术在老年住居中的应用

将智能技术应用于老年住居中，既可以方便老年人的生活，也可以降低老年人发生意外伤害的风险。

(1)报警系统

报警系统可以使老年人在发生意外时得到及时的帮助。比如，在卧室里安装一种红外线探测器，探测器如果感应到老年人在长时间内没有发生肢体或者是身体的移动，就会启动紧急呼叫系统，向子女或小区的管理中心发出求救信号。

另外，老年人常因记忆力衰退而做出忘记关煤气等危险行为。报警系统可以在室

---

① 胡欣、李晶源：《老龄化背景下的适老性室内空间设计分析》，载《戏剧之家》，2020(5)。
② 马慧敏：《智能居家养老系统的现状与前景——以京津为例》，载《商》，2015(33)。

内一氧化碳超标的情况下自动关闭煤气阀门并报警，在灶台起火时触发自动灭火装置，防止发生火灾等危险情况；如果房屋内的烟雾浓度超过一定的标准，报警系统也会被触发，一旦报警系统被触发，整个居室内将会保持一种灯火通明的状态，以此提醒老年人发生了意外。

（2）智能家具

①智能床。

智能床与传统床相比增加了多种复合功能，内含免触式生物识别传感器，可以监测老年人的心率、呼吸频率、睡眠状态。

在老年人睡眠的过程中，传感器能够监测老年人的翻身频率，床垫可以根据老年人的睡眠姿势自动调整，提供给老年人一个合适的支撑。

老年人长期打鼾不仅影响身体健康，而且严重时可诱发猝死。智能床的感应器在监测到老年人的鼾声后，床头位置会自动轻微调整高度，改变老年人头部位置，直到老年人停止打鼾。

智能床床尾设置了暖脚功能，当监测装置感应到老年人处于睡眠状态时，加热装置会自动加热并达到适宜温度，为老年人足部提供一个温暖的环境。

②智能马桶。

现在市场上存在很多智能马桶，其主要功能为自动除去异味，自动掀盖冲水，避免老年人忘记冲厕；还可根据室温自动调节坐垫温度，避免老年人受凉。另外，自动杀菌、暖风烘干等功能也有助于维护老年人健康。

将体检装置和马桶进行有机的结合，可以对老年人排便情况进行监察及分析，从而得出老年人在一段时间内的健康状况，并建立独立的数据库，有利于对老年疾病的医疗诊断。

③智能浴缸。

智能浴缸可以帮助老年人独立洗浴，使其在洗浴过程中更加舒适和便利。现在市场上的智能浴缸多具有自动进水、加热、保温、按摩、自动杀菌等功能。

有一种专为老年人设计的侧开门浴缸[①]，主要针对有行动障碍或者腿脚不便的老年人。浴缸可自动开门，老人不用抬高腿部就可以很容易进入浴缸。浴缸内设有座椅，老年人只需坐在里面，便可进行洗浴，降低了老人洗澡时摔倒的风险。洗浴完毕，浴缸还可自动将水排出，自动清理。

还有一种多功能运动康复水疗槽，老年人在洗浴的同时可以在水中进行复健和健身运动，如在水中行走、在水中做伸展运动等，从而强身健体、缓解肌肉疲劳。

---

① 　石元伍、何继业：《老年人无障碍智能浴缸产品设计》，载《大众文艺》，2018(6)。

第四节
老年人健康出行与运动

随着医疗水平的不断提升，老年人的健康状况较以前有了很大提高。国家统计局资料显示，目前我国 60 岁以上老年人中有 70％是身体良好的低龄老人，这在一定程度上满足了老年人外出的基本条件。

生活水平的提高改变了生活方式，老年人的出行方式、出行目的也都被赋予了新的时代特征，更注重健康水平和生活质量的提高，其中运动已经成为老年人出行的主要目的，夕阳旅游产业也逐渐被市场重视。老年人可以通过日常的科学运动和有计划性的旅游出行，提高身心健康和增强体质，从而延缓身体和心理的衰老。

一、老年人健康出行

出行是老年人维持日常生活与社会交流的最基本保障，是老年人满足个人需求和享受美好生活的必要条件，是影响老年人生活质量的重要因素。老年人由于其独特的生理和心理特征，其出行行为与年轻人存在很大差异，因此了解老年人的出行行为特性，满足老年人日益增长的出行需求，可以更好地引导老年人健康出行。

(一)老年人出行的现状

1. 老年人日常出行的特征

随着年龄的增长，老年人的身体机能逐渐衰退、社会角色逐渐淡化、家庭角色发生转化、社交与收入较年轻时有所减少，但有些老年人依然有强烈的出行意愿，渴望融入社会的愿望丝毫没有改变，在日常出行上表现为以下几点。[1][2]

(1)出行率呈现下降的趋势

年龄并不是老年人出行率降低的最主要原因，大部分老年人都很乐意出门去交流，身体状况恶化才是出行率降低的主要原因。

---

① 柴彦威、刘璇：《城市老龄化问题研究的时间地理学框架与展望》，载《地域研究与开发》，2002(3)。
② 陆伟、周博、安丽等：《居住区老年人日常出行行为基本特征研究》，载《建筑学报》，2015(S1)。

（2）出行目的由与谋生相关转为满足个人、家庭的基本生活的需要

老年人出行目的首先是日常休闲，多为体育锻炼、公园散步、朋友聚会等活动，活动的地点以城市公园、社区绿地、老年人活动室及老年大学为主；其次是购物，平均隔天一次；最后是接送孩子和去医院看病。

（3）出行距离呈现下降趋势，且活动空间集中在家附近

调查显示，60~65岁老年人平均出行距离最长，约为1.8 km/次，而80岁以上老年人平均出行距离最短，仅为0.96 km/次。

（4）出行方式以公共交通和步行为主

收入和身体条件影响老年人对出行方式的选择。老年人一般会选择便宜的出行方式，对出行所用的时间不太关注。若老年人的出行路线上有合适的公交站点，当他们手提重物时，坐公交车为首选；随着年龄的增长，老年人出行的机动化水平明显降低，对步行的依赖性增强，尤其是80岁以上老人出行主要依赖步行。

（5）性别对出行的影响

老年男性出行距离高于老年女性，但出行次数低于女性，出行目的多以休闲健身为主，老年女性比老年男性承担了更多的家庭购物责任。

（6）居住模式对出行的影响

独居老年人在出行距离及出行时间方面均少于与家人同居的老年人，而户外活动时间却明显比与家人同居的老年人长，户外活动可以减轻老年人的孤独感。

2. 老年人旅游出行的特征

对老年人来说，旅游是他们打破每日常规、丰富生活经历、提高身体和精神健康水平的重要方式。旅游所带来的新的尝试、体验和乐趣，有助于老年人提高社会存在感、实现自身价值，提升主观幸福感。研究发现，老年人的旅游活动水平对其主观幸福感具有积极的影响，这种影响程度超过中青年人。

在我国，随着养老保障体系逐渐完善，大多数老年人转变"重储蓄、轻消费"的观念，想出去开阔视野和感受异样生活。但目前老年旅游市场存在诸多问题，如为老年人开发的专项旅游产品相对较少、产品结构单一；没有为促进老年人旅游采取的价格优惠措施；老年人人身安全保障措施不完善、旅游基础设施和配套服务设施还比较落后等因素，导致老年旅游需求大、实际出行少。[①]

老年人旅游出行的动机主要有丰富生活、实现梦想、弥补遗憾、怀旧、健康疗养、交友和实现儿女孝心等。其中，年龄、文化程度、同住家人、职业、收入水平、旅游产品价格等都是影响老年人出游动机的因素。年龄在60~70岁的老年人主要以弥补遗憾为目的；文化程度较高的老年人在日常生活中已经较大程度地满足了自己的出游愿

---

① 刘力：《老年人旅游动机与制约因素》，载《社会科学家》，2016(3)。

望，在出行中更注重自我提升和欣赏目的地的自然、文化资源；老年人旅行的经费大都靠自己的早年积蓄，收入较低的老年人更注重旅游的花费；独居的老年人比其他有人同住的老年人更关注旅行治安服务；老年人外出旅游大多选择跟团旅游。

在旅游时间安排上，老年人的自由度相对较高，多选择淡季出游，既可躲过高峰期由外出旅游者过于集中所带来的交通、食宿紧张，景区拥挤等不便，又能够在淡季享受到旅游行业所提供的各种价格优惠，降低旅游成本。

阻碍老年人外出旅游的主要因素有身体状况、年龄、对旅游的负面认知、缺少同伴、费用约束、家庭责任和时间约束。[①]

(二)老年人出行与健康

1. 老年人出行与心理健康

(1)老年人日常出行与心理健康

人的心理变化往往影响其行为特征。步入老年后，随着社会地位和经济地位的变化，老年人会因心理落差而产生失落、自卑和孤独等情绪。因此，老年人根据自己的社会背景、文化层次、兴趣爱好等因素，寻找有共同话题的朋友，自发地组团活动以进行社会交流。由于老年人的适应能力变弱，更倾向于在自己熟悉的环境中活动。因此，许多老年人的日常出行范围大多集中于自己居住的小区或者社区街道。

个体在进入老龄阶段之后，仍然会有各种各样的需求需要得到满足。对老年人而言，保持身心健康、良好的人际关系、参加社会休闲娱乐活动以及继续发挥自我价值，都是他们生活中的重要需求。这些需求能否得到满足直接关系到老年人是否拥有良好的生活质量，是否在心理上感到幸福。因此，老年人通过积极出行，如承担家庭的日常购物、参与团体运动、做志愿者、对社区各项事务的积极响应等，发挥作用、满足心理上的被需要感。

(2)老年人旅游出行与心理健康

求新、求异心理是引发人类旅游的基本动因。这种心理与生俱来，并贯穿生命的整个过程。人们渴望离开自己熟悉的环境，外出领略自然风光，亲身体验他乡风情，这种愿望并不会随着年龄的增长而减弱，但会随着年龄的增长，改变对新奇事物的追求方式。年轻人喜欢在陌生的环境中寻求冒险刺激，老年人则倾向于在稳定平和的气氛中体验旅游所带来的新鲜感，更注重出游的安全。

首先，从人的生命周期来看，老年是人生的最后阶段，身体健康状况的逐渐下降容易让人感到死亡威胁，此时老年人会通过参与旅游活动等来增强人生掌控感，以减轻对死亡的焦虑。其次，从社会环境来看，工作带给老年人的存在感和价值感在退休

---

① 张华初：《我国老年人旅游参与的内在因素分析》，载《西北人口》，2014(1)。

后会渐渐消失；从家庭环境来看，子女的成熟与独立会使老年人感到家长权威的弱化，而制订出行计划可帮助他们找到控制感，与亲朋好友一同旅游可帮助他们获得归属感。最后，从老年人自身来看，年轻时因为家庭、事业等原因搁置的出行计划，在退休后相对充裕的时间里和亲朋好友一起出游，不仅可以弥补年轻时的遗憾，而且可以在优美的环境中开阔心胸、增进感情，提升幸福感。①

旅游作为一种社会互动性的活动，从旅游开始前的行程准备、信息收集、咨询他人和满怀期待地准备行程，到旅游过程中与自然、人文风光和当地人的接触与互动，再到旅游结束后回忆旅程并与他人分享，感受旅游幸福感的延续性回报，都为老年人提供了诸多接触社会和参与社会的机会，有助于增强老年人的社会参与感和幸福感。②

2. 老年人出行与生理健康

(1)老年人日常出行与生理健康

老年医学研究表明，60 岁以后，老年人的听觉阈值递增，对高频声响的听力减退，辨识度降低。在一定背景噪声下的语言听力障碍的加深，会增加老人的孤寂感，降低交往期望值，导致老年人产生独尊性与自我性活动，独自静坐与闭目沉思就是其显著表现。

老年人由于受到生理机能退化的影响，听力、视力和运动能力都有所下降，往往尽量缩小相互之间的距离，借助于观察口形来了解意愿，并通过观看对方的表情和手势来弥补其视听的不足，这也是老年成员活动常常出现"亲密无间"现象的缘由。③

老年人在日常近距离出行时，一般会选择步行，但老年人的步幅、步速和对周围环境的判断能力明显下降，导致出行时的自我保护能力下降。

身体的衰老是不可逆的，但老年人出行可以影响其生理变化。《吕氏春秋》载"流水不腐，户枢不蠹，动也"，一方面说明了"动则不衰"的道理，另一方面也强调了经常运动和不间断运动的重要性。老年人积极出行，增加活动量和社会参与感，以此延缓生理的衰老。

(2)老年人旅游出行与生理健康

老年人身体素质通常大不如青壮年时期，且或多或少会有一些老年性疾病，这会影响老年人的旅游出行活动。

老年人活动节奏变缓，受体能限制，行程安排比较紧，以及较多的娱乐项目都不适合老年人参与。老年人适宜根据自身条件，选择休闲疗养旅游，到心仪的地方，进行为期数天甚至长达几个月的休养。例如，每年 7、8 月份，老年人可就近选择一些气候

---

① 李真、李享、刘贝贝：《补偿性消费理论视角下老年人旅游行为心理依据研究——以北京城市老年人为例》，载《干旱区资源与环境》，2018(4)。

② 李雪峰：《安度晚年还是欢度晚年：老年人的旅游与主观幸福感研究》，载《旅游论坛》，2019(6)。

③ 万邦伟：《老年人行为活动特征之研究》，载《新建筑》，1994(4)。

宜人与风景优美的山区、海滨、湖滨地区,躲避夏季的酷暑;或居住在北方的老年人选择去南方度过一个温暖舒适的冬天。[1]

旅游出行是一项能量消耗较大的运动,无论是坐车、行走,还是爬山、逛景点,都比一般健身运动消耗的体能大。因此,老年人旅游出行以适度活动为益,重视在欣赏风景中进行愉悦的身体锻炼。

(三)老年人出行安全

老年人因年老体衰,出现手脚不灵便、视力和听觉下降等生理衰退现象,遇到突发情况时无法及时采取自我保护措施。因此,出行安全是老年人出行需要重视的问题。

1. 培养老年人安全出行意识

(1)强化老年人交通安全意识教育

在教育方法上,相关部门可以组织老年人观看交通安全视频,为老年人阅读交通安全书刊,编写关于交通安全知识的黑板报等,强化老年人自我保护、自我防范和自救互救意识,使老年人自觉遵守交通安全法规,避免交通事故的发生。相关部门还可针对老年人年龄、生理及心理特点,组织开展以安全健康为主题的知识竞赛、讲座、自救演习等各种灵活有效的活动,提高老年人的安全意识和自我保护能力。

学习借鉴日本对老年人的交通安全教育,如实施参加型、体验型、实践型交通安全教育。让老年人实际体验各种道路的交通环境、发生事故时的危险场面以及危险情况下如何应对等。[2]

(2)培养老年人出行自救能力

随着老龄化社会的到来和急救观念的更新,我国提出要全民参与急救体系建设,这需要公众具有较高的急救意识和基本的急救知识技能,单纯的医疗服务体系已不能满足该需求。老年人是意外伤害和各种心脑血管疾病的易发人群,但常因对意外伤害的应对不足而面临伤残甚至死亡的结局,而采取及时的急救自救措施,可有效降低其伤残率和死亡率。[3]

目前,部分老年人对外部环境危机意识淡薄,不重视环境对疾病、意外发生的影响。因此,在老年人自救教育中,不仅要强化老年人的学习意识,提高其积极性,而且要增强其自身的内外部危机意识。[4]

---

① 黄英:《我国老年人出游条件与旅游行为探讨》,载《湖南财经高等专科学校学报》,2006(5)。
② 智慧:《关注老年人的出行平安》,载《江苏交通》,2003(2)。
③ 常远、于淑坤、王淑珺等:《城市社区老人急救自救能力培训研究进展》,载《中国城乡企业卫生》,2017(12)。
④ 张春容:《城市社区老年人急救自救服务需求调查及影响因素分析》,载《河北医药》,2019(2)。

2. 老年人安全出行的注意事项

老年人出行前应充分考虑各种因素，做好路线规划。老年人应根据身体情况，带好应急药品；注意天气变化，做好相应防护；选择适宜的出门时间，既满足自身需求又避免高峰拥挤；选择合适的出行方式，时刻注意安全防护。

另外，老年人要尽量避免单独出行。单独出行的老年人，应随身携带一张写有本人姓名、家庭地址及监护人姓名、电话的名片。老年人晨练、晚练应穿红色或黄色等亮色衣服，以便引起驾驶人的注意，并尽量避开上下班高峰时段。

3. 老年人健康旅游的注意事项

(1)选择合适的旅游路线

在旅游出行前，老年人根据自己的身体条件、收入水平、旅行同伴、旅行时间等因素，结合旅游目的和动机，尽量选择安全性强、参与度弱的成熟型旅游产品或自行规划合理的旅游路线。

老年人旅游应尽量安排充裕的时间，将游览参观的节奏放慢；尽量选择不需要耗费太多体力的景点和体验项目；旅行中注重吃、住、交通、购物、娱乐等多方体验，合理安排时间。

(2)注意旅游安全

在旅游出行前，老年人要为健康出游做好充足的准备。例如，做一次全面的身体检查，并向医生咨询是否适合出游；随身携带应急药物；了解目的地的天气和治安情况，带足衣物和防护用品。

老年人在旅行中要量力而行，及时向同行人报备身体情况；选择安全系数高的旅游项目；保持手机畅通并定期与家人联系，尽量不要在休息时间单独外出；入住宾馆后，要在第一时间了解逃生路线图；在乘坐飞机、渡轮等交通工具时，要注意查看疏散、避难、逃生设施的位置和使用方法。增强老年人旅游安全感的重要途径是建立和健全旅游保险制度和安全医疗制度。

(3)放松身心，享受健康旅游

老年人旅行的目的之一是体验新的生活，提高身心健康。因此，健康旅游应注重以下几个方面。

①饮食健康。

老年人身体机能下降，肠胃功能减弱，牙齿不好，适应环境的能力相对变差。在饮食上应选择营养价值高、含糖少、易消化、易咀嚼、口味清淡、少油腻和少辛辣生冷的食物，注意饮食卫生，品尝当地小吃要适可而止。

②睡眠充足。

老年人睡眠功能退化，环境的改变更使他们难以保证良好的睡眠。老年人在住宿时应选择安静舒适、清净卫生、环境优美、服务周到的住处，还要考虑楼梯、地板、洗漱间等硬件设施是否防磕碰、防滑等。

③交通舒适。

老年人在选择旅游交通工具时，首先要考虑安全性和舒适性，跟团旅行应以专车、专列、专机等形式，长途旅行最好坐卧铺或高铁，也可以分段前往，必要时应随团配备医疗用品和医护人员。

④理性消费。

老年人在旅游时要保持探索心理和愉快心情，不要为了省钱而错过体验当地生活方式、风土人情的机会；同时也要注意旅行中的购物陷阱，如需购买地方特色商品，应到当地正规商场购买，尽量不要在旅游地购买金、银、珠宝、玉器等贵重商品，做到理性消费。

4. 老年人智能化安全出行

在保障老年人安全、方便出行方面，智能产品也在不断发展，如智能可穿戴设备，不仅可以实现实时监测人体生理数据，而且兼具呼叫求助、定位防走失等功能，一旦出现紧急情况可以及时呼救，与医疗救助结合紧密。另外，帮助规避交通危险、辅助出行的智能拐杖，无障碍出行的智能轮椅和智能老年车均已面市。未来会普遍使用保障老年人中长距离出行的自动驾驶汽车以及保障健康的车载智能老年健康保健系统，这些智能产品不仅可以监测老年人行车途中的身体状况，而且可进行远程医疗在线服务。

二、老年人健康运动

运动锻炼作为高效和节约医疗成本的日常行为，既可以提高老年人的身体健康水平，又可改善老年人的生活质量，对老龄化社会的整体稳定与繁荣有着重要的促进作用。

当代老年人越来越重视运动，运动出行已成为老年人出行的主要目的之一，而有效推动老年人科学运动的关键在于提高老年人的运动健身意识，使老年人树立科学的健身观念。

(一)老年人运动健身的现状

1. 老年人运动健身的特征

目前，老年人参与运动健身的意识较强，多以群体化形式进行，组织化程度相对适中，运动健身行为比例明显高于其他群体。老年人每次运动的时间比较长，且女性普遍高于男性；老年人健身的动机较多，主要为了锻炼身体、增加社会交往、消磨闲暇时间、达到精神上的满足等；老年人运动健身的活动内容总体上比较单调，基本集中在快步走、登山、全民健身路径、有氧舞蹈操等简单的运动项目；文化水平越高的老年群体选择的体育锻炼内容越丰富，娱乐性、复杂性、现代性等相对较高；老年人的锻炼方法主要来源于他人传授和经验。

2. 老年人运动健身的原则①②

(1)适合自己，安全第一

老年人运动健身时应根据自己的年龄及身体状况、场地条件、季节及气候变化、兴趣爱好、健身氛围等选择适合自己的运动项目，制定科学的运动处方。老年人在健身时要掌握动作要领，对做不到的动作不可强求，要正确掌握运动量和运动时间，既达到健身目的，又不会造成身体损伤。老年人在运动时，应以全身有热感或微微流汗为宜，运动后应感到轻松愉快或稍有疲劳、食欲增进、睡眠良好和精神振作。

(2)循序渐进，持之以恒

老年人由于体质下降，对身体运动量、运动时间、动作尺度的把握要有一个循序渐进的过程，让机体对运动逐步适应，直至达到有效强度、有效时间和规范动作。健身是一个长期坚持、长期受益的过程，每次锻炼都会对身体产生良性刺激，长期积累能达到增强体质的显著效果。老年人应该把锻炼作为日常生活的一部分，持之以恒，养成良好的健身习惯。

(3)建立良好的监督体系

老年人在运动中要建立良好的监督体系，包括自我监督和他人监督。自我监督是老年人在运动过程中对自身的健康状况进行观察、评价，及时调整计划，提高锻炼效果。老年人可以通过主观感觉(如运动前、中、后的食欲、睡眠及疲劳度)和客观检查(如测量脉搏、呼吸、体重)等的测量数据来进行自我监督。他人监督包括家人、一起锻炼的朋友等，根据老年人表现出的精神、体态、活动状况，对健康状况进行及时评价。尤其是患有疾病的老年人，应根据运动处方进行适度的运动，并随身带好急救药品。

(二)老年人运动健身与健康

1. 老年人运动健身与心理健康

锻炼心理学指出，目前有益于身体健康和心理健康的经济实惠、简单易操作的健康活动就是运动健身。

老年人内心渴望参与超过他们能力或环境许可范围的户外活动，但对活动可能造成的身体健康问题存在顾虑导致较其他年龄段的人群更容易放弃户外活动而选择留守

---

① 魏振：《老年人健身运动问题的探究》，载《体育科技文献通报》，2018(1)。
② 肖和伟：《老年人健身中的安全性思考》，载《当代体育科技》，2018(13)。

室内。因此，要鼓励老年人去户外优美的环境中参加运动锻炼，积极培养锻炼的意志和兴趣。

运动健身有助于调节老年人的负面情绪。很多体育健身项目属于群体活动项目，能增加老年人的人际交往关系和社会支持度，有助于排解老年人的孤独心理；一些健身项目娱乐性比较强，可以使老年人放松心情，培养老年人的乐观心态；社区组织的体育集体活动或比赛，不仅可以增加老年人的自信心和锻炼的积极性，而且能增强老年人的组织归属感。因此，可根据老年群体的身体状态的特点开展形式多样化、娱乐性较强的健身项目。

2. 老年人运动健身与生理健康

人体进入老年阶段，运动机能与青年时期相比会有明显的变化：反应能力、身体灵活性大幅下降，难以保持平衡、容易摔跤；手部关节逐渐僵硬，出现手抖的情况，动作控制能力减弱，日常生活中精准操作的动作难以完成；出现运动幅度下降、操作力减弱、耐力持久性变差、肢体动作减缓、力量及呼吸机能减弱等状况。

运动健身可增强老年人肌肉的力量和柔韧性，提高老年人的身体活动能力；可强化老年人骨骼系统，提高骨骼的抗冲击能力，防止骨质疏松症过早出现；可促进老年人血液循环，有利于心血管系统的健康，预防心血管疾病的发生；可调节老年人内分泌系统功能，有助于体内毒素的排除；可改善老年人易出现的眩晕症状，缓解失眠情况，提高睡眠质量。

大多数老年人能够认识到体育锻炼的重要性，能够积极主动、有规律地参加体育锻炼。

(三)老年人科学运动的方法

1. 结合身体条件，科学制定运动处方

运动处方的概念由美国生理学家卡波维奇(Karpvich)在20世纪50年代提出，随着大众体育在世界范围内的兴起和康复医学的发展，运动处方开始指导人们有目的、有计划、科学地健身运动。目前，中国体育医院、苏州市立医院等已相继开设科学健身门诊。

老年健身运动处方，是指由运动医生、体育指导员(或老年人自己)，根据老年健身锻炼者或老年康复病人的身体状况，结合运动爱好和实际健身环境，既包括自然环境，如气候、季节、天气等，也包括社会环境和人文环境等，用"处方"的形式为其制订科学的健身锻炼计划和实施方案。具体的运动处方应包括以下内容。[1][2]

---

① 肖焕禹、徐本力：《中老年健身与养生教程》，66～67页，上海，复旦大学出版社，2012。
② 吴海英、史俊梅：《中老年人运动处方的特点及制定方法》，载《体育科技文献通报》，2015(10)。

(1)医学诊断与运动诊断

在制定老年人的运动处方时，为保证老年人参加体育锻炼的安全性和有效性，首先要对老年人的体质健康情况进行实时评价，评价既包括健康体检，也包括体质和运动能力测试。

(2)运动项目

老年人在选择锻炼项目时，要结合自身的生理特点、健康状况、锻炼目的以及个人兴趣等加以综合考虑。适合老年人的运动项目有步行、慢跑、太极拳、游泳、有氧舞蹈操以及室内步行车、功率自行车等。

(3)运动强度

运动处方必须指出老年人的有效强度范围，即在这个范围内进行锻炼不仅可以取得良好的效果，而且不会发生危险。

(4)运动持续时间

运动持续时间指锻炼者在一次运动过程中的有效运动强度下持续活动的时间，锻炼中间的停顿、休息不计算在内。运动持续时间取决于运动强度，运动强度越大，运动持续时间就应该越短，反之则越长。由于老年人的生理特点，他们经常会选择以较小强度为主的运动项目，因此运动的时间相对较长。

(5)运动频率

运动频率常用每周参加健身锻炼的次数来表示，也是决定运动效果的重要因素之一。运动频率不是越高越好，而是以适度为宜，老年人通常以每周3～5次为宜。

(6)注意事项

任何运动处方，都包括向锻炼者提出执行过程中应注意的问题，如做好充分的准备活动和整理活动等，以便进一步提高健身的科学性和安全性，老年人更应如此。

2. 老年人智能化运动健身

(1)智能化运动安全监测

智能手环、智能手表等可穿戴设备，携带方便、灵敏度高，可以实时监测人体生理数据。老年人在生活及运动过程中佩戴此类产品，可以实时监测身体状态及运动强度，第一时间获得身体健康及运动相关数据，老年人可以根据相关提示调整运动强度和运动量，避免运动过量；可随时传送给子女或社区医生进行监控。该类设备同时具备报警功能，在检测到紧急情况时，可以及时通知子女。此外，该类设备在老年人外出锻炼离家及回家途中具备一定的防护功能，是建立良好的监督体系中有效的智能化手段。

(2)智能化健身房

随着我国老年人对健身科学化、品质化需求的提高，面向老年人群的健身房逐渐兴起。在日本等老龄化国家专门针对老年人的健身房已经发展为成熟的市场。智能化老年人健身房，可提供适老化的健身课程、定制化器材、针对老年人特征的私教课，并兼具文娱、社交功能。

老年人的智能化健身设备可以从心理和身体上满足老年人的健身需求。例如，针对老年人的健身单车通过播放老年人童年时代生活或熟悉地点的视频，提升老年人的活动能力；人工智能可以识别老年人的身体限制，制订个性健身计划；目前多种针对老年人的健身器材可以实时监控老年人的运动体态并予以纠正。

（3）智能化运动康复设备

在老年人需要运动康复时，医生为其开具运动康复处方，借助于智能化运动康复设备，老年人的训练过程可以全部通过人工智能进行指导，设备的数据可与医院的数据库相连，医生可以实时监控老年人的运动情况并获得相关数据。

或者可以通过可穿戴设备进行诊断，诊断的数据将会自动上传至康复数据库进行结果分析与训练评估，并给出训练处方，智能手机可以接收处方数据并通过语音指导老年人训练。

（4）智能化运动指导

目前，手机等智能设备已上线多种适合老年人的健身应用，提供大量的广场舞和健身项目素材和指导，极大地丰富了老年人运动健身项目。有的应用已经进一步开发出动作引导模式，可识别锻炼者的姿势，帮助运动新手一步一步跟着老师进行锻炼，还具有评分反馈等功能。有的智能化运动设备，依托数据库对锻炼者进行个性化分析，不但可以通过语音，而且可以通过牵拉肢体的方式进行运动指导。

健身姿势的正确与否非常重要，正确的姿势可以保护身体不受损伤，更好地提高运动效率，智能化的运动指导可以进一步提高老年人健身的科学性和有效性。

3.中国传统运动养生

中医将精、气、神称为"三宝"，与人体生命息息相关。运动养生紧紧抓住了这三个环节，调意识以养神；以意领气，调呼吸以练气，以气行推动血运，周流全身；以气导形，通过形体、筋骨关节的运动，使周身经脉畅通，营养整个机体。如是，则形神兼备，百脉流畅，内外相和，脏腑协调，机体达到"阴平阳秘"的状态，从而增进机体健康，保持旺盛的生命力。

（1）传统运动养生的特点

无论哪一种传统的健身法，它们都以中医的阴阳、脏腑、气血、经络等理论为基础，以养精、练气、调神为基本要点，以动形为基本锻炼形式。用阴阳理论指导运动的虚、实、动、静，用开阖升降指导运动的屈伸、俯仰，用整体观念说明运动健身中形、神、气、血、表、里的协调统一。健身运动的每一招式，都与中医理论密切相关。

传统运动强调意念、呼吸和躯体运动的配合，即所谓意守、调息、动形的统一。

意守指意念专注，调息指呼吸调节，动形指形体运动，统一指三者之间的协调配合，只有达到形、神一致，意、气相随，形、气相感，使形体内外和谐，动、静得宜，才能起到养生、健身的作用。

传统的运动养生法是在养生实践中总结出来的宝贵经验，融合了集导引、气功、武术、医理为一体的具有中华民族特色的养生方法。源于导引气功的功法，如五禽戏、八段锦等；源于武术的功法，如太极拳、太极剑等。融诸家之长为一体，是传统运动养生的一大特点。

(2)传统运动养生的原则

掌握运动养生的要领。传统运动养生的练功要领就是意守、调息、动形的统一。这三方面中，最关键的是意守，只有精神专注，方可宁神静息，呼吸均匀，导气血运行。三者的关系是以意领气，以气动形。这样，在锻炼过程中，内炼精神、脏腑、气血，外炼经脉、筋骨、四肢，使内外和谐、气血周流，整个机体可得到全面锻炼。

强调适度，不宜过量。运动养生是通过锻炼以达到健身的目的，要注意掌握运动量的大小。孙思邈在《千金要方》中指出："养性之道，常欲小劳，但莫大疲及强所不能堪耳。"剧烈运动会破坏人体内外运动的平衡，加速某些器官的磨损和生理功能的失调。所以，运动健身强调适量的锻炼，要循序渐进，不可急于求成。

持之以恒，坚持不懈。锻炼身体并非一朝一夕的事，要经常且不间断。运动养生既是身体的锻炼，也是意志和毅力的锻炼。

(3)传统运动养生的方法

①太极拳。

太极拳，是以中国传统儒、道哲学中的太极、阴阳辨证理念为核心思想，集颐养性情、强身健体、技击对抗等多种功能为一体，结合易学的阴阳五行之变化、中医经络学、古代导引术和吐纳术形成的一种传统拳术。其动作舒展轻柔，动中有静，形气和随，外可活动筋骨，内可流通气血，协调脏腑，广泛用于老年健身运动。

太极拳形体锻炼与意念呼吸的配合达到了内强外壮、形神共修、意气同养的锻炼效果，促进了人体生理、心理机能和社会适应能力的提高。太极拳作为一项中小强度的有氧运动，其运动强度具有明显的架势依赖性，不同的锻炼架势在机体代谢和能量消耗方面具有较大的差异。太极拳流派众多，老年人需要综合考虑自己的年龄、学龄、体质状况等，进行科学锻炼。

②八段锦。

南宋已有关于八段锦的记载。它分立式和坐式两种，均由八段动作组成，而且健身效果明显，如同展示给人们一幅绚丽多彩的锦缎，故称之为"锦"。八段锦可对人体进行全面调养，是国家体育总局在社区老年人群中进行大力推广的传统运动项目。

八段锦把形体活动、吐纳、心理调节三者结合起来，对老年初学者来说简单易学。

但随着练习的增多，老年人会有意识地调节呼吸、加大动作幅度配合音乐和意念的输入等，这些都是对老年人机体和心理的深层激发。坚持练习八段锦不仅对老年人呼吸系统、内分泌系统、循环系统、神经系统等具有显著促进作用，而且能改善老年人焦虑、抑郁等不良情绪。①

③五禽戏。

华佗在《庄子》"二禽戏"（熊经鸟伸）导引术的基础上创编了"五禽戏"。五禽戏是模仿虎、鹿、熊、猿、鸟五种动物的代表性动作及其神态，并结合人体脏腑、经络和气血等中医经典理论，总结和整理而成的一种健身疗法。国家体育总局健身气功管理中心于 2003 年出版发行了《健身气功·五禽戏》，动作数量为每戏两动，共十个动作，分别仿效虎之威猛、鹿之安舒、熊之沉稳、猿之灵巧、鸟之轻捷，力求蕴含"五禽"的神韵。

五禽戏能够促进人体机能提升，对改善心血管功能、促进骨密度增加、预防骨质疏松等有一定作用，还可较好地缓解抑郁和焦虑。五禽戏锻炼时不断屈膝的动作对下肢力量和关节活动有良好的锻炼效果。目前，五禽戏已广泛应用到各种关节炎症治疗中，还作为辅助治疗应用于骨质增生症、脊柱变形或损伤等疾病的治疗中。②

（四）老年人运动安全

1. 树立正确科学健身理念

老年人的健身目的在于强身健体、延年益寿、形成健康的生活方式。在科学理论的指导下，老年人要根据自身的身体状况制订适宜的运动计划，持之以恒，并配以科学的膳食行为；选择适当的运动项目，循序渐进，避免身体超负荷造成运动型疾病；掌握科学的健身技能，动作规范，运动时保持正常心态，不要过于紧张或过于松懈。在掌握科学的锻炼方法的同时，老年人还应具备基本运动损伤的自救与救助他人的能力。

2. 防控非人为健身风险因素

老年人在选择健身场所时，应充分考虑到路程、环境、健身氛围等影响因素，避免选择环境污染的场所。在室外进行场地健身时，老年人要充分考虑天气、气候、场地对锻炼的影响，在异常天气，如雾霾、过于寒冷或炎热的情况下采取相应热身、防护措施，或选择室内健身。③

---

① 周洪伟、谢琪、刘保延等：《八段锦对老年人身心健康影响的研究进展》，载《世界科学技术——中医药现代化》，2016(4)。

② 孙朋、程付、何晓慧：《五禽戏健身研究进展》，载《体育科技文献通报》，2018(10)。

③ 周萍：《北京市社区中老年人健身安全调查及实现途径研究》，第十一届全国体育科学大会会议论文，南京，2019。

老年人在选择健身器材上，应充分考虑器材的安全隐患，选择符合人体运动学规律的运动器械。在使用相关器械时，老年人要避免感性认识和盲目体验式练习，加强对健身器材功的深层认识和使用学习，从而达到理想的锻炼效果。同时，有关部门应增设适合老年人的专用健身器材，加强老年人的理论学习，为老年人安全使用健身器材提供保障。

思考题

1. 老年人穿衣的注意事项有哪些？
2. 老年人的膳食原则有哪些？
3. 举例说出三种老年人常见疾病及饮食注意事项。
4. 老年人居住环境应注意哪些问题？
5. 如何保证老年人出行安全？
6. 老年人科学运动的原则有哪些？

参考文献

1. 孙广仁. 中医基础理论[M]. 北京：中国中医药出版社，2017.

2. 郭海英. 中医养生学[M]. 北京：中国中医药出版社，2009.

3. 成蓓，曾尔亢. 老年病学[M]. 北京：科学出版社，2018.

4. 马冠生，张娜. 掌好勺：守护全家的健康知识[M]. 北京：人民卫生出版社，2019.

5. 孟昭泉，孙树印. 中老年常见病饮食调养指南[M]. 北京：化学工业出版社，2018.

6. 欧阳一非，张兵. 改善生活方式，促进老年人健康[J]. 环境与职业医学，2019(12).

7. 梁丽君，胡瑶，刘皓，等. 可穿戴设备的现状及展望[J]. 国际纺织导报，2016(10).

8. 王宇，彭丹涛. 预防老年痴呆，从饮食开始[J]. 中老年保健，2019(9).

9. 刘蕊，付雪薇，齐瑞璇. 人口老龄化趋势下居家养老模式的室内设计研究[J]. 建材与装饰，2020(4).

10. 刘蕊. 智能家居养老系统现状浅析[J]. 低碳世界，2019(1).

11. 柴彦威. 中国城市老年人的活动空间[M]. 北京：科学出版社，2010.

12. 孔邦杰. 旅游安全管理[M]. 上海：上海人民出版社，2011.

13. 邓树勋，王健，乔德才．运动生理学［M］．北京：高等教育出版社，2005.

14. 杨静宜，徐峻华．运动处方［M］．北京：高等教育出版社，2005.

15. 国家体育总局健身气功中心编．健身气功·易筋经［M］．北京：人民体育出版社，2003.

第六章

老年社会行为
健康教育

本章导读

　　老年人的身心健康不仅和个人行为有关，而且和其角色转换、地位变迁、社会关注、传统习惯等社会因素密切相关。良好的社会环境是老年人健康生活所必需的，是改善老年人身心健康状况的一个重要方面。本章从老年人家庭与健康、社会养老服务体系、老年人照护及临终关怀四个方面介绍了老年社会行为健康的主要内容。

　　进入 21 世纪以来，我国人口老龄化程度不断加剧，面对庞大的老年群体，健康老龄化不仅能缓解老龄社会带来的巨大压力，而且符合老年人自身需求。除了通过老年人的个人行为实现健康老去，社会行为也对老年人的健康起到重要作用。家庭作为一个特殊的社会组织，是老年人最近的社交圈，也是影响老年人健康的关键因素；老龄化与养老息息相关，社会养老服务体系是积极应对老龄化的重要途径之一，是老年人健康的重要社会保障；老年人是一个特殊群体，老年人照护是社会行为中最基本的工作，是维持老年人基本生活、提高生存质量的基础；老年是生命的最后阶段，当生命走到尽头时，每个人都希望平静而有尊严地离开世界，临终关怀作为一种特殊的照护方式，是对老年人最后的社会行为干预。

第一节
老年人的家庭与健康

　　20 世纪 80 年代，世界卫生组织为应对人口老龄化问题提出了"健康老龄化"的概念。健康老龄化包括老年人的个体健康（身心健康、行为健康），家庭健康和群体整体健康，三者之间相互联系、相互影响。健康老龄化首先要保证老年人个体健康，个体健康又是家庭健康的重要保障，群体健康是健康老龄化的最终目标。

　　家庭作为老年人晚年生活的主要场所，是老年人生活的重要支柱，家庭的代际关系是否融洽，老人的婚姻是否美满幸福等都会影响老年人的身心健康。伴随着我国老龄化进程的加快，老年人生活中出现了一系列新的问题，受到社会的广泛关注。相应地，老年人的家庭也发生了变化。老年人家庭作为社会组织的重要组成部分，将面临越来越多的生活照料、经济供养、精神慰藉等社会问题。随着社会的发展，老年人的婚姻状况也发生了变化，出现了新的形式，呈现出新的特点。

一、老年人家庭概述

（一）家庭的概念

家庭的产生基于婚姻关系、血缘关系或收养关系，亲属之间以情感为纽带，构成了社会生活的基本单位。家庭被称为"社会的细胞"，是人类生活最基本的载体，是一种意义重大的社会组织形式。

家庭属于社会历史的范畴，是人类社会发展到一定历史阶段的产物，并随着社会的发展在不断发展演化。家庭在我们每个人的生活中都扮演着极为重要的角色，尤其对老年人而言，家庭所拥有的功能和价值是其他社会组织形式所无法替代的。

对家庭含义本质的认识始于近代。不同研究领域的学者站在不同的角度对家庭进行阐释。哲学家认为，家庭是多层次社会关系的总和。社会学家、社会心理学家认为："通常所谓家庭，是指夫妇子女等亲属所结合之团体而言。故家庭成立的条件有三，第一，亲属的结合，第二，包括两代或两代以上的亲属，第三，有比较永久共同的生活。"[1]中国社会学家认为家庭是父母子女形成的团体。

（二）家庭功能

家庭功能，又称"家庭职能"，是指家庭在人类生活和社会发展方面所起的作用。家庭功能是在与社会相互作用的运动状态中体现出来的。一般而言，在中国传统家庭中，家庭承载着多种功能，基本上分为经济功能、社会化功能、情感交流和陪伴功能、养老功能等。

1. 经济功能

在人类进化和社会发展进程中，家庭的经济功能逐渐发生了改变。在传统社会中，家庭是自给自足的自然经济单元，而在现代社会中，大多数生产活动都在家庭之外进行。纵然如此，家庭仍然是进行经济活动的主体，是社会最基本的消费单位。家庭的经济功能体现在家庭拥有经济资源，能够为其成员提供和分配物质资源，如生活用品、食物、住所等，以满足家庭成员的衣、食、住、行、教育、娱乐等各方面的需求。家庭的经济功能是其他功能得以体现的物质基础。

2. 社会化功能

社会化是指一个人通过学习群体文化，学习承担社会角色，将自己融入群体中去的基本过程。家庭是社会系统的子系统，承担社会化的功能。家庭的社会化功能主要

---

[1]　孙本文：《社会学原理》下，441页，上海，商务印书馆，1935。

体现在家庭能够引导家庭中的年轻成员学习社会规范、培养良好的生活习惯、学习生活的知识和技能、树立正确的生活目标，使他们能够更好地承担社会角色。除此之外，家庭通过传播文化、价值和道德，促进家庭成员世界观、人生观、价值观的形成。最终，家庭成员走进社会并融入社会，成为社会成员。

3. 情感交流和陪伴功能

情感交流和陪伴功能是形成和维持家庭的重要基础，在老年人家庭中必不可少。无论是夫妻之间，还是老人与子女之间，其感情的交流最为直接、密切，也最为深厚。家庭有助于每个成员的个性的形成和发展，他们可以从家庭中获得归属感和安全感。家庭成员之间相互理解、关爱和支持，一起进行娱乐活动，可以减少或消除生活中的各种烦恼和压力，达到调节身心、激发生活乐趣的效果。老年人在家庭中能够获得来自伴侣、子女、祖孙等多方面的陪伴，可以保持心情舒畅，颐养天年。

4. 养老功能

我国人口众多，受经济发展不平衡以及传统文化的影响，我国的养老模式以家庭养老为基础。家庭既为老年群体提供了基础的养老条件，又扮演养老职能实施者的角色。但在未来普遍存在的"四二一"小家庭里，老龄群体的养老显然不能完全依靠家庭。无论对老年人的经济支持、生活照料，还是精神慰藉方面，小家庭都难以发挥以往的功能。随着家庭的养老功能的弱化，社会养老成为养老服务发展的必然趋势。但是，家庭养老不可能也无法被社会养老完全替代。

(三)老年人家庭结构与健康

家庭结构是指家庭中成员的构成及其相互作用、相互影响的状态，以及由此形成的相对稳定的联系模式。老年人家庭结构，指老年人家庭的人数构成和代际组合。老年人的家庭结构和模式从侧面反映出老年人的生活质量。老年人的家庭结构按照代际层次可分为以下几个类型。

1. 空巢家庭

空巢家庭是指老年人到退休年龄时，家庭中的子女因外出工作或学习而常年离家，或因子女长大成人、成立家庭而从原生家庭中分离出去，老年人或老人夫妇独立生活。子女离家之后，老年人缺乏日常照料，尤其对于身患疾病或残疾的老年人，身边无人照护会加重病情，对其身心健康不利。除此之外，无人交流易导致老年人产生孤独感、情绪不稳和抑郁。

2. 联合家庭

联合家庭是指家庭三代或四代共同生活。这种家庭人员多，在这样的家庭中，老年人生活充实，生活满意度较高，发生慢性疾病的概率较低。与之对应的问题是由于人口过多容易产生矛盾，从而影响老年人身体健康。

3. 核心家庭

核心家庭是指老年人与其未婚子女同住。核心家庭是当今中国主要的家庭类型。核心家庭中，家庭成员较少，老年人生活比较清静，生活的烦恼较少。一般来说，老年人与子女一同居住可以得到子女的精心照顾。但是，在核心家庭中，子女年龄较大，他们大多数忙于自己的工作，对老年人的照顾不到位，难以及时发现老人身体的异常。在对武汉市某社区 60 岁以上的老年人的访谈中得出，生活于核心家庭的老年人身心健康状况较差，发生慢性疾病的概率较高。

4. 直系家庭

直系家庭又称为主干家庭，是指老年人与已婚子女共同生活的家庭。按其家庭成员的不同可细分为两类：一类是指老年人与已婚儿子组成的家庭，另一类则是指老年人与已婚女儿组成的家庭。在现代社会中，与已婚儿子共同居住的老年人占多数。

与已婚儿子同住的老年人，在家庭中产生新的家庭关系，即婆媳关系，儿子难以妥善处理这种关系时会造成老年人的主观幸福感降低。[①] 与已婚女儿同住，则与之相反，女儿心思细腻，能够理解老年人，满足老年人的各种需求，使得老年人主观幸福感提升。在直系家庭中，父母和子媳（或女儿女婿）两个夫妇单位的收入由双方各自支配，因此减少了成员间的利益冲突，有利于家庭和睦。

5. 隔代家庭

隔代家庭是指单身老年人或老年人夫妇与孙辈共同生活。在现代生活中，隔代家庭较为常见，其原因在于老年人的子女常年忙于工作，无法全心照料孩子，而将孩子交给父母照看。

在隔代家庭中，老年人承担了隔代抚养的责任。在此过程中，老年人能够体会到儿孙绕膝的快乐，并且分担子女的压力，获得价值感和满意感。但是，由于有些老年人观念陈旧，容易与孩子产生代沟，从而引发家庭矛盾，并且过度或高强度的照料会使老年人劳心伤神，承受较大的心理压力，致使生活质量下降。

二、老年人家庭人际关系与健康

所谓"家庭关系"，是指家庭成员之间的相互关系。家庭社会学认为，家庭关系是一种特殊的社会关系，包括了个人在过去、现在和未来对亲密关系的社会性建构，主要是由婚姻关系和血缘关系构成的。[②] 和睦的家庭关系不但对老年人的身心有积极的影

---

① Diener E. , Suh E. M. , Lucas R. E. , et al. , "Subjective Well-being: Three Decades of Progress," *Psychology Bulletin*, 1999(2), pp. 276-294.

② 朱强：《家庭社会学》，121~122 页，武汉，华中科技大学出版社，2012。

响，而且可以促进社会稳定和安定团结。老年人在家庭中处理好与其他家庭成员之间的人际关系对自身和其他家庭成员都是有益的。

（一）夫妻关系

夫妻关系是家庭关系中重要的组成部分，也是最基本的关系。稳定和谐的夫妻生活是长寿的重要因素之一。研究表明，我国绝大多数老年人的婚姻关系是比较稳固的。然而，也有少数老年夫妻之间关系不合，老年夫妻或因子女的事情，或因性格的变化，或因兴趣爱好不同而出现冲突，若不注意调节好夫妻关系，长此以往，会给老年人晚年生活带来诸多不快，直接影响老年人的生活质量。老年夫妻要做到相互尊重、相互包容、相互体贴、互相信任，从而保持良好的夫妻关系。

（二）亲子关系

父母与子女之间是基于婚姻关系产生的上一代与下一代的血缘关系，是不可选择、割舍不断的。双方共同创造和谐的关系，有助于老年人的心理健康，有助于提高老年人对生活的满意度。子女与老年人若同住一个屋檐下，长期相处总免不了产生矛盾和摩擦。老年人对子女要一视同仁，处事公正，进而赢得子女的尊敬和爱戴。老年人要尊重子女的意愿，子女已经成年，并有了自己的生活，老年人不能事事要求子女按照自己的意愿去办，遇事可提供建议，但不能摆权威。在外忙碌的子女也应常回家探望父母，学会与父母沟通，缩短由年龄和经历不同而造成的思想观念上的差距，给予父母适当的关爱和尊重。

（三）祖孙关系

在当代生活中，中、青年人由于工作繁忙，其子女大多由父母来照看。虽然老年人与孙辈的关系在血缘上相隔一代，但是儿孙绕膝的天伦之乐是时常忙碌的子女无法给予的。因此，老年人对孙辈特别宠爱。大多数孩子也因为祖辈的慈祥和蔼而更愿意与其相处。亲密的祖孙关系对老年人的晚年幸福和孩子的健康成长、家庭和谐、社会安定都有积极作用。

许多老年人对孙辈的疼爱超过了子女，加之老年人有养育子女的经历，积累了丰富的经验，他们来照看孙辈，的确有很多优点。但不可避免的是，祖辈容易对孙辈溺爱、娇纵和一味顺从，容易使孩子在心理和精神的发展上出现偏差。老年人在孙辈的教育上应尽量理性疼爱，并尊重他们父母的意见。

（四）婆媳关系

婆媳关系是我国家庭中较难处理的人际关系，处理不当会影响其家庭成员的正常生活，在老年人家庭人际关系中占有重要的地位。

婆媳是两个毫无血缘关系的女性。二者虽成了亲属，但由于彼此经历、性格、兴趣爱好以及生活背景的不同，容易产生矛盾。要处理好婆媳关系，就需要双方共同努力。首先要打破情感围墙，缩短心理距离，从内心深处把对方当作亲人对待。婆婆首先应该更新观念，对儿媳妇加以认可和尊重，以诚相待，不干涉儿媳妇的个人生活，尊重现代年轻人的生活方式，当儿子与儿媳妇产生矛盾后，不要偏袒儿子。

三、老年人婚姻与健康

在我国人口老龄化进程中，随着人们平均寿命的延长和退休人员生活水平的逐年提高，鳏寡孤独老人增多，老年婚姻问题逐渐凸现出来。老年人的婚姻已经成为一个重大的社会问题，婚姻成为老年阶段获得幸福的重要途径之一，在老年人生活中扮演重要的角色。

(一)老年人婚姻的特点

婚姻，泛指适龄男女按照婚姻法在经济生活、精神物质等方面的自愿结合，并取得法律、伦理、医学、政治等层面的认可，双方共同生产生活并组成家庭的一种关系。

大多数人在进入老年阶段后，婚姻生活将继续存在。绝大多数老年人的婚姻比较稳固，能够白头偕老，携手一生。从总体上看，老年人大都过着婚居生活，单身独居的老年人中有过婚史者居多，未婚者占少数。老年人离婚率呈现明显上升趋势，丧偶后再婚的比例较低。

(二)老年人婚姻的重要性

婚姻是家庭的基础，对于大多数人而言，婚姻是较为亲密和持久的家庭关系。老年人的婚姻是老年人家庭的基础，对老年人生活起到重要的支撑作用，对老年人及其生活有重大影响。老年人婚姻的重要性归纳如下。

1. 老年人生活中的重要支柱

俗话说："少年夫妻老来伴。"这是对老年夫妻彼此的心理需求的质变和爱情生活的深化评价。老年人因结婚组成家庭，经历了结婚、生育和抚养后代的过程，风雨同舟数十年。由于长期生活在一起，他们变得相互依赖。长时间的共同生活和相似的经历会使老年人在相互理解和沟通上更为容易，在晚年生活中，婚姻可以起到重要的支撑作用。有关研究结果证明，婚姻的满意度和幸福感可以帮助老年人增强对生活的信心，使人永葆青春活力。相比年轻人，老年人需要的是一个知心的人，一个理解自己的人，不需要过多的浪漫和情趣。大多数老年夫妻之间的关系是积极健康的，这样的老年婚姻关系，对提高老年人的生活质量具有非常重要的作用，能够协调老年人的晚年生活，使老年生活充实有趣。

2. 有利于老年人身心健康

婚姻对老年人的健康有积极的影响，这在一定程度上有益于老年人长寿。老年人生理和心理上产生的不平衡、衰老和疾病都可以通过和谐的婚姻关系来调节。老年人可以在生活中获得更多来自伴侣的情感方面的有益支持，这种情感支持有益于患病的一方以乐观的心态面对各种急性、慢性疾病，加快身体的康复。婚姻能够帮助夫妻双方保持健康的生活方式，特别是对老年男性而言，女性伴侣较男性来说，更加注重健康的生活方式，如不吸烟、不酗酒、作息规律、坚持体育锻炼等，因此老年女性会激励并且监督老年男性与其一同保持健康的生活行为方式。现代医学研究证明，婚姻关系密切的老年人对生活的满意度较高，内心幸福，有助于降低某些疾病的发生率。

(三)老年人再婚对健康的影响

对丧偶的老年人而言，他们更容易产生寂寞的心理，孤独感也较严重。因此，丧偶的老年人需要新的配偶。

1. 再婚对老年人心理的影响

老年人再婚不仅是自身的需要，而且是社会发展的需要，是社会进步的表现。无配偶的老年人往往更容易体验到负面的情绪和孤独。再婚可以帮助老年人消除消极情绪，走出悲伤的境地，得到精神上的慰藉，抚平心理创伤，使老年人重新获得老年夫妻特有的爱情，增强追求幸福生活的信心，得以安享晚年。研究表明，老年人再婚可以从一定程度上预防和改善孤独症、抑郁症以及老年痴呆。

2. 再婚对老年人生理的影响

老年人再婚有利于延年益寿。调查显示，当配偶离世后，老年人的死亡率会上升，容易产生"寡居效应"，而有配偶的老年人往往更健康、寿命更长。[①] 在离婚与丧偶的老年人中，体弱多病者居多，其寿命也相应缩短。老年人之间相互照顾，相互慰藉，可能会避免许多由孤独或缺少亲人照顾而发生的疾病。

3. 再婚对老年人生活的影响

再婚可提高老年人的日常生活自理能力，减少老年人对子女的依赖和对政府的救助依赖，在一定程度上减轻子女和社会的养老负担。再婚形成了新的婚姻关系，建立了新的家庭，有利于老年社会活动的开拓，老年人际关系因此得到拓展。

---

① 曾熙媛：《老年护理学》，46~47页，北京，中国医药科技出版社，1995。

第二节
社会养老服务体系

社会养老服务体系包括多种养老服务供给方式，我国在建设和完善社会养老服务体系的过程中逐步形成了"以居家为基础、社区为依托、机构为补充"的养老服务体系建设框架。目前，越来越多的新技术被应用到养老产业，智慧养老已成为我国养老产业的新的发展方向。

一、居家养老

(一)居家养老概述

1. 居家养老的相关概念及特点

(1)相关概念

①居家养老。

居家养老，又称"社区养老""社区居家养老"，是指老年人在家中居住，并由社会提供养老服务的一种方式，既区别于机构养老，也有别于传统的家庭自然养老，它是以家庭为核心，以政府为主导，以社区、社会组织、企业为依托，以老年人生活照料、医疗康复、精神慰藉为主要内容的，以上门服务和社区日托为主要形式的一种养老模式。[①]

②居家养老服务。

居家养老服务是指社会和国家政府依托社区，为居家老年人提供生活照料、助残服务、助浴服务、助洗服务、助行服务、代办服务、医疗保健服务、精神慰藉服务、文化体育服务、安全守护服务、法律援助服务和慈善救助服务等的一种社会化服务形式。

③居家养老服务人员。

居家养老服务人员是具有合法从业资质并依法从事居家养老服务的专职或兼职人员，有时家庭成员也可作为居家养老服务的供给主体。

---

① 石玲：《居家养老概念辨析、热点议题与研究趋势》，载《社会保障研究》，2018(5)。

④居家养老服务对象。

居家养老的服务对象主要是老年人，也包括需要提供居家照护的其他人群，主要有因老化引起的身心功能受损者、出院病人需要在家继续休养者、日常生活需要他人协助者、因疾病导致的残障者等。

（2）特点

①服务主体多元化。

提供居家养老服务的主体既有家庭成员，也有其他社会力量，居家养老是一种政府主导，家庭、社会力量共同参与的养老服务模式。

②服务个性化。

居家养老倡导以老年人的需求为出发点，为不同需求的老年人提供不同的服务。①

③服务效率高效化。

政府、市场、家庭、社区、个人及非政府组织等参与居家养老，形成了提供服务模式主体的多元化，使职能分工被多部门分解，极大地提高了服务效率。

④服务场所多样化。

除了传统的在家中养老，社区也可作为居家养老的服务实施地点，从老年人自己的"小家"拓展到广义概念上的"社区"。

2.居家养老的服务形式

居家养老服务主要有以下三种方式。

（1）上门服务

居家养老上门服务是一种由社工机构承接服务项目，通过社工、护理人员和社区志愿者开展服务的方式，可满足失能或半失能老年人晚年生活需要被照料的需求，缓解独居或孤寡老年人无人照料、家属照护压力大等问题，为有需要的老年人提供家政、健康管理、心理辅导等上门服务。

（2）日间照料

政府通过多种途径开展社区居家养老日间照料服务，如地方基层政府运用财政资金和自筹资金扶持社区、政府委托养老机构、政府出资向企业购买服务、政府提供服务场地，选择从事为老年人服务的社会组织或企业开展居家养老日间照料。②

日间照料中心是一种面向社区所有老年人开放，重点满足高龄老年人、轻度或中度失能失智老年人的需求，为上述服务对象提供膳食供应、个人照顾、保健康复、休闲娱乐等日间托养服务的机构。这些老年人可以白天入托接受照顾和参与活动，晚上回家享受家庭生活。日间照料中心依托于社区，不但可以日间托管老年人，提供全套

---

① 楼妍、许虹：《居家养老服务与管理》，5页，杭州，浙江大学出版社，2017。
② 成海军：《我国居家和社区养老服务发展分析与未来展望》，载《中国社会工作》，2019(26)。

的护理康复服务，而且可以辐射家庭，支持居家养老，老年人在家里有任何困难，日间照料中心的工作人员都可随时应邀上门提供服务。

（3）互助养老

政府支持、多方参与、民间操作，在老年人家中和社区建立互助养老点和互助养老中心。社区互助养老模式能从根本上解决养老持续性问题，能够挖掘社区资源，更加强调的是居民间相互的帮扶与慰藉。

3．居家养老的服务内容

依据中华人民共和国国内贸易行业标准 SB/T 10944—2012《居家养老服务规范》、中华人民共和国民政行业标准 MZ/T 064—2016《老年社会工作服务指南》的相关要求，居家养老服务内容如下。

（1）生活照料

为服务对象提供卫生照料、生活起居照料的服务。

（2）"四助"服务

"四助"服务包括：助餐服务、助浴服务、助洗服务和助行服务。助餐服务包括安排社区老年人集中用餐或为老年人提供上门送餐服务。助浴服务包括为老年人提供上门助浴或外出助浴服务。助洗服务包括为老年人提供衣物、床单等的集中或上门洗涤服务。助行服务包括陪同老年人室外活动、外出休闲娱乐及办理其他社会事务服务。

（3）代办服务

为服务对象提供代领、代缴、代购以及收发事务的服务。

（4）医疗保健服务

为服务对象测血压、体温，提醒服务对象吃药；为服务对象提供关于预防保健、康复护理及老年人营养、心理健康等知识的服务。

（5）精神慰藉服务

为服务对象读书读报，陪服务对象聊天；根据服务对象心理特点和情绪变化进行心理疏导。

（6）社会活动

陪同服务对象参与各种文化休闲活动；陪同服务对象参与室外体育健身、娱乐休闲活动。

（7）安全应急服务

协助服务对象家庭安装紧急呼叫器、求助门铃、远红外感应器等安全防护器材；定期检查服务对象家庭的水、电、煤气、取暖等设施运行情况，排除安全隐患。

（8）社会救助服务

协助服务对象通过法律程序和相应手段维护合法权益；协助符合条件的服务对象及时享受到政府或社会所提供的救助、救济。

4. 居家养老的发展

"养儿防老"是我国固有的传统家庭观念，家庭养老是我国自古以来的基本养老形式。随着我国家庭结构和居住模式的改变，传统的家庭养老功能开始弱化，但考虑到老年人希望在家中养老的意愿，居家养老顺势而为，借助社会力量的介入，居家养老弥补了传统家庭养老和社会养老的不足，顺应了时代发展和社会潮流。

1996年，《中华人民共和国老年人权益保障法》正式颁布，规定："发展社区服务，逐步建立适应老年人需要的生活服务、文化体育活动、疾病护理与康复等服务设施和网点。"2002年，大连沙河口区民权街道，建立起了我国第一个"居家养老院"。之后，人口老龄化较严重的城市——上海、天津、北京等也开始了居家养老服务的探索与实践，由此开启社会福利社会化的探索。2008年，多部门联合下发《关于全面推进居家养老服务工作的意见》，此意见是我国首个针对居家养老服务出台的政策，为居家养老做出总体规划。其中明确提出，坚持以社区为依托发展居家养老服务工作，以人为本、因地制宜，坚持社会化方向，努力调动社会各方面力量参与和支持居家养老服务。2011年9月，国务院印发了《中国老龄事业发展"十二五"规划》，着重强调了居家养老服务的发展，要求各地区"建立健全县（市、区）、乡镇（街道）和社区（村）三级服务网络，城市街道和社区基本实现居家养老服务网络全覆盖；80%以上的乡镇和50%以上的农村社区建立包括老龄服务在内的综合服务设施和站点。加快居家养老服务信息系统建设……培育发展居家养老服务中介组织，引导和支持社会力量开展居家养老服务。"

《2021年民政事业发展统计公报》显示，截至2021年年底，社区养老服务机构和设施31.8万个，共有床位312.3万张。经历了多年的探索，我国居家养老政策和服务格局基本形成，社区居家养老有其区别于机构养老的独特优势，更加符合老年人意愿、服务成本较低、有利于促进就业等。未来，居家社区养老在社会养老服务体系建设中的地位必将不断提高。

(二)居家养老与健康

多项研究表明，在家中养老的老年人总体健康状况优于在机构养老的老年人。居家养老模式更加符合现在医疗护理和养老需求，老年人居住在自己的社区中，获取居家养老服务机构提供的服务。这种方式不仅可让老年人获得专业的护理服务，而且方便子女通过经济支持、生活照料和日常服务等途径为老年人提供相应的帮助，使老年人能够获得传统文化观念上的精神慰藉等。此外，居家养老的老年人膝下子孙承欢，极大地促进了老年人的身心健康发展。

相关研究表明，居家养老的老年人所处的家庭结构类型也对老年人的身心健康产生一定影响。生活在直系家庭中的老年人身心健康状况较好，他们对个人目前的健康状况评价也较高；生活在核心家庭的老年人对生活的满意度低，所患慢性疾病也较多，对个人目前的健康状况评价较差；生活在空巢家庭的老年人中有配偶的身心状况尚好，但独居者的身心状况不佳，且对生活的满意度低、抑郁症状较多，对个人目前的健康状况评价较差，这一类老年群体的心理健康应引起重视。[①]

　　社区作为多个居家养老的老年人共同的生活环境，会为老年人提供一些日常社区活动[②]，这些活动对老年人的健康具有显著的促进作用，像跳广场舞、打太极拳等社区活动不但提升了老年人的身体素质，而且使其心情愉悦。社区健康教育在优化老年人健康方面发挥着重要作用，能提高老年人的身体素质，老年人更偏好通过人际传播获取健康信息，更希望从社区中获得的健康内容是与饮食与健康相关的，更喜欢参与社区组织的免费体检活动、健康讲座活动及文艺演出活动，更相信医生、社区诊所医务人员传播的健康信息。因此，推动社区健康知识的传播，可以更好地优化老年人的健康行为。

二、机构养老

(一)机构养老概述

1. 机构养老的相关概念及特点

(1)相关概念

①养老机构。

养老机构是为老年人提供生活照料、膳食、康复、护理、医疗保健等综合性服务的各类组织。

②机构养老。

机构养老以社会机构为养老地，依靠国家资助、亲人资助或老年人自备的形式获得经济来源，由专门的养老机构，如福利院、养老院、托老所等，统一为老年人提供有偿或无偿的生活照料与精神慰藉，以保障老年人安度晚年的养老方式。[③]

③养老机构护理人员。

养老机构护理人员主要包括医生、护士、康复治疗师、营养师、心理咨询师、老年社会工作者等。

---

①　郭晋武：《家庭结构与老年人身心健康关系的研究》，载《中国老年学杂志》，1997(2)。

②　陈敏辉：《社交活动对老年人健康的影响——基于城乡差异的视角》，载《科技视界》，2019(29)。

③　刘日森、叶坤凤、刘晴等：《深圳市某区 75 岁及以上高龄老年人养老需求现况及其影响因素评估》，载《河南医学研究》，2017(1)。

④养老机构服务对象。

养老机构的服务对象为老年人，根据老年服务对象的差异，养老机构也具有特定性。自理型养老机构服务对象为生活能够自理的老年人；助养型养老机构服务对象为半失能老年人；养护型养老机构服务对象为失能老年人；公办养老机构服务对象为政府供养保障对象、困难家庭保障对象和优待服务保障对象。

（2）特点

①满足特殊老年群体的服务需求。

机构养老能够满足一些失能、失智老年人的特殊需求，专业的养老机构能够从建筑格局、环境设计、生活照料、医疗护理、心理慰藉等方面为老年人提供多样的并且具有个性化的服务。对于工作与照顾不能兼顾、缺乏专业照护知识等问题的老年人家人而言，养老机构为其提供了便利。对于医院救治无效的老年人，养老机构可以帮助老年人有质量、有尊严地度过余生。

②提供公益性服务。

我国绝大多数养老机构是以帮扶和救助城市"三无"（无劳动能力、无生活来源、无赡养人和扶养人，或者其赡养人和扶养人确无赡养或扶养能力的老年人）老年人，日常生活被疏于照顾的老年人以及农村"五保"老年人为主，无论是营利性养老机构还是非营利性养老机构，它们都具有社会福利性质。

③提供专业化服务。

养老机构具有严格的准入门槛、专业化的设备设施、经验丰富的专业团队、规范的质量监督管理机制，能够为老年人提供较其他社会养老服务载体来说更为专业的服务。

④提供全面化服务。

养老服务是一种全面化服务。所谓"全面化"服务是指养老机构不仅要满足老人的衣、食、住、行等基本生活照料需求，而且要满足老人医疗保健、疾病预防、护理与康复以及精神文化、心理与社会等需求。

2. 机构养老的服务形式

依据中华人民共和国行业标准 MZ 008—2001《老年人社会福利机构基本规范》，我国养老机构服务形式分为以下几类。

（1）老年社会福利院

由国家出资举办、社会团体或个人经营、政府监督管理的综合接待"三无"老年人，自理老年人（日常生活行为完全自理、不依赖他人护理的老年人），介助老年人（日常生活行为依赖扶手、拐杖、轮椅和升降等设施的老年人），介护老年人（日常生活行为依赖他人护理的老年人）安度晚年而设置的社会养老服务机构，设有生活起居、文化娱乐、康复训练、医疗保健等多项服务设施。

（2）养老院或老人院

专为接待自理老年人或综合接待自理老年人、介助老年人、介护老年人安度晚年而设置的社会养老服务机构，设有生活起居、文化娱乐、康复训练、医疗保健等多项服务设施。

（3）老年公寓

专供老年人集中居住，符合老年人体能心态特征的公寓式老年住宅，具备餐饮、清洁卫生、文化娱乐、医疗保健等多项服务设施。

（4）护老院

专为接待介助老年人安度晚年而设置的社会养老服务机构，设有生活起居、文化娱乐、康复训练、医疗保健等多项服务设施。

（5）护养院

专为接待介护老年人安度晚年而设置的社会养老服务机构，设有起居生活、文化娱乐、康复训练、医疗保健等多项服务设施。

（6）敬老院

在农村乡（镇）、村设置的供养"三无"老年人、"五保"老年人和接待社会上的老年人安度晚年的社会养老服务机构，设有生活起居、文化娱乐、康复训练、医疗保健等多项服务设施。

3. 机构养老的服务内容

依据中华人民共和国国家标准 GB/T 29353—2012《养老机构基本规范》、GB/T 35796—2017《养老机构服务质量基本规范》、中华人民共和国民政行业标准 MZ/T 032—2012《养老机构安全管理》、MZ/T 064—2016《老年社会工作服务指南》，将机构养老服务内容分为以下几个方面。

（1）生活照料服务

由养老护理人员在必要的设施设备辅助下为老年人提供包括但不限于以下服务：晨起清洁、穿衣修饰、皮肤清洁、饮食照料、排泄照料、睡前照料、压疮预防等的服务，视具体情况为老年人提供相应的照料服务。

（2）卫生清洁服务

由专门的清洁卫生人员提供居室清洁、环境清洁、床单位清洁、设备设施清洁、老年个人衣物洗涤等服务。

（3）生理健康服务

由养老机构内设的医疗机构或委托医疗机构为老年人提供常见病预防控制、基础护理、治疗护理、健康教育、健康管理、感染控制等服务。

（4）心理健康服务

由专门的心理咨询师、社会工作者、医护人员或经过专门心理学培训的养老护理员为老年人提供环境适应、情感沟通、情绪疏导、心理咨询、心理健康教育、危机干预等服务，适时与老年人进行交流，掌握老年人的心理或精神变化，服务过程中注意保护老年人的个人隐私。

（5）文化娱乐服务

根据老年人身心状况，开展文体、休闲娱乐等活动，主要由养老护理人员、社会工作者组织，邀请专业人士或相关志愿者给予指导，开展服务过程中，注意对老年人的安全管理。

（6）咨询服务

由相关人员为老年人提供关于政策、法律、健康等方面的信息及问询解答服务。

（7）安全管理服务

由专业技术人员及养老护理人员为老年人提供关于安全风险评估及防护、安全教育以及老年人突发安全事件应急处置等方面的服务。

4. 机构养老的发展

我国机构养老历史较为悠久，早在古代就有相关养老机构：南北朝时期就诞生了我国专门的养老机构——孤独园；唐朝时期设立了悲田院，对贫苦无依靠的老年人实施救济；北宋时期设立了福田院、居养院等，并设立了较为严格的收养标准；南宋时期出现了养济院，直到明清时期，养济院规模壮大，养济院的发展至此达到顶峰。近代时期的养老机构除了养济院外，多以安老所（院）、孤老所（院）、养老所等来命名。[①]

新中国成立初期到 20 世纪 70 年代，为满足特殊社会群体的基本生活保障和特殊需要，民政部门负责兴建了一系列社会福利设施，并开展了多个社会福利项目。20 世纪 80 年代，我国首次明确提出"社会福利社会办"，以国家和社会力量相结合的方式举办社会福利事业，将服务对象扩大至社会老年人。2011 年，民政部提出以居家养老为基础、社区服务为依托、机构养老为支撑，资金保障与服务保障相匹配，基本服务与选择性服务相结合的养老形式，形成政府主导、社会参与、全民关怀的服务体系。

近年来，我国机构养老发展持续向好，主要体现在以下方面。第一，政策制度进一步完善，民政部、国家发展改革委员会于 2016 年正式印发《民政事业发展第十三个五年规划》，从政府层面开始推动我国养老机构的发展。第二，投资主体日益多元化，政府、企业、个人以及社会组织等主体投入养老机构的发展中来。第三，数量规模发展迅速，根据《2021 年民政事业发展统计公报》，截至 2021 年年底，全国共有各类养老机构和设施 35.8 万个，养老床位合计 815.9 万张。第四，服务类型更加多样化。目

---

① 陈景亮：《中国机构养老服务发展历程》，载《中国老年学杂志》，2014(13)。

前，我国养老机构的类型包括生活照料型、康复护理型、临终关怀型、异地养老型、综合服务型等，除了以上服务之外，有些养老服务机构还提供诸如老年人精神慰藉、文化娱乐等方面的服务，在类型多元化的同时，服务水平也得到了相应的提升。

(二)机构养老与健康

从人口发展态势来看，高龄化、空巢化和病残化使得老年人和老年人子女对机构照料的潜在需求很大，特别是对失能老年人来说，居家照料难以胜任。2015年，全国城乡失能、半失能老年人口在老年人口中的占比18.3%，总量约为4063万。[①] 由于缺乏社会护理，一个失能老年人至少影响两个家庭，所以有很多家庭被失能老年人的护理问题所困扰。此外，对一些有失智老年人的家庭而言，全天候的照顾完全超出了其承受能力。养老机构是接收失能、失智老年人最合适的地方。此外，养老机构能够为老年人提供适老化的生活环境，居家照料因为缺乏应急的生存风险控制机制，所以只适宜健康的、有配偶、有子女、有保姆的老年人。家庭和社区需要对老年人照料风险进行评估，能否自理、是否孤独是老人选择机构养老还是居家养老的两个关键因素。

在心理健康方面，机构养老有其独特的优势，机构养老的老年人摆脱了家庭任务，有充足的休闲时间扩大社交圈。机构养老能够为老年人提供集体生活的平台，不仅缓解了老年人的孤独感，而且为一些鳏寡老年人提供了黄昏恋的可能。与此同时，机构养老还减轻了老年人子女的负担，维持了老年人独立生活的尊严。[②]

养老机构对老年人维护身体健康具有重要作用，一般养老机构都会内设医疗服务部门，由于机构养老较居家养老能够提供及时、系统的照护，经过一段时间的调养，老年人的健康状况会有所改善。[③]

独生子女家庭的老年照料能力非常微弱，多数独生子女表示照料父母有困难。中国青年报社调研中心进行过一项社会调查，对于"80后"独生子女在赡养老人上存在哪些困难：74.1%的人表示生活压力大，照顾父母力不从心；68.4%的人表示要承担多位老人的养老负担；50.1%的人表示生活在两地，无法把父母接到身边照顾；42%的人表示社会保障、医疗保险，不同城市无法互通。考虑到现如今普遍存在的家庭结构，为了老年人获得更完善的照料服务，机构养老是较为合适的选择。

---

① 全国老龄工作委员会办公室：《第四次中国城乡老年人生活状况抽样调查总数据集》，171页，北京，华龄出版社，2018。

② 韩露、王冠军：《不同养老方式老年人心理健康状况及心理需求的比较研究》，载《精神医学杂志》，2013(1)。

③ 郑娟、许建强、卓朗等：《不同养老模式对老年人健康状况的影响研究》，载《中国卫生事业管理》，2019(9)。

三、智慧养老

(一)智慧养老概述

1. 智慧养老的概念及特点

(1)概念

智慧养老(smart senior care，SSC)，是指利用现代科学技术，如物联网、云计算、大数据、互联网、区块链、人工智能等，围绕老年人的日常生活照料、健康管理、安全保障、应急救助、娱乐休闲和学习分享等诸多方面，通过现代智能设备对涉及老年人的信息进行自动监测、预告报警以及自主处理，为老年人生活提供便捷、高效、灵活的服务与管理，实现现代科技与老年人的智能互动，并对老年人的经验与智慧进行再开发和再利用，在实现老年人为社会发展创造价值的同时，使老年人活得更有价值、尊严和幸福感[1]，从而促进老年人物质生活水平和精神生活水平的不断提高。

(2)特点

①信息技术的集合。

通过智能化的科技集成平台，整合养老服务所需要的各种资源。例如，互联网、物联网、医疗卫生、护理康复、物业管理、建筑设计、社工方法等。

②以人为本的思想。

智慧养老体现了以人为本的思想，把老年人的需求作为出发点，通过高科技的设备、设施以及科学、人性化的管理方式，让老年人随时随地都能享受到高品质的服务。

③优质高效的服务。

智慧养老具有优质高效的特点，通过应用现代科学技术与智能化设备，提高服务工作的质量和效率，降低人力和时间成本，用较少的资源最大限度地满足老年人的养老需求。

2. 智慧养老的服务范围

智慧养老服务作为智能化设备设施与养老服务的结合，现已应用在不同场所，体现出多种用途，按照养老方式的不同分为以下四个方面。

(1)个人智慧养老

①定位服务。

平台通过定位技术对老年人的位置信息进行捕捉，当老年人出现异常情况时，可自动报警，同时老年人也可以通过携带的定位胸牌进行自主求助。定位服务不仅可以

---

[1]　左美云：《智慧养老：内涵与模式》，4~6页，北京，清华大学出版社，2018。

提高老年人的安全意识，而且可以在老年人出现异常情况时及时开展救护。

②智能产品。

智能产品主要包括智能可穿戴设备、智能监测设备、养老机器人等终端。智能可穿戴设备通过对老年人的生理参数进行监测，然后反馈到设备终端，为用户提供查看信息、安全提醒等服务。智能监测设备主要包括便携式生命体征监测仪器、便携式生化分析设备、自助式健康监护机等，可以满足不同身体状况、拥有不同使用习惯的老年人的健康管理需求。养老机器人是辅助老年人进行日常生活照料、监护、交流的机器人，可以根据老年人能力及需求的不同为其匹配合适的机器人。

③日常关怀。

日常关怀可运用电话语音、手机应用程序等通信方式将天气状况、保健养生、疾病预防、用药提醒、养老政策等主动发送给老年人。

④智能医疗健康服务。

智能医疗健康服务通过打造健康档案区域医疗信息平台，利用先进的物联网技术，实现患者与医务人员、医疗机构、医疗设备之间的互动，实现对老年人的医疗健康管理。

⑤社交文化。

通过信息平台实现社交文化服务设施、线下专业服务团队与老年人用户的对接，为老年人提供个性化、数字化、智能化的文化、社交、娱乐等服务。

（2）智慧居家养老

借助智能家居系统，通过各种感知、识别和自动控制技术，不仅可以为独居老年人提供安全、便利的居住环境，而且可以满足子女随时随地知晓家中状态、与老年人及时沟通的需求。

（3）智慧社区养老

将互联网技术引入社区服务领域，借助信息平台、移动终端设备等，整合政府、医疗机构、老年服务供应商等供给主体，为社区居家老年人提供各项社区居家养老服务。"互联网＋"与社区养老的结合解决了有需求的老年人与社区服务端的沟通问题，提高了社区养老的服务效率，解决了老年人所需的社会资源配置问题。

（4）智慧机构养老

智慧机构养老的智能化包括硬件智能化和软件智能化两方面。硬件智能化体现在养老机构设备设施的智能化改造上，针对养老机构的服务需求，在机构硬件电路中添加智能控制模块，以达到人机交互、远程控制管理的目的；软件智能化体现在养老机构通过建立信息管理平台实现老年人、子女、养老机构之间的互联互通上，优化传统机构养老服务，满足老年人的需求。

3. 智慧养老的发展

2008 年，美国首次提出"智慧地球"理念，依据这一理念，"智慧城市"建设热潮在全球兴起，在"智慧城市"建设过程中，许多城市积极利用信息技术和智能技术推动公共服务开展，养老服务同样搭上了智慧科技的快车，形成了"智能居家养老"模式。随着相关技术应用以及对老年人多样化养老需求的重视，"智能养老"进一步演化成"智慧养老"。

2012 年，全国老龄办首次提出"智能养老"的理念，并且以智能化养老实验基地的形式在全国开展了实践探索。2014 年，国家发展改革委员会联合多个部门全面部署实施"信息惠民工程"（《关于加快实施信息惠民工程有关工作的通知》）；2015 年，国家发布"互联网＋"行动计划（《国务院关于积极推进"互联网＋"行动的指导意见》）。智能养老被正式列入国家工程。2017 年 2 月，工信部、民政部、国家卫计委发布了《智慧健康养老产业发展行动计划（2017—2020 年）》，它的发布标志着智能养老第一个国家级产业规划出台；2017 年 7 月，三部委发布《关于开展智慧健康养老应用试点示范的通知》，标志着智能养老进入示范发展阶段。[①]

"智慧养老"紧跟信息时代的步伐，顺应"互联网＋""大数据"的浪潮，利用现代科学技术，建立起连接老年人、家庭、社区、机构及政府的智能化系统。如今，智慧养老已在多地积极开展。广东珠海的 e-Link 模式，通过电子方式进行各种养、医、护人员与老年人的连接，老人只需下载一个应用程序，即可在家中实时通过智能化终端实现多方面的居家养老需求，做到"足不出户"享受养老服务；北京的无介入照护模式，通过传感器和云平台全天候监测并分析老年人体征，以无人工介入的形式为老年人提供照护和预警服务，发生异常后及时通知公司接警中心的监护人员和老年人监护人，线下为老年人提供帮助和照护；浙江乌镇的"1＋2＋1"模式，通过设立数据平台和管理平台，将多个主体的业务结合起来，方便为老年人提供更加优质的服务；湖南长沙的"康乃馨智慧养老"综合服务平台，通过智能终端和体检设备为老年人提供远程高科技养老服务。[②]

(二)智慧养老与健康

智慧养老的出现，将养老服务变得更加精细化、更加以人为本。智慧养老除了可以节约成本、提高生活质量等，最重要的是可以通过先进的技术改善老年人的健康状况。传统的健康养老往往以生活起居护理和疾病诊治为目的，忽视了对老年人的健康信息监测和疾病预防。智慧养老的出现能很好地解决这个问题，从多方面为老年人提供健康管理服务。例如，家庭健康监测技术可在认知能力下降和心理健康方面，减轻患有慢性疾病的老年人的抑郁症状，减少急诊次数。此外，医疗技术的智能化改善了

---

① 朱勇：《中国智能养老产业发展报告（2018）》，北京，社会科学文献出版社，2018。
② 于欣宇、于娇娇：《智慧养老现状分析及发展对策》，载《现代交际》，2018(15)。

现在的医疗手段，使得治疗过程更加精准化，对老年人病情好转产生促进作用。① 在社区或机构内开展智慧健康养老服务，运用相关技术为老年人制定健康方案，既可为健康状况良好的老年人提供专业化健康指导，预防老年人疾病的产生，达到"治未病"的效果，又可以为患病老年人提供康复保健方案，达到改善病情的目的。②

智能化养老以老年人的自身需求为立足点和出发点，运用先进的科技和理念，最大限度地满足老年人的需要。老年人随着年龄的增长，身体各项机能下降，对内外环境的适应能力逐渐减弱，基于此，老年人对居住环境提出较高的要求。智能化设计综合考虑各项环境条件，实现无障碍、适老化设计，这对失能老年人的全方位照护、半失能老年人的身体恢复、自理老年人的身体保健，均有很好的效果。

依据马斯洛需求层次理论，我们在满足老年人基本生理需求的同时，往往会忽略老年人的高层次需求。老年人因生活环境改变、家庭关系问题及身体机能退化会产生孤独感、自卑感。相比青年人和中年人，老年群体具有更强的社交需求。在"健康中国"战略下，智慧健康养老致力于实现健康老龄化和信息化的协同发展，除了对老年人的生理健康进行管理外，在老年人的心理健康、精神慰藉方面也采取了相关措施。智能化养老通过运用先进技术改善老年人的心理健康问题，减轻老年人的心理负担。针对有认知障碍、抑郁、社会隔离等问题的老年人，通过人机交互行为解决老年人的孤独、情绪低落、低幸福感等心理问题。一些系统功能更为全面的社会辅助型机器人还具备护理功能，记录并评估使用者的表现、测量使用者生理指标，生成及时准确的反馈，并提供支持鼓励，弥补了医护人员或其他照料者在人力、能力、精力及时间上的不足，能够对老年人的心理健康产生积极效果。③

智慧养老的各个服务领域，如远程监控是改善老年人健康状况的家庭保健服务的重要辅助手段；远程医疗系统通过视频等方式促进医患之间的沟通，能够提升老年人的认知功能及日常生活能力；虚拟现实技术能够提高老年人对相关疾病的认知水平，提高老年人参与疾病治疗和自我维护的积极性；智慧养老产品中的可穿戴设备，通过定期向老年人提供有关个人身体机能和健康风险等的数据和报告，促使老年人加强日常活动和锻炼，提高身体健康水平。④

在大数据时代，将智慧养老纳入社会养老服务体系，有助于老年人改善生活质量，实现健康养老。

---

① Liu L. L., Stroulia E., Nikolaidis I., et al., "Smart Homes and Home Health Monitoring Technologies for Older Adults: A Systematic Review," *International Journal of Medical Informatics*, 2016, 91, pp. 44-59.

② 刘霞：《智慧社区养老视角下健康养老服务体系的构建》，载《中国老年学杂志》，2018(7)。

③ 李思佳、倪士光、王学谦等：《社会辅助型机器人：探索老年心理健康护理的新方法》，载《中国临床心理学杂志》，2017(6)。

④ Botsis T., Hartvigsen G., "Current status and future perspectives in telecare for elderly people suffering from chronic diseases," *Journal of Telemedicine and Telecare*, 2008(4), pp. 195-203.

第三节
老年人照护

一、老年人照护概述

(一)相关概念

1. 照护

照护是一个综合性概念,包括护理(指日常生活方面的服务)和照料(指诊断和处理人类对现存的或潜在的健康问题的反应)的全部内容,是指对因高龄、患病导致生活不能自理或只能半自理的老年人的生活照顾和医疗护理。广义的照护不仅指因生理疾病所需要的照护,而且包括因健康所引起的心理和社会适应性等方面的疾患和受损所需要的照护。[①]

2. 照护者

照护者分为正式照护者和非正式照护者。正式照护者指家庭保健医护人员和其他受过专业训练的付费护理人员(包括老年人专科医生、护理人员、社会工作者、康复师、营养师、药剂师等);非正式照护者指免费为被照护者提供护理的人员。

3. 照护对象

照护对象为健康老年人、亚健康老年人、急性病老年人、慢病老年人、出院后老年人和长期失能老年人。

(二)照护服务的发展

早在 20 世纪中期,西方发达国家就针对老年人照护问题制定了一系列法律法规,建立了多种以社区为中心的老年医疗服务机构,特别配备了职业化的老年照护师,西方发达国家老年照护事业也应运而生。相比之下,我国老年照护事业发展比较缓慢,主要由于我国老年慢性病管理、居家养老和长期照护体系尚不完善,老年照护人员和老年照护服务业发展尚处于摸索阶段,远不能满足社会老龄化的需求。

随着人们对疾病的认识和对诊疗服务要求的提升,照护的重要性也展现得更为充分。2018 年,国家相关部门发布《关于促进护理服务业改革与发展的指导意见》,围绕

---

① 范利、王陇德、冷晓:《中国老年医疗照护》,4 页,北京,人民卫生出版社,2017。

助力健康中国战略，通过加强辅助型护理人员的培养和培训，提高从业人员照护服务能力，精准对接老龄化社会多样化、差异化的健康需求。中国老年医学学会适时提出与发达国家接轨的职业老年照护理念，并积极培养专业化老年照护队伍以适应医养融合的养老需求，其编制的《中国老年医疗照护》成为国家团体标准，成为国家级规划教材，对推动我国老年医疗照护工作具有重要意义。

第四次中国城乡老年人生活状况抽样调查数据显示，2015 年 38.1％的老年人需要上门看病服务，12.1％的老年人需要上门做家务服务，11.3％的老年人需要康复护理服务，10.6％的老年人需要心理咨询或聊天服务，10.3％的老年人需要健康教育服务，9.4％的老年人需要日间照料服务，8.5％的老年人需要助餐服务，4.5％的老年人需要助浴服务，3.7％的老年人需要老年辅具用品租赁服务。随着老龄化程度加剧，老年照护服务需求量将快速增长，不同身体状况的老年人所需要的照护服务也有所不同，因此亟须对老年人的照护服务需求进行分级评估，从而确定照护服务分类标准的方法和过程。

2018 年，国家卫生健康委员会指出未来重点解决的老年人照护问题主要有：解决谁来照顾的问题，解决照顾谁的问题，解决在哪里照顾的问题，解决谁来出钱照顾的问题。从我们的国情来看，机构护理不是主要方向，老年人照护的主体和主要模式应该是社区和家庭。

二、老年人照护的原则

(一)满足需求

当老年人的需求得到满足时，他们的健康水平也会得到提升。照护人员应当将老年人的生理及心理变化与照护知识相融合，及时发现老年人现存的和潜在的健康问题和各种需求。

(二)全面化照护

照护人员必须树立整体照护理念：从照护对象的角度考虑，照护对象不但包括患病的老年人，而且应包括健康的老年人；从照护地点的角度考虑，照护工作不但包括在病房内，而且应包括在养老机构、社区以及老年人家中；从照护内容的角度考虑，照护人员对病人要全面负责，在照护工作中注重照护对象身心健康的统一，解决其整体健康问题。

(三)个性化照护

每个照护对象的自身情况各有不同，照护人员在照护过程中要注意因人施护，执行个体化照护原则，做到针对性和实效性。

(四)早期照护

照护人员要了解老年人常见病的病因、危险因素和保护因素。在照护过程中，照护人员要对照护对象出现的疾病征兆及时采取有效的预防措施，防止老年疾病的发展。

(五)持续性照护

照护人员应对老年人进行细致、耐心、持续性的照护，减轻老年人的痛苦，为其生命的最后阶段提供系统的照护和社会支持。

三、老年人照护的服务模式

老年人照护的服务模式总体来说可分为两类，即基于照护地点的模式和基于照护时间的模式，具体内容如下。

(一)基于照护地点的模式

1. 居家照护
居家照护是在老年人的居住处提供的照护活动，是由照护人员对居住在家中的老年人提供支持性服务的养老形式。居家照护包括居家服务、居家护理、家庭随访、社区工作人员探访、居家物理治疗、居家营养、走动式居家服务等。

2. 社区照护
社区照护是照护人员在老年人居住的社区环境内对老年人进行照护服务。社区照护包括日间托老、日间照护、住宅修缮补助、关怀访视、电话问候、送餐服务、健康促进活动、老年人文体活动、社区关怀站点服务、心理指导、家庭托管、社区安宁疗护等。

3. 机构照护
机构照护是指在养老机构内为照护对象提供相应的专业性和综合性的照护服务。机构照护包括慢性病服务、安养服务、养护机构服务、长期照护机构服务、护理服务、康复医疗服务、重残养护机构服务、临时收容所服务、庇护所服务等。

(二)基于照护时间的模式

1. 急性期照护
急性期照护指老年人在疾病急性期治疗期间的照顾和护理，照护人员为临床专业护理人员，提供传统的医疗护理服务，帮助老年人处理在疾病治疗期间的健康问题，促进他们康复，使他们早日出院。

2. 中期照护

中期照护指在老年人疾病急性期与恢复期之间，或是预防原本可在家照护管理的慢性功能缺失患者转变成需要入住机构照护管理，或是协助患者使他们在生命末期达到舒适状态的一种照护模式。中期照护的本质是促进老年患者身体功能恢复。其照护重点是尽可能提升患者的独立生活能力、学习自我照护的技能，改善其生活品质，因此在整个照护过程中不涉及高新的医疗技术。中期照护纳入对象主要为有康复潜能者，并为其提供综合性的医疗服务，服务时间较短，通常为两周，一般不超过六周。

3. 长期照护

长期照护是由非正规照护提供者（家人、朋友或邻居），正规照护提供者（卫生、社会及其他专业人士）以及志愿者进行的护理照料活动体系，以保证那些生理或心理受损、不具备完全自我照护能力、在一定时间内甚至终身都需要帮助的老年人能继续得到较高的生活质量，获得最大可能的独立、自主、参与、个人满足及人格尊严。长期照护包括日常生活照护、医疗护理和社会服务等。长期照护相对于急性照护和中期照护来说具有专业、持续时间长、连续性、医养结合的特点。

四、老年人照护的服务内容

(一)老年人日常生活照护

老年人日常生活功能主要包括三个方面：第一，基本的日常生活活动，此方面是提高生活自理能力的保证；第二，工具的使用，此方面是进行正常社会活动的基础；第三，高级日常生活功能，反应老年人的能动性和社会角色功能，是维持老年人社会活动的基础。老年人日常生活照护就是从这三个方面给予老年人帮助，提高老年人的日常生活功能，从而提高老年人的生活质量的。

老年人日常生活照护主要包括：老年人生活环境照护、老年人活动照护、老年人休息照护、老年人进食照护、老年人排泄照护和老年人清洁照护等。[1]

(二)老年人生理健康照护

1. 各类系统疾病照护

各类系统疾病照护主要包括感官系统疾病照护、呼吸系统疾病照护、心血管系统疾病照护、消化系统疾病照护、泌尿生殖系统疾病照护、运动系统疾病照护、代谢和内分泌系统疾病照护、神经系统疾病照护。

---

[1] 卢桂珍：《老年健康照护》，52～95 页，天津，天津大学出版社，2008。

2. 住院延伸照护

住院延伸服务的含义为使出院患者在治疗后的恢复期中得到持续的医疗卫生服务，主要包括居家护理技术指导、社区医院照料、养老机构的追踪照护、康复护理等非治疗性的健康照料服务。住院延伸照护服务主要针对出院后对居家护理仍有较高需求或有较高再入院率的患者，通常为老年人、高龄、独居或缺乏社会支持者，患有脑卒中、慢性心力衰竭、糖尿病等慢性病者。

3. 急性疾病照护

当老年人由于急性疾病进行住院治疗时，容易发生与住院相关的并发症以及功能缺失，因此老年人因疾病住院所需的照护措施较其他年龄段人群来说有所不同。老年人急性期疾病照护是以老年综合评估、以患者为中心的多学科团队照护、合理及时的出院计划、适宜的病房环境改造等为关键技术，对因急性健康问题住院的老年人进行的一种特殊照护模式。该照护模式在注重老年患者的疾病快速恢复的同时预防老年人的功能下降，使老年人快速回到急性疾病前的基线状态而成功出院。

(三)老年人心理健康照护

对老年人而言，他们的生理功能逐渐衰退、身患疾病、社会地位和社会角色也发生转变，多种因素容易导致老年人出现心理问题。老年人心理健康照护可通过加强老年人自身的心理保健、改善和加强老年心理卫生服务等措施帮助老年人达到认知正常、情感反应适度、人际关系融洽、环境适应能力良好、行为正常、人格健全的心理健康标准。

第四节
老年人临终关怀

一、老年人临终关怀概述

(一)相关概念

1. 临终关怀

临终关怀是为满足临终老年人及其家属的生理、心理、人际关系及信念等方面的需要，开展的医疗、护理、心理支持、哀伤辅导、法律咨询等服务。

2. 临终关怀服务人员

临终关怀服务人员主要包括：临终关怀医师、临终关怀护士、临终关怀心理卫生工作者、临终关怀社会工作者、临终关怀药剂师、临终关怀营养师、临终关怀理疗师、临终关怀志愿者、宗教人士(西方国家比较普遍)以及临终患者家属。[①]

3. 临终关怀的服务对象

临终关怀的首要服务对象是生命晚期的患者，晚期患者指在当前医疗技术水平下无法治愈且存活时间不超过六个月的濒死之人。此外，临终患者的家属也是临终关怀的服务对象。

(二)临终关怀的基本原则

临终关怀的基本原则不以延长病人的生命时间为主要目的，而是通过对病人的全面照顾护理，提高病人临终阶段的生命质量，维护病人临终时作为人的尊严与价值。具体来说分为以下四点。

1. 以照料为中心

停止不必要的药物和检查，减少医源性痛苦，由治疗为主转为对症处理和以护理照顾为主。为临终老年人创造一个整洁、温馨、安全，具有家庭氛围的安宁的病房环境，以重视患者个人实际需求为前提，尽量满足临终老年人及其家属的愿望。为临终老年人提供躯体、社会心理等方面的全面、细致的照料服务，以使临终老年人的疼痛得到控制、生活得到护理、心理得到抚慰。

2. 维护临终老年人的尊严

维护临终老年人的尊严及个人权利，个人尊严不因其生命活力降低而受到影响。维护临终老年人尊严，就是要尊重其自主权，包括尊重他们接受治疗方案的选择权、参与医学实验的选择权、签署生前预嘱或医疗预嘱的选择权等。

3. 提高生命质量

通过对老年人实施整体护理，用科学的心理关怀方法及临床护理手段，以及运用姑息治疗、支持疗法等最大限度地帮助老年人减轻躯体和精神上的痛苦，正确认识和尊重临终老年人最后的生命价值，提高其生活质量，做好每一项服务。

4. 共同面对死亡

临终关怀工作人员应和临终老年人共同面对死亡，指导临终老年人面对死亡、接受死亡，珍惜即将结束的生命的价值；同时站在临终老年人的角度思考和处理事情，尊重临终老年人的遗愿。

---

① 程云：《老年人的临终关怀》，4 页，上海，复旦大学出版社，2015。

(三)临终关怀的服务内容

1. 生命教育

开展生命教育，帮助临终老年人树立理性的生死观，从思想观念上能够接受死亡，以科学的态度正视死亡，更加珍惜生命，减轻临终老年人亲属的精神痛苦，缩短悲伤的过程，保持身心健康。

2. 生活及病症照护

协调医护人员做好临终期老年人的生活照料和病症管理。

3. 精神及心理关怀

密切关注临终老年人的情绪变化，提供相应的心理支持使他们在心理上能得到亲友与社会的尊重，并给予足够的安慰；协调为临终老年人提供精神层面的支持。

4. 事务管理

让临终老年人合理安排有限生命的最后时光，有机会实现最后的愿望，有时间处理身后事，协助临终老年人完成未了心愿及订立遗嘱、器官捐献等法律事务；协助临终老年人及家属、亲友和解和告别等事宜。

5. 家属哀伤辅导

为有需要的临终老年人及家属提供哀伤辅导教育。

(四)临终关怀的发展历程及现状

"临终关怀"一词由英文"hospice"转译而来，其原意为"收容院""救济院"，为僧侣所设的"招待所""安息所"。[①] 20世纪80年代初，"hospice"的概念传入我国。1982年，香港圣母医院首先成立了临终关怀小组，为晚期癌症病人及家属提供善终服务。1988年，天津医学院成立了我国第一所临终关怀研究中心。1994年，《关于下发〈医疗机构诊疗科目名录〉的通知》，首次将"临终关怀科"列入《医疗机构诊疗科目名录》中，临终关怀科作为一个独立的诊疗科室的合法地位得以确立。2006年，中国生命关怀协会(Chinese Association for Life Care，CALC)成立，是全国性非营利性社会公益组织。协会宗旨为"传播生命文化，关怀生命过程，维护生命尊严，提高生命质量，延伸生命预期，创立并发展具有中国特色的生命关怀事业"。2015年，《关于大力发展临终关怀事业的意见》提出："推动医疗、养老资源结合，构建照护、维持、慰藉相衔接的临终关怀模式，更好地满足多元化临终关怀需求。逐步建立起以需求为导向，适度普惠，覆盖城乡，专业化、标准化、社会化的临终关怀体系，让临终患者得到体面而有尊严的关怀照护服务。"2017年，《安宁疗护中心基本标准(试行)》和《安宁疗护中心管理规范

---

① 施永兴：《临终关怀学概论》，2~3页，上海，复旦大学出版社，2015。

（试行）》，涵盖床位、科室、人员、建筑要求、设备等诸多操作化标准，涉及机构管理、质量管理、感染防控与安全管理、人员培训及监督与管理各方面，较为完整地探索了临终关怀服务（安宁疗护）的具体运作、执行规范。

我国临终关怀服务虽然发展缓慢，但是通过几十年的努力，我国老年临终关怀事业取得了一定成果。在此期间，政府出台了一系列的政策、指导意见等发展老年临终关怀事业，同时在实践中也通过建立机构、成立组织、学术研讨与培训等方式探索临终关怀服务。未来还要继续总结问题，吸取别国经验，促进我国临终关怀事业又好又快发展。[①]

二、临终老年人身心变化特点及关怀措施

（一）生理变化特点及关怀措施

1. 生理变化特点

当死亡迫近时，人会出现许多生理上的变化，主要包括：第一，过度困乏和虚弱，即醒着的时间变得越来越短，精力减少；第二，呼吸变化，呼吸急促时伴随着间歇的呼吸停止，在濒临死亡的时候，人呼吸起来可能会有杂音，被称作临终喉鸣；第三，视觉和听觉变化，如看到一些别人看不到的人或场景，出现幻觉；第四，胃肠道功能紊乱，临终之人的新陈代谢功能变慢，表现为恶心、呕吐、腹胀、食欲不振、便秘或腹泻等症状；第五，肌张力下降或丧失，表现为全身瘫软、上睑下颌下垂、吞咽困难等；第六，体温变化，体温骤升或骤降；第七，循环系统衰竭，有效循环血容量不足，表现为皮肤苍白、四肢冰冷、肢体淤血等。此外，临终之人也会表现出疾病所特有的症状。

2. 生理关怀措施

面临死亡，身体上的疼痛使临终老年人无法忍受，有效处理疼痛可以为临终老年人提供舒适和安慰，医务人员需及时评估发现老年人的疼痛，采取相应的干预措施。对呼吸困难的临终老年人，照护人员可以把其躺在床上的头部垫高，使室内空气循环，此外可以通过鼻孔吸氧以缓解。对皮肤刺激的临终老年人，照护人员应保持其皮肤清洁湿润，定时为其翻身，防止压疮。对有消化问题的临终老年人，照护人员可以让其服用一些药物控制恶心或者呕吐，或者缓解便秘。对存在食欲不振问题的临终老年人，照护人员可以每次让其少吃多餐。对对温度敏感的临终老年人，照护人员要适当改变外界温度，保证临终老年人的体感温度适宜。

---

① 纪竞垚：《我国老年临终关怀政策：回顾与前瞻》，载《社会建设》，2017(5)。

(二)心理变化特点及关怀措施

1. 心理变化特点

死亡心理是人类独特的心理活动，是人类对死亡这一事件的心理体验与行为反应，其产生与发展变化，是与人类社会文化、道德、法律等因素联系在一起的。临终心理是患者濒临死亡所出现的心理变化。根据伊丽莎白·库伯勒-罗斯的理论，临终心理可分为五个阶段。

(1)怀疑与否定期

老年人当得知自己病重即将面临死亡时，其心理反应是"不，这不会是我"或"不可能"。

(2)愤怒期

在被证实确诊无误后，老年人情感上难以接受现实，痛苦、怨恨、无助等心理交织在一起，往往将"为什么是我，这不公平"的愤怒情绪宣泄给医务人员、家属、照护人员，以宣泄内心的不平。

(3)协议期

协议期是老年人与残酷事实的讨价还价、做交涉和拖延时间的阶段，老年人承认存在的事实，但祈求奇迹的发生，为了延长生命，有些老年人许愿、祈祷或做善事，希望能够扭转死亡的命运。

(4)抑郁期

当老年人发现身体状况日益恶化，协商无法阻止死亡来临，便产生强烈的失落感，出现悲伤、退缩、沉默、哭泣甚至自杀等反应。

(5)接受期

这是临终的最后阶段，老年人认为自己已经尽力，完成了人生的路程，表现出平静、安详，对周围事物丧失兴趣，有的进入嗜睡状态。

2. 心理关怀措施

临终老年人的心理需求有以下几种：维护自己尊严的需求、强烈执着与依恋的需求、不被遗弃的需求、参与的需求。照护人员应尊重其反应，不要打破其防御心理，采取理解、同情的态度，体谅其感受，坦诚温和地回应。照护人员要理解临终老年人发怒是源于害怕和无助，而不是针对照护人员本身；应为临终老年人提供宣泄内心不快的机会，给临终老年人宽容、关爱和理解，尽量满足其合理要求，但要防止意外事件的发生；应鼓励临终老年人说出内心的感受，积极引导，减轻其压力；主动关心临终老年人，加强护理，使其更好地配合治疗，以减轻痛苦，允许临终老年人以哭泣来宣泄情感；给予临终老年人精神支持，允许家属陪伴身旁，应注意安全，预防其自杀倾向；应尊重临终老年人，为其提供一个安静、舒适的环境，减少外界干扰，继续保持对临终老年人的关心、支持，加强生活护理，让其安详、平静地离开人间。

三、老年人临终关怀的服务形式

(一)居家及社区临终关怀

家庭型临终关怀是主要的临终关怀形式,人在临终之际,有着血缘、姻缘关系的人们,出于感情、道德、礼仪、习俗等方面的因素,对临终者表示关心和慰藉。我国古代、当代农村地区,以这种类型为主要形式。居家及社区临终关怀,指病人住在自己家中,由病人家属提供基本的日常照护,并由临终关怀组织提供常规的病人和家属所需要的各种临终关怀服务,通常是由从事社区医疗服务的社区医院来开展家庭型临终关怀服务。[①]

(二)医院内附属临终关怀病房

医院专门的临终关怀病房,是现代临终关怀的主要形式之一。医院或养老机构的临终关怀病房,主要依托医院或养老机构的医疗护理资源对临终老年人进行相关服务。附设的临终关怀机构主要包括在医院、护理院、养老院、社区保健站、家庭卫生保健服务中心机构内设置的"临终关怀病区""临终关怀病房""临终关怀单元(病室或病床)""附属临终关怀院",这是目前我国常见的临终关怀机构。

(三)临终关怀专门机构

独立的临终关怀机构为临终老年人提供医疗、护理、心理咨询等一系列的临终服务。该类机构不隶属于任何医疗护理或其他医疗保健服务机构的临终关怀服务基地。其规模多为中小型,服务项目包括住院临终关怀服务、家庭临终关怀服务和日间临终关怀服务,多设立相应的分支机构。

思考题

> 1. 思考家庭对老年人健康的重要性。
> 2. 老年人的婚姻如何影响其身心健康?
> 3. 概述我国社会养老服务体系。
> 4. 比较老年人照护和临终关怀服务内容的异同。
> 5. 老年人社会行为健康教育的意义是什么?

---

① 纪竞垚:《我国老年临终关怀政策:反思与前瞻》,载《社会建设》,2017(5)。

参考文献

1. 中共中央马克思恩格斯列宁斯大林著作编译局 . 马克思恩格斯全集第三卷[M]. 2 版 . 北京：人民出版社，2002.

2. 费孝通 . 生育制度[M]. 上海：商务印书馆，1947.

3. 潘允康 . 中国城市婚姻与家庭[M]. 济南：山东人民出版社，1987.

4. DIENER E，SUH E M，LUCAS R E，et al . Subjective well－being：Three decades of progress[J]. Psychology Bulletin，1999(2).

5. 朱强 . 家庭社会学[M]. 武汉：华中科技大学出版社，2012.

6. 魏太星，邱保国，吕维善 . 现代老年学[M]. 郑州：郑州大学出版社，2001.

7. 刘荣才 . 老年心理学[M]. 武汉：华中师范大学出版社，2009.

8. 陈吉昆 . 老龄工作理论与实践[M]. 武汉：华中师范大学出版社，2005.

9. 曾熙媛 . 老年护理学[M]. 北京：中国医药科技出版社，1995.

10. 石玎 . 居家养老概念辨析、热点议题与研究趋势[J]. 社会保障研究，2018(5).

11. 楼妍，许虹 . 居家养老服务与管理[M]. 杭州：浙江大学出版社，2017.

12. 成海军 . 我国居家和社区养老服务发展分析与未来展望[J]. 中国社会工作，2019(26).

13. 郭晋武 . 家庭结构与老年人身心健康关系的研究[J]. 中国老年学杂志，1997(2).

14. 陈敏辉 . 社交活动对老年人健康的影响—基于城乡差异的视角[J]. 科技视界，2019(29).

15. 刘日淼，叶坤凤，刘晴，等 . 深圳市某区 75 岁及以上高龄老年人养老需求现况及其影响因素评估[J]. 河南医学研究，2017(1).

16. 陈景亮 . 中国机构养老服务发展历程[J]. 中国老年学杂志，2014(13).

17. 全国老龄工作委员会办公室 . 第四次中国城乡老年人生活状况抽样调查总数据集[M]. 北京：华龄出版社，2018.

18. 韩露，王冠军 . 不同养老方式老年人心理健康状况及心理需求的比较研究[J]. 精神医学杂志，2013(1).

19. 郑娟，许建强，卓朗，等 . 不同养老模式对老年人健康状况的影响研究[J]. 中国卫生事业管理，2019(9).

20. 左美云．智慧养老：内涵与模式［M］．北京：清华大学出版社，2018.

21. 朱勇．中国智能养老产业发展报告（2018）［M］．北京：社会科学文献出版社，2018.

22. 于欣宇，于娇娇．智慧养老现状分析及发展对策［J］．现代交际，2018(15).

23. LIU L L，STROULIA E，NIKOLAIDIS I，et al．．Smart homes and home health monitoring technologies for older adults：A systematic review［J］．International Journal of Medical Informatics，2016，91.

24. 刘霞．智慧社区养老视角下健康养老服务体系的构建［J］．中国老年学杂志，2018(7).

25. 李思佳，倪士光，王学谦，等．社会辅助型机器人：探索老年心理健康护理的新方法［J］．中国临床心理学杂志，2017(6).

26. BOTSIS T，HARTVIGSEN G. Current status and future perspectives in telecare for elderly people suffering from chronic diseases.［J］．Journal of Telemedicine and Telecare，2008(4).

27. 范利，王陇德，冷晓．中国老年医疗照护［M］．北京：人民卫生出版社，2017.

28. 卢桂珍．老年健康照护［M］．天津：天津大学出版社，2008.

29. 程云．老年人的临终关怀［M］．上海：复旦大学出版社，2015.

30. 施永兴．临终关怀学概论［M］．上海：复旦大学出版社，2015.

31. 纪竞垚．我国老年临终关怀政策：反思与前瞻［J］．社会建设，2017(5).